Gyandev McCord
Die spirituelle Dimension des Hatha-Yoga

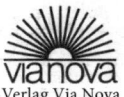

via nova
Verlag Via Nova

Gyandev McCord

Die spirituelle Dimension des
Hatha-Yoga

Erwachen in ein höheres Bewusstsein

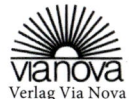

vianova
Verlag Via Nova

Übersetzung aus dem Englischen:
Evelyn Horsch-Ihle

Originaltitel:
McCord, Gyandev
Spiritual Yoga
Copyright © Hansa Trust

Crystal Clarity, Publishers,
c/o Ananda Edizioni
Morano Madonnuccia, 7
06023 Gualdo Tadino (PG) Italy
Phone: +39-075-9148375
www.anandaedizioni.it

---

1. Auflage 2017
Verlag Via Nova, Alte Landstr. 12, 36100 Petersberg
Telefon: (06 61) 6 29 73
Fax: (06 61) 96 79 560
E-Mail: info@verlag-vianova.de
Internet: www.verlag-vianova.de
Umschlaggestaltung: Guter Punkt, München
Satz: Sebastian Carl, Amerang
Druck und Verarbeitung: Appel und Klinger, 96277 Schneckenlohe

ISBN 978-3-86616-386-7

*Ich widme dieses Buch – verbunden mit meiner tiefsten Dankbarkeit –
Swami Kriyananda und seinem (und meinem) Guru, Paramhansa Yogananda.
Alles, was ich über Yoga weiß, ist durch ihre Lehren, ihre Inspiration
und ihre Führung zu meiner eigenen Praxis geworden.*

INHALTSVERZEICHNIS

Vorwort
von Swami Kriyananda

Vor mehr als 60 Jahren bat mein Guru, Paramhansa Yogananda, eine kleine Gruppe von uns, einem Besucher Yogahaltungen vorzuführen. Bis zu diesem Zeitpunkt war ich nicht mehr als Durchschnitt gewesen, wenn es darum ging, Yogahaltungen – oder besser *asanas*, wie man sie nennt – einzunehmen. An diesem Tag jedoch, in der Gegenwart meines Guru, stellte ich fest, dass ich sie alle vollkommen beherrschte – so sehr, dass er mich von jenem Tag an immer rief, wenn jemand Yogahaltungen vorführen sollte, besonders, wenn wir Gäste hatten. Nachdem ich sie vorgeführt hatte, servierte ich ihm und den Gästen ein Mittagessen. Und nachdem sie uns verlassen hatten, saß ich mit meinem Guru noch am Tisch und sprach mit ihm. Wie immer hatte er noch viele weise Worte für mich. Vieles davon hat später Eingang in meine Bücher gefunden.

Von ihm – und zwar nicht durch Worte, sondern durch eine Art Osmose – lernte ich all das, was ich über die Yogahaltungen weiß.

Viele Jahre später, als ich in San Francisco lebte und arbeitete, um das Geld für die erste unserer Gemeinschaften zu verdienen, die er „Weltbruderschafts-Kolonien" genannt hatte, unterrichtete ich Yoga und Meditation und fing dann an, auch die Haltungen des Hatha-Yoga zu unterrichten. Ich war nicht zufrieden mit der Art, wie diese Haltungen in Amerika unterrichtet wurden – nämlich so, als wären sie ein Kurs zum Thema „Wir machen eure Hüften schlanker, Mädchen!" – ein Ansatz, der vollkommen den wirklichen, spirituellen Hintergrund des Yoga unterschlug. Deshalb entwickelte ich einen neuen Ansatz, einen, der später den Namen „Ananada-Yoga" bekam.

Hatha-Yoga basiert auf den Lehren von Patanjalis „achtgliedrigem Pfad" und auf seinen Erläuterungen von Yoga: Es ist kein System, sondern eine Skizze der universellen Einstellungen und Bewusstseinszustände, durch die jeder spirituell Suchende hindurchgehen muss, wenn er Gott finden will – ganz gleich, welcher Religion er angehört.

Patanjali selbst erwähnte die Yogahaltungen eigentlich gar nicht. Sein drittes Glied, *anga* genannt, war *asana*, was für ihn bedeutete, in einer sitzenden Haltung zu sein, vollkommen still und mit einer aufrechten Wirbelsäule. Aus diesem dritten *anga* entwickelte sich Hatha-Yoga. In meinen eigenen Klassen betonte ich den spirituellen Nutzen jeder einzelnen Haltung. Ich zeigte meinen Schülern, wie verschiedene Körperhaltungen die rechte Einstellung im Geist hervorrufen können. Um diesen Prozess zu unterstützen, schrieb ich für jede Haltung eine Affirmation, die den Geist beeinflussen sollte, und zwar in der Richtung, die die Haltung vorgab.

Mein Guru sagte mir eines Tages: „Deine Arbeit in diesem Leben wird darin bestehen, Vorträge zu halten, Artikel und Bücher herauszugeben und zu schreiben."

„Sir", antwortete ich, „haben Sie nicht schon alle Bücher geschrieben, die man braucht?"

„Sag doch so etwas nicht!", rief er schockiert aus.

Dieser Austausch war der Grund dafür, dass ich alle diese Bücher geschrieben habe. Aber immer habe ich sie so geschrieben, dass sie diesen Grundlagen folgten.

Viele Jahre lang hat Nayaswami Gyandev die Entwicklung des Systems des Ananda-Yoga vorangetrieben. Ich bin ihm sehr dankbar, dass er es in Amerika so populär gemacht hat. Dieses Buch wird so ein weiterer Zusatz zu den Lehren von Paramhansa Yogananda sein. Ich wünsche ihm großen Erfolg.

Gurgaon, Indien, Oktober 2012

Einleitung

Spirituelles Yoga? Ist das nicht ein weißer Schimmel?

Also, ja und nein. Ja, denn Yoga ist – und war schon immer – zuerst und vor allem eine spirituelle Disziplin. Und es ist viel mehr als reine Körperhaltungen. Es ist ein umfassendes System, bei dem sich eigenes Bemühen mit göttlicher Gnade verbindet, damit man die ewige Einheit der Seele und des Geistes erfahren kann.

Und nein, weil nicht jeder aus spirituellen Gründen zum Yoga kommt. Viele Menschen kommen vielmehr, weil sie eine Körpertherapie suchen, oder eine Verminderung ihres Stress-Levels, oder – am häufigsten – um ihre Fitness zu verbessern. Mehr und mehr werden diese Bedürfnisse von spezialisierten Ansätzen erfüllt, die – obwohl sie viel Nutzen bringen – die spirituelle Dimension von Yoga auslassen.

Nun jedoch, in einer Zeit, in der der spirituelle Hunger weltweit wächst, fragen immer mehr Menschen: „Wie kann Yoga auch meinen spirituellen Bedürfnissen gerecht werden?" Sie vermuten, dass eine spirituelle Erfahrung durch eine Yogapraxis gefördert werden kann – und sie haben Recht damit. Darum habe ich auch dieses Buch geschrieben: Um anderen zu zeigen, wie man spirituelles Wachstum beschleunigen kann, indem man die Haltungen, die Atemübungen und die Meditationen geschickt verbindet.

Tatsächlich kann jeder Ansatz, Yoga zu praktizieren, deinen Geisteszustand zu einem gewissen Grad anheben. Er wird ihn umso mehr anheben, wenn du mit der richtigen Einstellung praktizierst, weil dies das mächtigste spirituelle Werkzeug überhaupt ist. Und noch mehr ist möglich, wenn du aktiv daran mitarbeitest, dass die inneren Bewegungen der feinstofflichen Energien und deines Bewusstseins dich verändern. Darin besteht der Ansatz dieses Buches. (Die rechte Einstellung, mit welcher inneren Haltung wir leben wollen, ist nicht nur eine Frage moralischer Werte, sondern das, was dein Bewusstsein erweitern kann.)

In den mehr als 30 Jahren, in denen ich bisher unterrichte, habe ich bemerkt, dass jeder auf diese Art praktizieren und dabei wundervolle Ergebnisse auf allen Ebenen des Seins erzielen kann: auf der körperlichen, auf der mentalen und auf der spirituellen. Es ist dafür nicht nötig, jung zu sein, dünn oder besonders gelenkig. Jeder Mensch

kann einen Zugang zu dieser Praxis in sich finden, die zu ihm und zu seiner Befind-
lichkeit, seinen Fähigkeiten und seinen Zielen passt.[1]

Obwohl bestimmte Teile dieses Buches charakteristisch für das System sind, das ich
unterrichte – Ananda-Yoga – sind alle Prinzipien universell: Sie stammen alle aus der
alten Yogatradition. Und glücklicherweise erforschen viele andere Lehrer eben diese
Prinzipien und teilen sie mit ihren Schülern. Ich hoffe darum, dass dieses Buch sie alle
in gewisser Weise ermutigen und unterstützen wird.

Mögest du dich durch deine Praxis immer weiter vertiefen und dadurch dazu kommen, deine eigene, göttliche Natur zu erkennen.

---

1   Bestimmte gesundheitliche Probleme erfordern jedoch, dass du mit einem professionellen Lehrer
    und/oder einem Arzt oder Heilpraktiker zusammenarbeitest, um die Praxis genau auf dich anzu-
    passen.

Einführung

S telle dir vor, du hast Michelangelo angestellt. Du hast gehört, er soll ein guter Maler sein, und du möchtest, dass er deine Küche neu streicht. Und zwar in Weiß. Zweifellos wird er seine Sache gut machen, aber vielleicht hast du damit etwas verpasst, was er noch viel besser könnte.

Genauso ist es mit dem Hatha-Yoga, dem körperlichen Glied der großartigen Wissenschaft des Raja-Yoga. Wenn du ihn nur aufgrund seiner körperlichen und psychologischen Vorteile praktizierst – zunehmender Elastizität, Kraft und Vitalität, vermindertem Schmerz oder Stress usw. –, dann wirst du sicher einige seiner Möglichkeiten erfahren. Aber wahrscheinlich wirst du etwas verpassen, das so viel besser gewesen wäre! Denn Hatha-Yoga ist vor allem ein Werkzeug für dein spirituelles Wachstum. Sein höchster Zweck besteht darin, dich beim Anheben deines Bewusstseins zu unterstützen und eine, wenn möglich, größere und unerschütterliche Glückseligkeit zu erlangen, die nicht mehr zerstört werden kann.

Können reine Körperpositionen und Atemübungen das für dich tun? Ein wenig, sicher, aber es kann so viel mehr für dich geben, wenn du nur wüsstest, wie du die Wirkungen dieser Praktiken durch die verborgenen Kräfte deines Geistes und deines Herzens vervielfältigen kannst. Dieses Buch zeigt dir, wie dies möglich ist. Wenn du gerade erst mit Hatha-Yoga begonnen hast, dann wirst du hier Anleitungen finden, wie du eine sichere, angenehme Praxis für dich designen kannst, die dein Bewusstsein auf ungeahnte Höhen hebt. Wenn du ein erfahrener Yoga-Praktiker bist, dann wirst du hier viele Wege finden, mit denen du deine Praxis noch vertiefen kannst, indem du auf unmittelbarere Weise mit Energie und Bewusstsein arbeitest – und ich hoffe, dass du geduldig bist, wenn ich Dinge erkläre, die für Menschen gedacht sind, die gerade erst anfangen.

Unser Sprungbrett wird das Ananda-Yoga sein, eine der vielen spirituellen Ausdrucksformen des Hatha-Yoga. Ananda-Yoga ist aus den Lehren von Paramhansa Yogananda entstanden, dem Autor des spirituellen Bestsellers *Autobiografie eines Yogi*. Er war der erste große Yogameister, der seine Heimat im Westen fand, wo er sein Leben der Verbreitung des alten spirituellen Wissens seines Heimatlandes Indien widmete. Sein unmittelbarer Schüler, Swami Kriyananda, entwickelte das System des Ananda-Yoga, das auf Yoganandas Lehren über die spirituelle Praxis basierte (vgl. Anhang A: Ursprünge des Ananda-Yoga).

Ananda heißt „Seligkeit, göttliche Freude". Einheit mit der göttlichen Freude ist also sowohl die wortwörtliche Bedeutung wie auch das höchste Ziel des Ananda-Yoga. Obwohl es auch viele körperliche Vorteile mit sich bringt, besteht sein Hauptanliegen darin, dir die psychologischen und darüber hinaus die spirituellen Errungenschaften nahezubringen, die durch Yoga möglich sind.

Im Ananda-Yoga arbeitest du auf ganz unmittelbare Weise mit dem *prana* des Körpers, um dein Bewusstsein anzuheben und auch mehr Entspannung, Vitalität und Wohlgefühl zu erreichen. *Prana* bedeutet Lebenskraft, Energie. Die Praktiken enthalten drei Arten von Techniken:

- *Asanas* (Haltungen/Positionen)
- *Pranayamas* (Energiekontroll-Techniken) – Diese beinhalten Techniken zur Atemkontrolle, *bandhas* und *mudras* (körperliche Handlungen, die dir helfen, den Energiefluss im Körper zu lenken), sowie Paramhansa Yoganandas Energetisierungsübungen (vgl. Anhang A: Weitere Ausführungen). Aus Gründen der Klarheit wird der Begriff „*pranayama*" ausschließlich gebraucht, um die Techniken zur Atemkontrolle darzustellen.
- Techniken der Meditation, der zentralen Praxis des Yoga.

Wir werden alle drei Bereiche genau untersuchen, Wege finden, wie man sie zusammenbringen kann, um daraus eine Praxis zu machen, die deine Lebenskraft steigert und dich selbst erhebt.

Die einzige Wissensquelle

Der Hintergrund des Spirituellen Yogas ist die Suche nach einer größeren Wirklichkeit – jenseits der Sinne, jenseits des Intellekts und jenseits der Emotionen. Deine Vorstellung, wie Wirklichkeit beschaffen ist, kann dadurch anders, geradezu kosmisch werden: Es umfasst dann den Spirit, die Höhere Macht, die Wahrheit, Gott, die Göttliche Mutter. Es kann aber auch im höchsten Maße personal werden: Es umfasst dann deine Seele, dein Höheres Selbst, dein höchstes Potenzial. Es kann aber auch etwas vollkommen anderes werden. Dennoch ist das Ziel für jeden spirituell Suchenden dasselbe: diese größere Wirklichkeit selbst zu erfahren. Glauben allein kann uns nicht dahin führen. Wenn uns Glauben auch motivieren und unsere Anstrengungen lenken kann, handelt es sich dabei nicht um Wissen – und wenn wir uns dogmatisch am Glauben festhalten, dann kann uns das davon abhalten, dass wir je zum Wissen kommen. Erfahrung ist die einzige Wissensquelle, die es gibt.

Paramhansa Yogananda sagte es ganz einfach so: „Der Yogi muss seine Konzepte in Wahrnehmungen verwandeln." Ein anderer großer Yogameister, Swami Vivekananda, drückte es so aus: „Es ist zweifellos ein Segen, in eine Religion hineingeboren zu werden, aber es ist ein Unglück, in einer zu sterben." Beide drängten Menschen dazu, über ihre Glaubenssysteme und Kirchenzugehörigkeiten hinaus- und in eine unmittelbare, persönliche Erfahrung hineinzugehen.

In diesem Buch werde ich eine Vielfalt von Bezeichnungen für diese größere Wirklichkeit benutzen, in der Hoffnung, dass persönliche Glaubensmuster – eure oder meine – sich der Quelles dieses Wissens nicht in den Weg stellen werden. Welchen Begriff ich auch immer benutze, lieber Freund, ersetze ihn durch einen, der dir selbst näher ist. Und lass uns zusammen in eine immer tiefere persönliche Erfahrung hineingehen.

Das größere Bild

Obwohl dieses Buch hauptsächlich von Techniken handelt, ist Yoga viel mehr als das. Es ist ein vollständiges Lebenssystem, das von jedem praktiziert werden kann, an jedem Ort. Technik allein kann jedoch nicht dazu führen, dass man das höchste Ziel erreicht: Selbstverwirklichung, die selige, ewige Erfahrung deiner angeborenen Einheit mit allem, was ist. Sie kann jedoch dazu führen, dass dein Bewusstsein angehoben wird, und kann dir außerdem eine mächtige Quelle der Unterstützung sein, damit deine spirituellen Anstrengungen ihr Ziel erreichen, wie du selbst durch deine eigene Praxis erfahren wirst.

Terminologie

Im Verlauf dieses Buches wird ein Sanskrit-Wort bei seiner ersten Erwähnung in Schrägschrift geschrieben und in seiner westlichen Bedeutung übersetzt werden. Die Sanskrit-Bezeichnungen der einzelnen Asanas, Pranayamas, Bandhas und Mudras werden in Großbuchstaben geschrieben. Damit man sie leichter lesen kann, werden sie nie in Schrägbuchstaben geschrieben. Wenn du die Aussprache hören willst, dann besuche unsere Seite www.anandayoga.org.

Benutze das Stichwörterverzeichnis am Ende des Buches, wenn du nach einer Erklärung der Sanskrit-Bezeichnungen suchst, ebenso bei Begriffen aus der yogischen Terminologie (z.B Ego, Gottesbewusstsein, feinstoffliche Schwerkraft) oder wenn du nach anderen Begriffen aus der Kinesiologie oder Anatomie suchst.

1

Die Kunst und Wissenschaft des Hatha-Yoga

„Yoga ist sowohl eine Kunst als auch eine Wissenschaft. Es ist eine Wissenschaft, weil es praktische Methoden bereitstellt, um Körper und Geist zu kontrollieren und so eine tiefe Meditation möglich zu machen. Und es ist eine Kunst, denn wenn es nicht intuitiv und sensibel praktiziert wird, dann wird es nur oberflächliche Ergebnisse bringen.“

PARAMHANSA YOGANANDA

Hatha-Yoga ist ebenso wie seine übergeordnete Disziplin des Raja-Yoga eine Wissenschaft. Warum? Weil es erstens auf universellen Aspekten des menschlichen Wesens basiert. Zweitens, weil es den Schwerpunkt auf die unmittelbare Erfahrung legt und nicht auf Überzeugungen und Glauben. Drittens, weil jeder, der Hatha-Yoga übt, vorhersagbare Ergebnisse erzielen wird.

Aber wie viele Ergebnisse werde ich erzielen, und vor allem, wie schnell? Das könnte man sich fragen. Genau mit dieser Frage nähert man sich dem Punkt, an dem aus der Wissenschaft die Kunst des Hatha-Yoga wird. Wie in jedem Bereich werden die sichtbaren Aspekte einer Hatha-Yogapraxis bereits viele positive Ergebnisse mit sich bringen, aber sie sind durchaus begrenzt. Viele Menschen kennen beispielsweise die Techniken künstlerischen Malens und können sie auch anwenden, dennoch werden nur diejenigen, die ein tieferes inneres Verständnis dafür erwerben, wie man diese Techniken einsetzt, jemals auf einer Ebene malen können, die mit Michelangelo vergleichbar wäre. Auch im Geschäftsleben besitzen die erfolgreichsten Menschen eine Art instinktives Gefühl für ihre Produkte oder Dienstleistungen und für die Bedürfnisse des Marktes. Es ist überall dasselbe – in der Kunst ebenso wie im Sport, in der Wissenschaft ebenso wie in der Literatur, in der Landwirtschaft ebenso wie in der Musik – wirklich überall.

Auch im Hatha-Yoga ist es so. Um wirklich das meiste aus den Techniken herauszuholen, braucht man gewisse innere Werkzeuge und auch ein Verständnis der inneren Prozesse, um dann auf der feinstofflichen Ebene damit arbeiten zu können. Die Praxis und die Übungen in diesem Buch werden dir helfen, diese inneren Ressourcen zu entwickeln. Um deine Reise zu beginnen, wollen wir nun ein wenig genauer untersuchen, was die Wissenschaft des spirituellen Hatha-Yoga eigentlich ist.

DIE WISSENSCHAFT – GEIST-ENERGIE-KÖRPER-VERBINDUNG

Du erlebst jeden Tag einen Teil der wissenschaftlichen Basis des Hatha-Yoga: Dein jeweiliger Geisteszustand verursacht in deinem Körper bestimmte Energiebewegungen und diese Bewegungen beeinflussen wiederum die Art und Weise, wie dein Körper sich fühlt und bewegt. Das nennt man dann Körpersprache.

Beispielsweise bewirken Enttäuschung, Lethargie oder Niedergeschlagenheit, dass die Energie in deinem Körper abwärts strömt, weg von deinem Gehirn. Dieser Abwärtsstrom wiederum beeinflusst deine Haltung: Du wirst dazu tendieren, zu schlurfen, so, als würdest du dich vom Leben ausschließen. Sogar die Sprache, die du benutzt, spiegelt diese Abwärtsbewegung wider. „Ich fühle mich runtergezogen", sagst du, oder: „Ich fühle mich down", oder: „Ich fühle mich deprimiert" (was niedergeschlagen bedeutet).

Andererseits verursachen Glücklichsein, Enthusiasmus und Inspiration, dass deine Energie sich nach oben in Richtung zu deinem Gehirn bewegt, was es wiederum zu Tatkraft anregt. Du selbst streckst dich hoch in eine nach außen gerichtete, dem Leben zugewandte Haltung. Du tendierst dazu, einzuatmen, so, als wolltest du die Welt umarmen – und du lächelst. Auch deine Sprache spiegelt diesen Aufwärtsfluss wider: „Ich fühle mich leicht", „Ich bin in Hochstimmung", „Ich fühle mich beflügelt" sind Beschreibungen für diesen Energiefluss.

Du hast beides sicher schon erlebt, auch wenn du es bisher noch nicht als eine Kette von Einflussfaktoren wahrgenommen hast: Der Geist beeinflusst die Energie, die wiederum den Körper beeinflusst.

Die wichtigste Einsicht

Das Umgekehrte ist ebenso wahr: Durch deine Körperhaltung kannst du deine Energie nach oben zum Gehirn emporheben, und das wiederum wird deinen Geisteszustand beeinflussen. Diese ganz einfache Einsicht ist der Grundstein des Hatha-Yoga und das kannst du ganz einfach für dich selbst ausprobieren:

ÜBUNG:

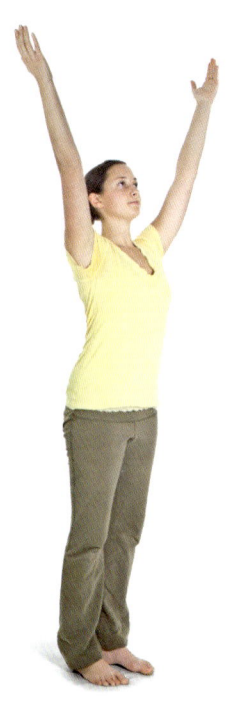

Bestimme zu Beginn auf einer Skala zwischen 1 und 10, wie du dich im Augenblick geistig fühlst – wobei 1 bedeutet, dass du dich wirklich lausig fühlst, und 10, dass du auf der Spitze des Wohlgefühls in dir bist. Schreibe dein Ergebnis in ein kleines Buch und lege dieses zur Seite.

Stehe dann ganz aufrecht, mit nach oben gereckter Brust. Strecke die Arme über den Kopf, sodass dein Körper eine Form wie der Buchstabe „Y" bildet. Schaue nach oben. Strecke den gesamten Körper hoch, folge mit deinem Körper deinem Blick. Atme sanft und tief ein, halte den Atem an und lächle. Bleibe einige Augenblicke lang in dieser Haltung, dann atme mit herzlichem Lachen aus und entspanne deine Arme nach unten in ihre normale Haltung. Stehe aufrecht mit herabhängenden Armen. Atme natürlich.

Nun bewerte erneut deinen gegenwärtigen Zustand. Ich könnte wetten, dass du in der Skala einige Grade weiter oben angekommen bist – und wenn du in diese Übung viel Energie gelegt hast, dann bist du vielleicht sogar weit über deine ursprüngliche Zahl hinausgekommen.

Denke einmal darüber nach: Alles, was du eben getan hast, war, ein paar Körperübungen zu machen. Das ist keine Raketenwissenschaft, sondern eher das Gegenteil: Es ist ein Teil von uns, der so selbstverständlich ist, dass wir gewöhnlich seine Macht überhaupt nicht wahrnehmen. Stelle dir einmal vor, was geschehen würde, wenn du von nun an darauf achten würdest und wenn du deinem Geist und deiner Energie diese Macht hinzufügen würdest. Genau das wirst du in einem der folgenden Kapitel lernen. Schnalle deinen Gurt schon mal fest an!

Übrigens könntest du (aber wer würde das eigentlich wollen) eine Körperhaltung einnehmen, die dich auf deiner Gemütsskala wieder herunterbringt. Alles, was du dazu tun musst, ist zu schlurfen, langsam und tief seufzend auszuatmen, nach unten zu starren und die Augenbrauen zusammenzuziehen. Und wenn du das längere Zeit tust, dann…, aber nein, tu es besser nicht.

Dies sind ganz einfache Beispiele für die Wirkung, die der Körper auf deine Energie und auf dein Bewusstsein ausübt. Yoga bietet viele Techniken an, die den Körper einsetzen, um deine Energie noch wesentlich höher zu erheben als in der vorigen Übung – und je mehr du deine Energie hochhebst, desto mehr wird sich auch dein Bewusstsein erheben. Und, wie du in den späteren Kapiteln noch merken wirst – jede der vielen Asanas und Pranayamas des Hatha-Yoga hat ihre eigene, ganz spezielle Wirkung auf die Energie und das Bewusstsein. Du kannst diese Techniken zu einer ganzen Praxis zusammenweben, die dir Fülle, Ruhe, fokussierte Energie ins Gehirn bringt. Das wird dein Bewusstsein hochheben und dich auf das kraftvollste Werkzeug des Yoga vorbereiten: die Meditation.

Auch das Herz spielt eine Rolle

Bei aller Betonung der Möglichkeiten, wie man dem Gehirn Energie zuführen kann, könnte man sich nun fragen: „Bedeutet das denn, dass das Herz spirituell keine Bedeutung hat?"[2] Nein, im Gegenteil, das Herz ist von ausschlaggebender Bedeutung, denn es lenkt den Prozess des spirituellen Wachstums vom Anfang bis zum Ende. Das Herz ist die Quelle des ganzen Verlangens und das spirituelle Wachstum beginnt mit dem Verlangen nach wahrem Glück. Das Herz ist auch der Sitz der intuitiven Wahrnehmung, durch die du die höchste Erfüllung findest: die Verwirklichung des Selbst.

Unglücklicherweise stellt das Herz auch eins der größten spirituellen Hindernisse dar, denn es ist auch der Sitz der Emotionen, der Anhaftungen und des Verlangens nach Selbstbestätigung. Diese Tendenzen regen das Herz auf und unterbrechen unsere intuitive Wahrnehmung. Sie können die Energie nach unten oder nach außen ziehen, und zwar stärker als die Techniken, die es nach innen und nach oben ziehen. Sie können die Wahrnehmungen des Geistes verzerren, Entscheidungen verfälschen und den Menschen klein und selbstsüchtig halten.

Diese Tendenzen zu überwinden, ist die Essenz des spirituellen Wachstums. In seinem klassischen Text, den Yoga-Sutras, schreibt der altindische Weise Patanjali: „Yoga ist die Neutralisierung des Wirbels der Vorlieben und Abneigungen (die im Herzen

---

2 „Herz" bedeutet in diesem Buch immer die Herzenergie eines Chakras (Energiezentrums), das sich in der Nähe des körperlichen Herzens befindet. Ebenso kann man sich das „Gehirn" als ein weiteres Energiezentrum vorstellen, das sich im körperlichen Gehirn befindet. Wie in Kapitel 2 erläutert wird, korrespondiert das körperliche Gehirn aber mit mehr als einem Chakra.

zentriert sind)." In einer weiteren großartigen Heiligen Schrift, den Katha-Upanisha-den, wird versprochen: „Wenn alles Verlangen des Herzens wegfällt, dann wird der Sterbliche unsterblich und erreicht den Geist."

Wie kann man aber diese Bestrebungen überwinden? Ganz gewiss nicht dadurch, dass man sie unterdrückt. Das wäre ungesund und auch sinnlos, sagt die Bhagavad Gita, die wichtigste Schrift des Yoga. In Wirklichkeit versuchen Yogis ihre emotio-nalen Reaktionen zu verbessern und die Anhaftungen loszulassen, damit sie diese Bestrebungen nicht noch verstärken. Gleichzeitig versuchen sie Ruhe zu verstärken, und die Energie des gesamten Körpers – und besonders die des Herzens – ins Gehirn zu lenken. Das hilft, das Herz aus dem Tumult der Emotionen und des Verlangens zu befreien und das Bewusstsein zu erhöhen. Es erzeugt im Gehirn eine Art energeti-schen Magnet, der dazu beiträgt, immer mehr Energie anzuheben.

Diese Bestrebungen zu überwinden, ist eine große Aufgabe, und Techniken allein reichen dazu nicht aus. Sie können jedoch in großem Maße dazu beitragen, dass deine Bemühungen über den rein mechanischen Aspekt hinausgetragen werden – und so zu einer Kunst werden.

DIE KUNST: ÜBER DIE TECHNIK HINAUSGELANGEN

Obwohl der Geist und das Herz einem schon Schwierigkeiten bereiten können, ent-halten sie auch den Schlüssel für eine tiefere Praxis und zu einem tieferen spirituel-len Leben. Denn unter ihren vielen Eigenschaften sind sechs, die besonders hilfreich sind, um den abwärts oder nach außen gerichteten Strom deiner Energie und deines Bewusstseins zu überwinden. Lasst uns nun diese Eigenschaften untersuchen und eine einfache Übung dazu machen, die jede Eigenschaft veranschaulichen soll.

Willenskraft

Willenskraft ist die Fähigkeit, die Energie auf ein bestimmtes Ziel zu lenken. Param-hansa Yogananda nannte sie „den Dynamo für alle unsere Kräfte". Wahre Willens-kraft ist wesentlich mehr als rohe Gewalt oder grimmige Entschlossenheit. Diese Ein-stellungen würden im Gegenteil zu Spannungen führen, was wiederum die Menge an Energie begrenzt, mit der du umgehen kannst. Viel mehr ist möglich. Yogananda erklärte, dass in einer Unze (ca. 30 Gramm) unseres materiellen Körpers genügend Energie steckt, um die gesamte Stadtfläche von Chicago eine Woche lang zu beleuch-ten (okay, er sagte das in den 40er Jahren des vergangenen Jahrhunderts, aber es ist immer noch eine Menge!) Und die Energie des Kosmos, der uns umgibt, ist wahrlich grenzenlos.

Wie aber kann man Zugang zu dieser Energie bekommen? Wenn man Willenskraft als *enthusiastische Bereitschaft* versteht, dann ist sie kraftvoller als reines Ungestüm. Sie kann vieles in dir bewirken: Sie kann Energieblockaden lösen, dich öffnen, sodass du mehr Energie in dir aufnehmen kannst. Sie kann dir helfen, diese Energie in deinen Körper hineinzuziehen, dich zu magnetisieren und mit einer größeren Wirklichkeit zusammenzuarbeiten. Außerdem macht sie eine Menge mehr Spaß.

Vor vielen Jahren, als ich ganz neu auf dem Yogaweg war, nahm ich an einem Tagesworkshop im Ananda-Dorf teil, dem Ashram, in dem ich jetzt lebe. Es war ein sehr heißer Tag, und er wurde noch heißer durch die Tatsache, dass ich den Auftrag bekommen hatte, altes, verrottetes Bauholz von einem abgebrochenen Haus wegzutragen – zusammen mit den unzähligen Rossameisen, die es bevölkerten –, und zwar einen steilen Hügel hinauf zu einem bereits angezündeten, hochauflodernden Feuer. Ich arbeitete voll Entschlossenheit, aber als es Nachmittag wurde, verlor ich fast die Besinnung.

Da bemerkte ich eine Frau, die dieselbe Aufgabe erledigte, aber im Gegensatz zu mir noch über deutlich mehr Kraft zu verfügen schien. Sie sprang förmlich, von Schritt zu Schritt. Ich dachte: „Warte mal! Ich bin doch viel größer als sie, außerdem stärker, jünger und in besserem Zustand! Warum bin ich so kaputt und sie nicht?"

Ich beobachtete sie eine Zeitlang und konnte spüren, dass sie *Bereitschaft* praktizierte, nicht reine Entschlossenheit. Ich konnte auch fühlen, dass sie sich wirklich konzentrieren musste, um diese Haltung beizubehalten, aber sie schaffte es. Sie hatte sich dazu *entschlossen*, diese wirklich nicht so angenehme Arbeit zu genießen und dieses Genießen überflutete sie offenbar mit Energie.

Ich probierte es auch – und fand heraus, dass es gar nicht so schwer war. Es machte auch deutlich mehr Spaß. Nun für euch daraus abgeleitet die folgende Übung:

ÜBUNG:

Komme in den Stand und hebe deine Fersen, sodass du auf deinen Fußballen stehst. Halte die Arme vor dir ausgestreckt, parallel zum Boden, die Handflächen nach oben. Beuge deine Knie in eine Position, in der du halb in die Hocke kommst, so, als ob du auf einer Stuhlkante sitzen würdest. Halte den Oberkörper entweder ganz aufrecht oder ganz leicht aus den Hüften heraus nach vorne gebeugt. Atme natürlich und halte diese Position.

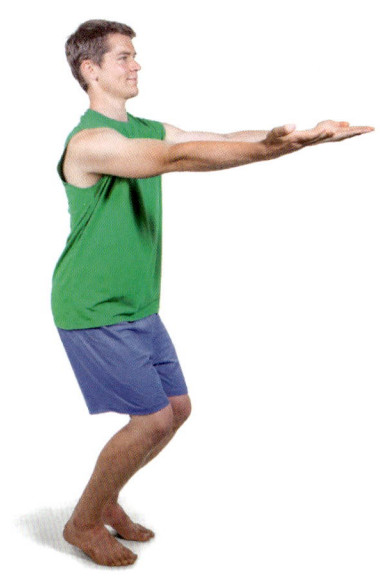

Wenn deine Beine anfangen zu ermüden, beginne, Bereitschaft zu praktizieren: Entscheide dich dafür, es zu genießen, in dieser Haltung zu sein, sei ganz enthusiastisch, dass es so ist, freue dich darauf, sie sogar noch länger halten zu können – und nimm wahr, wie Energie durch dich hindurchfließt, durch deinen ganzen Körper, und dich unterstützt. Das macht Spaß, nicht wahr? Nun ja, es macht Spaß, solange du bereit dazu bist, danach ist es harte Arbeit.

Konzentration

Erfolg bei jeder Unternehmung erfordert einen ständigen, konzentrierten Fluss von Aufmerksamkeit und eine Energie, die sich auf die gerade zu vollziehende Aufgabe richtet und Ablenkungen nicht zulässt. Das ist Konzentration. Die meisten Menschen verstehen unter Konzentration einen Akt der Selbstdisziplin, bei dem man seine Aufmerksamkeit total verengt, sodass sie sich nur noch auf den Punkt der Aufgabe richtet. Aber das ist nur eine niedere Form von Konzentration, weil man dabei unter Spannung gerät, und Spannung wiederum wird dich irgendwann ablenken. Sie macht übrigens auch nicht viel Spaß. Es gibt bessere Wege, deine Konzentration zu stimulieren.

Eine Art besteht darin, Energie an den Konzentrationspunkt im Körper zu bringen: zum Vorderlappen des Gehirns, direkt im Inneren des Augenbrauenpunktes. Diese gesteigerte Energie wird deine Fähigkeit zur Konzentration fördern und sie stärker werden lassen. Du kannst dann noch mehr Konzentration entwickeln, wenn du dich wirklich für das Thema der Konzentration zu interessieren beginnst.

ÜBUNG AN DIE ENERGIE:

Sitze aufrecht, schließe deine Augen und beginne, deinen Atem zu beobachten. Ich meine damit, fühle ihn und konzentriere dich auf ihn – wie er durch deine Nase ein- und ausströmt. Analysiere ihn nicht, beschreibe ihn nicht in deinem Geist. Beobachte einfach, wie er fließt. Für die meisten Menschen ist das keine besonders faszinierende Beschäftigung. Nach einigen Minuten – oder vielleicht auch nur nach einigen Atemzügen – kann es sein, dass dein Kopf sagt: „Das ist doch langweilig. Ich kann doch atmen, ohne dass ich dem noch bewusste Aufmerksamkeit schenke. Schließlich tue ich das doch den ganzen Tag. Ich werde lieber an etwas anderes denken." Und damit endet deine Konzentration.

Um weiter konzentriert zu bleiben, *entschließe* dich, dich wirklich für deinen Atem zu interessieren, ihn vielleicht sogar faszinierend zu finden. Beobachte ihn mit entspanntem, aber unwiderstehlichem Interesse. Sei fasziniert von deinem Atem – ohne ihn zu analysieren. Du musst dazu vielleicht ein wenig Energie aufwenden, um dieses Interesse aufrechtzuerhalten, aber das ist okay so. Wenn du ein hohes Maß an Interesse entwickelt hast, dann wird deine Konzentration ganz natürlich – und es macht viel mehr Spaß! *Entscheide* dich also dafür, Interesse zu haben!

Gefühl

Wahres Fühlen ist nicht dasselbe wie Emotion, es ist vielmehr eine unmittelbare Erfahrung von etwas. Es ist ein intuitives Wissen, das über den Intellekt hinausgeht, über die Vorgaben der Sinne – und über allen Zweifel hinaus. Du weißt es ganz einfach. Wir alle haben dann und wann ein solches Gefühl gehabt und du kannst dich meist sehr klar an diese Momente erinnern. Du wirst wissen, dass dieses Gefühl der Gewissheit in deinem Herzen zentriert war, weil dies der Sitz der intuitiven Wahrnehmung ist.

Solche Gefühle kommen nicht zufällig zu uns, die intuitive Wahrnehmung kann entwickelt werden. Tatsächlich *sollte* man sie auch entwickeln. Denn es ist diese intuitive Wahrnehmung, mit deren Hilfe man eines Tages auch seine eigene Seelenessenz erkennen kann. Du kannst damit beginnen, auf ruhige Weise dein Herz auf alles auszurichten, was du näher wahrnehmen und erkennen möchtest. Es kann sich dabei um die Bedürfnisse eines Freundes handeln, um die Lösung eines Problems oder darum, wie du am besten eine Aufgabe angehst. Oder, wie in der folgenden Übung, die Energie.

In diesem Buch werde ich häufig davon sprechen, wie wichtig es ist, Energie wahrzunehmen und zu kontrollieren. Wenn der Begriff Energie zu esoterisch für dich ist, dann liegt das nur daran, dass es etwas so Selbstverständliches ist, dass wir es kaum noch wahrnehmen. So wie wir auch die Luft nicht wahrnehmen, die wir atmen. Mit einer kleinen Veränderung unserer Aufmerksamkeit jedoch ist es ganz einfach, diese Energie zu fühlen:

ÜBUNG:

Sitze oder stehe aufrecht, lass deine Arme entspannt neben deinem Körper hängen. Atme nun tief ein, halte den Atem an und spanne deinen ganzen Körper an – presse ihn wirklich fest zusammen – und dann atme aus und entspanne. Tu dies einige Male, bis du dich auf eine ruhige Weise mit Energie aufgeladen fühlst. Jetzt bist du auf einer Wellenlänge mit der Energie, deshalb ist es leichter für dich, sie wahrzunehmen. (Couch-Potatoes sind nicht auf einer Wellenlänge damit, deshalb ist die einzige Energieform, die sie wahrscheinlich wahrnehmen können, die negative Energie – wie sie sich wehren, aktiv zu werden).

Schließe nun deine Augen und bringe deine Aufmerksamkeit nach innen. Spüre deinen linken Arm von innen. Beim nächsten Einatmen hebe deinen linken Arm ganz langsam vor deinem Körper in die Höhe und strecke ihn bis zu deinen Fingerspitzen parallel zum Boden aus. Während du dies tust, versuche – mit deinem Herzen – wahrzunehmen, wie die Lebenskraft durch deinen Arm strömt, um die Bewegung ausführen zu können. Und während du nun langsam ausatmest und den Arm senkst, versuche zu spüren, wie die Lebenskraft zurück durch deinen Arm fließt, weg von den Fingerspitzen. Wiederhole diese Bewegung einige Male. Natürlich wirst du auch körperliche Empfindungen spüren, wie beispielsweise deine Muskeln sich zusammenziehen. Aber versuche, eine feinstofflichere Ebene deiner Wahrnehmung zu erreichen, die tiefer geht als bis nur zu einem physischen Körper. Das ist Energie. (Kapitel 2 wird dir mehr Übungen anbieten, mit denen du diese Energie spüren kannst.)

Vorstellungskraft

Erfahrene Yogis glauben, dass die Entwicklung innerer Bilder ein wertvolles spirituelles Werkzeug ist, und sie üben sich darin, um es zu entwickeln. Sich etwas im Geiste vorzustellen, ist jedoch nur ein Teil der Fähigkeit der Imagination – denn genauso wichtig, wenn nicht wichtiger, ist die Fähigkeit, das Vorgestellte klar, stark und voll Selbstvertrauen in seinem Herzen zu spüren. Mit anderen Worten: Man muss eine innerliche und vollständige Erfahrung dessen erzeugen, was man sich wünscht. Je lebendiger und fesselnder die im Inneren erzeugte Erfahrung ist, desto mehr wird sie deine Bemühungen im Außen unterstützen. Das Imaginieren ist damit ein Superwerkzeug – eine Mischung aus Willenskraft, Konzentration und Gefühl.

Du kannst deine Vorstellungskraft einsetzen, um dir bei der Energiekontrolle zu helfen, einer Fähigkeit, die in vielen Asanas und Pranayamas des Ananda Yoga ©

unschätzbar ist. Die nächste Übung hat darum zwei Teile: Du wirst deine Imagination einsetzen, um dich zu unterstützen, Energie zu spüren, und dann wirst du diese Energie kontrollieren.

Zunächst aber vielleicht noch etwas zur Hintergrundinformation: Wie ich schon weiter oben ausgeführt habe, fließt die Energie nach oben durch deinen Oberkörper, wenn du einatmest – genauer gesagt, von deinem Steißbein aufwärts bis zu deiner Medulla Oblongata (an der Basis deiner Schädeldecke), dann nach vorn und in die vorderen Gehirnlappen, bis nach innen zum Punkt, wo auf deiner Stirn das Dritte Auge, über der Mitte deiner Augenbrauen ist. Wenn du ausatmest, dann reist die Energie auf demselben Weg abwärts und zurück. Yoga lehrt uns also, dass diese Energiebewegung die Einatmung und die Ausatmung bewirkt. Lass uns nun damit arbeiten:

ÜBUNG:

Sitze aufrecht mit einer geraden Wirbelsäule, schließe deine Augen und atme gleichmäßig und tief.

Teil 1 (fühle die Energie): Dein Oberkörper tendiert dazu, sich beim Einatmen aufzurichten und sich zu entspannen, wenn du ausatmest. Nimm jedoch wahr, dass es im Zentrum deines Oberkörpers auch noch etwas Feinstofflicheres gibt: ein nach oben gerichtetes Gefühl beim Einatmen und ein nach unten gerichtetes Gefühl beim Ausatmen. Das ist die Energie. Wenn du diese Empfindungen nicht klar wahrnimmst, dann nutze die leisen Bewegungen deines Oberkörpers und stelle dir diese inneren Bewegungen mit deiner Fantasie vor. Imaginiere die Ströme der Energie, die auf dem Weg vom Steißbein bis zur Medulla und zum Augenbrauenpunkt fließen, während du einatmest, und wieder nach unten, während du ausatmest. Das harmonisiert deine Aufmerksamkeit und du kannst die Ströme leichter wahrnehmen und wirklich spüren. Zusätzlich bringst du damit deine Achtsamkeit ins Zentrum deines Oberkörpers und die Energie fließt dorthin, wo deine Aufmerksamkeit hingeht. Wenn deine Energie stärker fließt, dann wirst du sie wahrscheinlich noch leichter wahrnehmen.

Selbst wenn du gut spüren kannst, wie deine Energie fließt, dann ist es trotzdem sinnvoll, sie auch zu imaginieren, weil dies die Erfahrung stärker und klarer werden lässt.

Teil 2 (kontrolliere die Energie): Atme tief ein und dann vollständig aus, damit die Energie zurück zu deinem Steißbein strömt. Bevor der Körper erneut einatmen muss, imaginiere, so stark du kannst, die Energie, wie sie vom Steißbeinpunkt aus aufsteigt. Versuche nicht einzuatmen, sondern stelle dir einfach die Energie vor, wie sie aufsteigt. Wenn deine Imagination stark genug ist, dann wird die Energie tatsächlich aufsteigen und deinen Körper von selbst dazu bringen, einzuatmen, bevor er das unbedingt braucht. Damit kontrollierst du die Energie.

Ein weiteres Beispiel: Atem tief ein und dann wieder tief aus, sodass die Energie zurück zum Steißbein fließt. Lass den Körper dann einatmen, wenn er selbst es will, aber imaginiere gleichzeitig mit aller Kraft die Energie, wie sie nach unten in Richtung Steißbein fließt. Wenn deine Imagination stark genug ist, dann wird die Energie wirklich nach unten gehen und deine körperliche Einatmung unterbrechen. Und erneut kontrollierst du die Energie, ganz leicht! (Diese Übung ist nur dazu da, dir zu zeigen, dass du in der Tat die Energie kontrollieren kannst. Mache es dir nicht zur Gewohnheit, deine Einatmung zu unterbrechen!)

Eine positive Einstellung

In diesen Tagen weiß jeder, wie wichtig es psychologisch ist, eine positive Einstellung zu haben. Sie hat auch einen spirituellen Wert, denn sie ist ein weiteres Superwerkzeug, um deine Energie und dein Bewusstsein anzuheben und dem Abwärtszug entgegenzuwirken. Um sie zu praktizieren, solltest du weniger über sie nachdenken, sondern sie haben und sie zum Ausdruck bringen, in allem, was du tust. Das ist eine gute Möglichkeit, diese Einstellung in dir zu stärken. Hier ist eine Übung, mit der du dies üben kannst:

ÜBUNG:

Im Ananda-Yoga © wird jede Asana von einer Affirmation begleitet, die eine bestimmte positive Haltung in dir verstärkt, und die durch eine bestimmte Körperhaltung gefördert werden kann. Wiederhole die Affirmation viele Male, während du die Asana hältst, und gehe dabei tiefer und tiefer in diese positive Einstellung hinein. Das ist nicht nur eine Erfahrung, die sich richtig gut anfühlt, sondern sie schenkt dir auch eine wertvolle Unterstützung, um diese Einstellung in dir hervorzubringen und sie zu bewahren.

Wenn wir dies berücksichtigen, lass uns jetzt noch einmal die Übung für die Bereitwilligkeit einnehmen. Komme dazu in den Stand, auf die Fußballen, und strecke die Arme vor dir aus. Komme so in eine halbe Hocke, also in die erste Phase der „Stuhl"-Position (Utkatasana). Die Affirmation, die zu dieser Asana gehört, ist: **„Mein Körper ist keine Last, er ist so leicht wie Luft"**. Wiederhole diese Affirmation immer wieder, mit Überzeugung und voll Enthusiasmus.

Durch diese Affirmation versuche dich mit der Qualität des **Leicht-wie-Luft-Seins in deinem Körper** zu verbinden, die eine energetische Wirklichkeit ist, sodass du deinen Körper nicht mehr nur als Fleisch und Knochen wahrnimmst. Gehe vollkommen in dieser Freiheit von allen Bindungen an die Schwerkraft auf – nicht nur der körperlichen Freiheit von materieller Schwerkraft, sondern auch in der Freiheit des Geistes von jeder Schwere, Lethargie und Trägheit.

Hingabe

Hingabe ist keine Sentimentalität und keine Hoffnung auf Wunscherfüllung: Sie ist dein Hunger nach Wahrheit, deine herzerfüllte Verbindlichkeit deinen höchsten Wünschen gegenüber, sie ist der lebenswichtige Brennstoff für dein inneres Wachstum. Hingabe ist deine spirituelle Kraft des Wünschens und ist, wie alles Wünschen, in deinem Herzen zentriert. Hingabe wird dein spirituelles Leben versüßen und deiner Energie sowie deinem Bewusstsein helfen, sich auf ganz natürliche Weise zu erheben. Versuche, die übrigen fünf Persönlichkeitseigenschaften damit zu durchdringen: Willenskraft, Konzentration, fühlendes Bewusstsein, Imagination und eine positive Einstellung. Dann werden alle deine Bemühungen von der grenzenlosen Herzensmacht gestärkt werden.

Wie kannst du das erreichen? Mache aus deiner Hingabe den Grund für deine Übungen. Lass sie dich führen und dir zeigen, wie du üben sollst. Wenn du all deine Wunschkraft in deine Praxis einfließen lässt, dann wird jede Technik, die du ausführst, kraftvoller und bringt dich der Verwirklichung deiner Wünsche näher. Und wenn die Technik dich von dieser Konzentration abbringt, dann kehre immer wieder zu ihr zurück.

ÜBUNG:

Sitze aufrecht und schließe deine Augen. Fühle die Sehnsucht deines Herzens, dein höchstes Potenzial zu erschließen. Lenke diese Sehnsucht mit aller Kraft nach oben, sodass dein Herz sich nach oben wendet. Halte das Gefühl dieses nach oben wallenden Drängens aufrecht, während du anfängst, den Atem zu beobachten, genauso, wie du dies in der Imaginationsübung getan hast.

Halte dein Interesse zutiefst auf den Atem gerichtet – nicht mit einfacher Neugier, sondern mit dem überwältigenden Interesse, das aus dem Wissen kommt, dass du wirklich das Göttliche erfahren kannst, wenn du nur still genug bist und empfindsam genug zuhörst. Lasse deine Achtsamkeit auf deinen Atem wie die Einladung eines Liebenden an sein Höchstes Bewusstsein sein. Dieses hingebungsvolle Interesse vertieft deine Konzentration und durchdringt jede Technik, die du anwendest – Asana, Pranayama, Meditation – mit der grenzenlosen Macht deines Herzens.

Obwohl methodische, wissenschaftliche Anstrengungen allein schon dein Bewusstsein bis zu einem bestimmten Grad emporheben können, können wir viel mehr tun, wenn wir diese sechs Eigenschaften achtsam in unsere Praxis einfließen lassen. Dann wird Hatha-Yoga in seiner Essenz verwirklicht und wird in sich zu einem Werkzeug für spirituelles Wachstum.

Die Eigenschaften, die du manchmal nur schwer entwickeln kannst, werden dennoch an verschiedenen Zeitpunkten sehr notwendig sein und auf verschiedene Weise eingesetzt werden. Zu lernen, wann und wie du sie anwenden kannst, ist Teil der Kunst des Hatha-Yoga. Dieser Prozess ist kreativ, macht Spaß und bringt wirklich etwas – und jeder kann ihn durchlaufen. Obwohl andererseits niemand dir zeigen kann, wie man diese Eigenschaften anwendet, hoffe ich dennoch, dass die oben genannten Übungen dir eine Vorstellung davon gegeben haben. Kapital 4, 5 und 6 werden dir viele weitere Tipps vermitteln, um dir zu helfen, dein eigenes inneres Verständnis von dem zu entwickeln, was diese Kunst ausmacht.

Die meisten Menschen brauchen ein bestimmtes Maß an Übung, um diese Eigenschaften in sich zu entfalten, und, wie wir noch sehen werden, ist Ananda-Yoga © dafür ein ideales Übungsfeld. Wenn du diese Fähigkeiten in deiner täglichen Praxis anwendest, dann wirst du sie damit nicht nur vertiefen, sondern ein eigenes, einzigartiges, persönliches Verständnis davon entwickeln, wie du sie auch in deinem sonstigen Leben verwenden kannst. Und je mehr du sie anwendest, desto stärker werden sie.

DIE HÖCHSTE KUNST

Alles, was wir bisher gesagt haben – sowohl über die Wissenschaft als auch über die Kunst – beschreibt eigentlich den Umgang mit sich selbst. Das ist wirklich wichtig, denn dadurch kann man viel erreichen: Entspannung, Klarheit des Geistes, Vitalität, Heilung, Wohlbefinden und einen guten Teil Bewusstseinserweiterung. Aber wenn du wirklich zur höchsten Form des Yoga aufsteigen willst, dann musst du einen weiteren, wichtigen Faktor einbeziehen. Dazu möchte ich dir eine wahre Geschichte erzählen:

Vor einigen Jahren befand sich ein gewisser Meister-Lehrer zusammen mit seinen Schülern, von denen einer in seinen Asanas schon sehr fortgeschritten und sehr stolz darauf war, in einem Retreat. Der Lehrer, der den Stolz des Schülers spürte, fragte ihn: „Kannst du die Halbe-Lotus-Haltung einnehmen?" – „Ja, natürlich", antwortete der Schüler und ging sofort in diese Asana. „Sehr gut", lobte der Lehrer und fragte weiter: „Und kannst du auch in die volle Lotushaltung gehen?" Der Schüler, der sich bemühte, demütig zu erscheinen, aber in Wirklichkeit sehr stolz auf seine Fähigkeiten war, zeigte auch diese Asana. „Hervorragend", lächelte der Lehrer. „Und nun, greife dein Haar fest mit einer Hand". Erwartungsvoll tat der Schüler auch dies. „Und nun", sagte der Lehrer, „zieh dich selbst vom Boden hoch". Der Schüler begriff, was der Lehrer ihm damit sagen wollte, und zog sich errötend zurück.

Die Lehre, die dieser Meister seinem Schüler gab, bestand darin, dass er ihm zeigte, wie alle Bemühungen, selbst wenn sie einem viel bringen können, keine Erleuchtung bewirken. Du kannst dich eben nicht an deinen eigenen Stiefelschlaufen vom Boden hochziehen – und ebenso wenig an deinen Haaren. Wie so viele spirituelle Traditionen bestätigen, braucht man dazu göttliche Gnade. Swami Kriyananda hat dies auf folgende Weise ausgedrückt:

Yogis sowohl aus der Schule des Hatha-Yoga wie auch des Raja-Yoga machen oft den Fehler zu denken, dass spirituelle Erleuchtung einzig und allein von der Bemühung des ehrgeizigen Schülers abhängt – so, als ob die Techniken allein ihn in die Unendlichkeit katapultieren könnten! Ein wahres Verständnis der Yogatechniken jedoch widerspricht in keiner Weise der Notwendigkeit, kripa (göttliche Gnade) zu erflehen, denn diese ist das sine qua non des spirituellen Weges.

Die gute Nachricht ist, dass die göttliche Gnade immer zur Verfügung steht. Wenn sie scheinbar nicht da ist, dann liegt das einzig und allein daran, dass Geist und Herz unruhig und abgelenkt sind. Wenn man Erfüllung im Außen sucht, dann übersehen wir die größere Erfüllung, die aus dem eigenen Inneren kommen kann. Yogatechniken können diese Unruhe zur Ruhe bringen, und wenn wir sie von unseren wahren Sehnsüchten lenken lassen, dann können sie uns helfen, das Herz und den Geist nach innen und nach oben zu richten. Je ruhiger, positiver und emporgehobener wir werden, desto mehr sind wir im Einklang, auf derselben Wellenlinie mit dem Großen Geist, sodass die göttliche Gnade in ganzer Fülle in unser Leben fließen kann. Die Gnade kann in vielen Formen zu uns kommen: Sie kann sich als unsichtbare Triebkraft zeigen, die unsere eigenen Bemühungen unterstützt, oder sie kann ein Hindernis aus dem Weg schaffen. Sie kann sich auch als ein Loslassen einer Haltung zeigen, die uns bisher von etwas abgehalten hat. Oder sie kann als Lösung einer schwierigen Situation zu uns kommen oder wenigstens als eine mehr als notwendige Veränderung in unserer Wahrnehmung dieser Situation.

Deshalb praktiziere mit deiner ganzen Hingabe. Versuche, Ihn bzw. Sie (oder Es, dein Höheres Selbst) als deinen Begleiter während deiner gesamten Praxis zu erkennen. Wenn du diese Präsenz nicht fühlen kannst, dann stell dir einfach vor, wie es wäre, wenn du sie fühlen würdest. Bitte Gott darum, dass Er dir zeigt, wie du üben sollst. Und dann versuche jede Führung zu spüren, die kommen könnte. Versuche wirklich zu spüren, dass Gott bei jedem Schritt in deinem Leben bei dir ist. Erzeuge eine göttliche Partnerschaft – auf deine ganz eigene Weise, durch deine ganz einzigartige Beziehung zu Ihm und aufgrund deines ganz eigenen Verständnisses von diesem göttlichen Freund. Dies ist die befriedigendste und höchste Kunst von allen. Es gibt keine Grenze für das, was du und das Unendliche, wenn ihr zusammenarbeitet, bewirken könnt.

Das richtige Gleichgewicht zwischen Wissenschaft und Kunst, zwischen eigenem Bemühen und Gnade, zusammen mit einer lebendigen Beziehung zum göttlichen Geist – diese Faktoren sind zentral, um einen spirituellen Ansatz im Hatha-Yoga zu erreichen. Es gibt keine Geheimformel für das rechte Gleichgewicht, denn es ist im höchsten Maße individuell. Du kannst es nur durch deine eigene Erfahrung entdecken – und während du diese machst, wird sich eine ganze Welt neuer freudvoller Möglichkeiten für dich eröffnen.

In der Zwischenzeit betätige die Pumpe, sodass die Freude wirklich fließen kann: Und während du übst, stelle immer sicher, dass du auch wirklich Spaß daran hast!

2

Schlüssel zur Praxis des Spirituellen Yoga

„Um die Yogapositionen mit einem spirituellen Gefühl zu erfüllen, muss man merken, dass sie einem helfen, dieses Gefühl zu entwickeln. Man kann also die Yogahaltungen als eine wichtige Hilfestellung für die spirituelle Entfaltung sehen. Wenn du in eine Haltung hineingehst und dies nicht mit Anstrengung und Schwung tust, sondern mit einem inneren Gefühl von Harmonie und Frieden, dann kann dir diese Handlung, dieses Einnehmen der Position, allein schon helfen, bhav, die rechte spirituelle Haltung, in dir zu entwickeln. Wie du also in eine Position hineinkommst, die geistige Ausrichtung, die du beibehältst, während du in der Position bist, und wie du zwischen den Positionen ausruhst – all dies sind wichtige Teile der Praxis des Hatha-Yoga."

SWAMI KRIYANANDA

Du kannst dein Hatha-Yoga auf viele verschiedene Arten für dich maßschneidern, ob du nun die Verbesserung deiner körperlichen Funktion betonst oder etwas für dein Wohlbefinden, deine Gesundheit oder deine Heilung, deine Vitalität, deinen inneren Frieden oder deine emotionale Stabilität tun willst. Lass uns erforschen, wie du eine Praxis designen kannst, die dir helfen kann, deine Achtsamkeit zu verstärken.

Das Kernprinzip, das jeder Praxis zugrunde liegt, besteht darin, die Energie und Achtsamkeit von der Peripherie des Körpers in dein Zentrum zurückzuziehen, in die astrale Wirbelsäule. Dann solltest du die Energie nach oben in dein Gehirn ziehen und am Dritten Auge konzentrieren, kurz gesagt, nach innen und hoch. Ich werde nun damit beginnen, dir einige grundlegende Aspekte des astralen, also des Energiekörpers nahezubringen.

Grundlagen des Wissens um den astralen Körper

Die astrale Wirbelsäule ist der Hauptweg, durch den Prana ins Gehirn fließt. Es fließt also durch das Zentrum deines Körpers, unmittelbar vor der körperlichen Wirbelsäule, von der Spitze deines Steißbeins aus bis in die Medulla Oblongata am Anfang der Schädeldecke, wo es dann nach vorn abknickt und nach oben zum Dritten Auge fließt.

Innerhalb der astralen Wirbelsäule befinden sich die sieben Chakras, die Energiezentren, die alle körperlichen Funktionen beherrschen. Sie beeinflussen deinen Geisteszustand und spiegeln ihn auch wider. Mit Ausnahme des siebten, des höchsten Chakras, besitzt jedes Chakra zwei magnetische Pole – so, wie es auch physikalische Magneten tun.

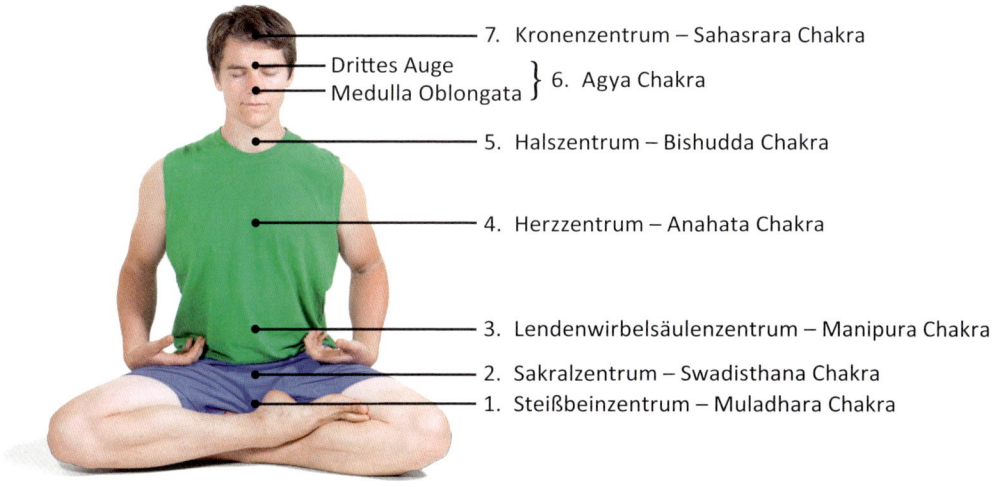

7. Kronenzentrum – Sahasrara Chakra

Drittes Auge
Medulla Oblongata } 6. Agya Chakra

5. Halszentrum – Bishudda Chakra

4. Herzzentrum – Anahata Chakra

3. Lendenwirbelsäulenzentrum – Manipura Chakra

2. Sakralzentrum – Swadisthana Chakra
1. Steißbeinzentrum – Muladhara Chakra

Die astrale Wirbelsäule mit ihren sieben Chakras

Agya Chakra

Die beiden Pole des sechsten Chakras (*agya chakra*) sind so unterschiedlich, dass man fast von zwei verschiedenen Chakras sprechen könnte. Der positive Pol ist das Dritte Auge, das sich genau im Inneren des Punktes zwischen den Augenbrauen an der Stirn befindet. Es ist der Sitz der Willenskraft, der Konzentration, der Freude und des göttlichen Bewusstseins. Strebe immer danach, deine Energie und dein Bewusstsein zum Dritten Auge zu bringen und nicht einfach in dein Gehirn. Dies wird die dort vorhandenen Eigenschaften anregen, deine Herzenergie anheben und deinen Geisteszustand verbessern sowie dein spirituelles Wachstum beschleunigen.

Wenn du dich schon einmal mit den Chakras beschäftigt hast, dann wirst du wissen, dass deine ganze Energie zum höchsten (Kronen-)Chakra streben muss, bevor wir den Zustand des Yoga (die Einheit mit dem göttlichen Geist) erreichen können. Warum sollten wir uns deshalb eigentlich damit aufhalten, die Energie zum Dritten Auge zu bringen? Der Grund dafür liegt darin, dass es einen feinstofflichen Weg vom Dritten Auge zum Kronenchakra gibt, sodass sich dieses erst dann in ganzer Fülle öffnen kann, wenn wir unsere ganze Energie zum Dritten Auge gebracht haben. Das muss also unser erster Schritt sein – und es ist ein wirklich großer Schritt.

Der negative Pol des *agya chakras* befindet sich dort, wo im Körper die Medulla Oblongata ist, wo also die Wirbelsäule auf das Gehirn trifft. Die astrale Medulla ist der Hauptpunkt, durch den *prana* in den Körper eintritt. Sie ist außerdem der Sitz des Ego, der Erkenntnis, dass man Körper und Persönlichkeit *ist*, keine Seele, und dass man von allen anderen Wesen und vom göttlichen Geist getrennt ist. Je mehr Egobewusstsein jemand hat – „es geht hier doch nur um mich!" – desto mehr Spannung gibt es um die Medulla herum, was den Energiefluss zum Dritten Auge einschränkt.

Das Ego wird oft falsch verstanden. Es ist keine getrennte Einheit, es ist lediglich die Seele, die fälschlicherweise glaubt, dass sie der Körper und die Persönlichkeit ist. Diese Gleichsetzung führt zu einem Gefühl der Getrenntheit von anderen Körpern und Persönlichkeiten, von der Natur und vom göttlichen Geist. Dennoch bleibt eine vage Erinnerung an die Seligkeit der Seele in unserem Bewusstsein erhalten, und das bringt uns dazu, unser Glück zu suchen. Unglücklicherweise versuchen wir, dies zu finden, indem wir das betonen, was wir zu sein glauben: unser Körper und unsere Persönlichkeit. Das verstärkt jedoch gerade unsere fälschliche Gleichsetzung und entfernt uns weiter und weiter von der wahren Seligkeit der Seele.

Der Yogi versucht, diese falsche Gleichsetzung zu beenden, aber nicht, indem er die Existenz des Egos verleugnet, oder versucht, es zu zerstören. Nein, er oder sie versucht, seine wahre Identität auszudehnen, die über den Körper und die Persönlichkeit hinausführt, über die Trennung und die Begrenzung hinaus, in die Freiheit des unendlichen Selbst. Diese Ausdehnung beginnt mit der Entspannung der Medulla Oblongata.

Anahata Chakra

Das zweite Hauptchakra, das für den Ansatz dieses Buches von großer Bedeutung ist, ist das Herz: das *anahata chakra*. Es befindet sich im Zentrum der Brust gegenüber dem körperlichen Herzen, es ist der Sitz der Liebe, des Mitgefühls, der Großmut, der Freundlichkeit, der Hingabe und des intuitiven Fühlens: die Eigenschaft, mit der du eines Tages ganz direkt deine Seligkeitsnatur wahrnehmen kannst. Wie ich in Kapitel 1 betont habe, besteht ein zentrales Element des Yoga darin, die Herzensenergie zu beruhigen und sie ins Gehirn zu lenken, statt sie nach unten oder nach außen in unsere Emotionalität und unser Verlangen fließen zu lassen.

Im Folgenden nun einige allgemeine Prinzipien für deine Praxis, damit du dem Ziel der Energielenkung „nach innen und nach oben" näherkommen kannst. Wir werden mit einigen sehr grundlegenden Aspekten beginnen, die in jeder Hatha-Yoga-Praxis vorkommen (besonders im Hinblick auf deine Haltungen), und dann zu einigen anderen Aspekten übergehen, die mehr den spirituellen Aspekt der Praxis betonen.

Wie du üben solltest:

- Trage Kleidung, die deine Bewegungen nicht einschränkt: lockere oder dehnbare Kleidungsstücke
- Praktiziere deine Asanas immer mit leerem Magen, also wenigstens 2 -3 Stunden nach deiner letzten Mahlzeit. Etwas Obst oder Obstsaft bis zu 30 Minuten vor deiner Praxis sind möglich.
- Praktiziere stets in einem gutgelüfteten Raum. Wenn du im Haus übst, dann ist es am besten, wenn du wenigstens ein Fenster offenhältst, denn die frische Luft versorgt dich besser mit Prana.
- Praktiziere nicht im unmittelbaren Sonnenlicht oder unmittelbar, nachdem du dich in der vollen Sonne aufgehalten hast – jedenfalls, wenn du mehr als eine Stunde in der Sonne warst – und auch nicht, wenn du vorher einen aeroben Sport ausgeübt hast.
- Praktiziere immer ohne Socken, auf einer Yogamatte, wenn der Fußboden nicht mit Teppichboden ausgelegt ist.
- Praktiziere nie so lange, dass du müde wirst oder dich erschöpft fühlst. Du solltest dich hinterher eher entspannt fühlen, vitalisiert, erhoben und sehr wach. Nach und nach wirst du in der Lage sein, länger zu praktizieren, und du wirst dann die positiven Folgen deiner Praxis noch intensiver spüren können.
- Arbeite wenigstens von Zeit zu Zeit mit einem qualifizierten Lehrer zusammen, damit du ein Feedback zu deiner Technik bekommst und um deine Yogaübungen noch besser auf dich und deine Ziele, Fähigkeiten und deinen körperlichen Zustand zuzuschneiden.

Sicherheit geht vor:

Hatha-Yoga ist eine sehr sichere Technik, wenn man sie verantwortungsvoll und mit gesundem Menschenverstand ausübt. Die folgenden Richtlinien unterstützen dich dabei, deine Erfahrung zu vertiefen und deine Praxis sicher zu machen:

- Bereite dich vor deiner Asana-Praxis immer mit einigen Dehnübungen für deine Muskeln und Gelenke vor, damit du dich sicher weiter dehnen kannst. Für diese Übungen gibt es Warm-Up-Übungen, die deine Muskeln durcharbeiten und deine Gelenke beweglich machen, sodass sie ihre normale Beweglichkeit erlangen.
- Versuche niemals, deinem Körper eine Technik aufzuzwingen. Sieh die Techniken und deinen Körper als eine Art Partner bei der Suche nach einem höheren Bewusstsein. Praktiziere darum immer eine richtige Ausrichtung, wie sie im Kapitel 4 erläutert wird. Bewege dich langsam und anmutig, mit vollem Bewusstsein für das, was du da gerade tust, und nimm wahr, wie dein Körper und dein Geist auf das reagieren, was du tust. Mit anderen Worten, höre auf deinen Körper und deinen Geist – beide sind ein sicheres Maß und ein bedeutsamer Schritt in Richtung auf dein höheres Bewusstsein.
- Vermeide Stress, Extreme und Schmerzen. Das wahre Ziel des Hatha-Yoga besteht darin, dein Bewusstsein zu erheben: Es ist kein Wettkampf, keine Show und auch kein aufreibender Workout – und wenn du deinen Körper über seine Grenzen hinauszwingst, dann sind Verletzungen die logische Folge davon. Ein leichtes Unwohlsein, weil du dich in eine gesunde Dehnung hineinbegeben hast und deine Muskeln sich nun strecken, ist wohltuend und gesund, aber wenn dein Körper dir signalisiert, dass du zu weit gegangen bist, oder auch, wenn du dir dessen nicht ganz sicher bist, dann gehe nicht weiter.
- Dieses Buch ist vor allem für Menschen gedacht, deren Körper im Prinzip ganz gesund sind. Wenn dein Körper verletzt ist, sich nicht wohlfühlt oder in irgendeiner Weise besonders empfindlich ist (beispielsweise, wenn du schwanger bist), dann arbeite mit einem qualifizierten Lehrer und/oder einem Spezialisten im Gesundheitswesen zusammen, um festzulegen, welche Praxis für dich geeignet ist und wie du sie vielleicht modifizieren solltest.
- Kurz gesagt, übernimm Verantwortung für dein eigenes Wohlbefinden. Wenn du das nicht tust, dann kann jede Form von körperlicher Aktivität – Tanzen, Hausarbeit, Sport, Gärtnern – zu Verletzungen führen. Sprich darum mit deinem Physiotherapeuten oder einem anderen Gesundheitsberater, bevor du mit

irgendeinem Übungsprogramm beginnst. Die Anleitungen in diesem Buch sind nicht dazu gedacht, medizinischen Rat zu ersetzen, und sie können auch nicht alle körperlichen Zustände einbeziehen.

Personalisiere deine Praxis

Modifiziere deine Asanas so, dass du dich entspannen kannst, eine sichere Körperhaltung gewährleistest und das Meiste aus deiner Praxis herausholst. Um diesen Teil zu beenden, schau in Kapitel 4 nach – dort wird für jede Asana eine Variante angegeben – manchmal eine leichtere, manchmal eine fortgeschrittene, manchmal eine, bei der Hilfsmittel, sogenannte Props, eingesetzt werden: eine Decke, ein Kissen, ein Block oder ein Band (schaue dazu im Anhang B nach, in dem es um weitere Erläuterungen geht). Wenn du besondere Bedürfnisse hast, weil du dich in einer besonderen körperlichen Situation befindest, dann kann dir ein qualifizierter Lehrer helfen, eine Variante einer Übung zu finden, die am besten zu dir passt.

Halte deine Wirbelsäule aufrecht

Die richtige Ausrichtung deiner Wirbelsäule ist ausschlaggebend für eine erfolgreiche Yogapraxis. Lerne deshalb zu spüren, ob deine Wirbelsäule gerade ist (was bedeutet, neutral, in ihrer natürlichen Kurve), und strebe danach, sie stets aufrecht zu halten, es sei denn, du beugst sie bewusst – oder besser, du erlaubst ihr bewusst, sich zu beugen – wie man dies in bestimmten Asanas eben tut, weil man damit einen bestimmten Zweck erreichen will. Ebenso, wie ein abgeknickter Gartenschlauch den Wasserfluss behindert, kann eine stark gebeugte Wirbelsäule den Energiefluss zum Gehirn einschränken. Paramhansa Yogananda warnte oft: „Eine gebeugte Wirbelsäule ist der Feind der Erleuchtung."

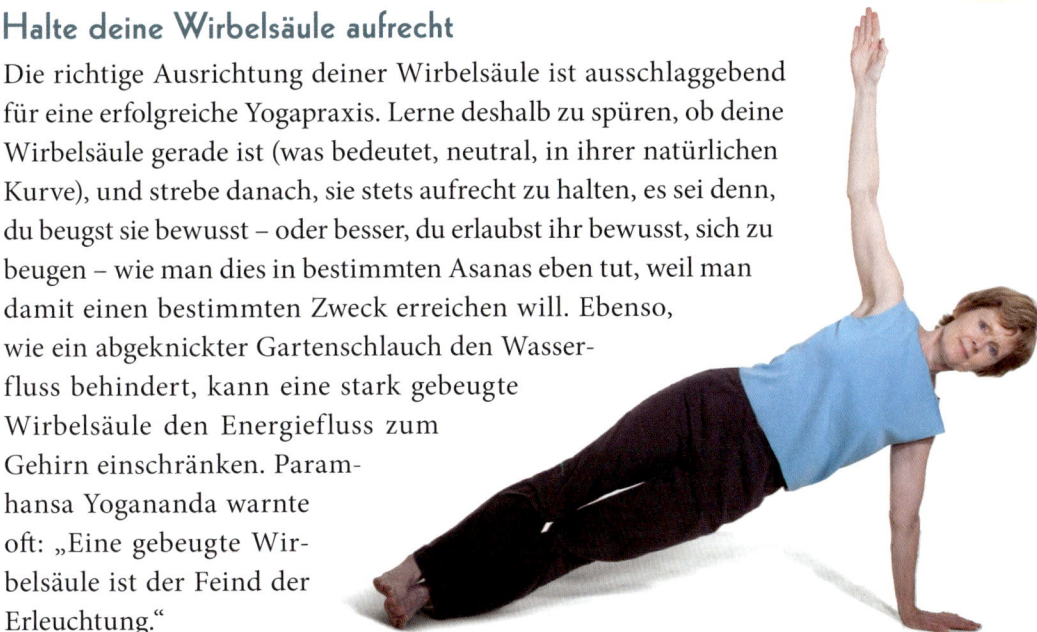

Setze deinen Atem ein

In beinahe allen Asanas sollte dein Atem gleichmäßig und leicht fließen können, ohne dass du ihn irgendwie beeinflusst. Dein Bauch sollte sich ausdehnen, wenn du einatmest, und er sollte sich nach innen entspannen, wenn du ausatmest. Wenn du nicht anders angeleitet wirst, dann atme durch die Nase und versuche, deine Einatmung und deine Ausatmung gleich lang sein zu lassen.

Atem und Körperbewegung können sich jedoch auch gegenseitig unterstützen, wenn du, ganz allgemein gesagt, einatmest, während dein Körper sich nach oben bewegt, und ausatmest, wenn dein Körper sich nach unten bewegt. Beispielsweise kannst du einatmen, wenn du dich nach oben in Bhujangasana (Kobraposition) streckst, und ausatmen, während du wieder aus der Position herauskommst. Du atmest aus, wenn du in Padahastasana (Hand-zu-Fuß-Haltung) hineingehst, und du atmest ein, wenn du wieder aus der Position herauskommst. Im Kapitel 4 sind einige Ausnahmen beschrieben, die von diesen allgemeinen Richtlinien abweichen.

Verbinde dich mit der Energie

Obwohl du das spirituelle Hatha-Yoga praktizieren kannst, ohne auch nur einen Gedanken an Energie zu verschwenden, wird sie immer daran beteiligt sein. Es ist darum besser, wenn du bewusst mit deiner Energie arbeitest, sowohl in deiner Praxis wie auch bei deinen täglichen Verrichtungen des Lebens. Das beginnt schon damit, dass du dir dieser Energie überhaupt bewusst wirst. Kapitel 1 hat dir dazu einige Übungen vorgestellt, die dir helfen können, diese Energie zu spüren, und hier im Folgenden kannst du noch einige mehr lernen:

- Versuche, die Energie zu spüren, die aus deiner Wirbelsäule herausfließt, um deinen Körper in eine Asana hineinzubewegen, spüre, wie sie deine Muskeln aktiviert, während du die Asana hältst, und spüre, wie sie sich in die Wirbelsäule zurückzieht, während du dich, aus der Asana kommend, entspannst. Setze deine Imaginationskraft ein, um diese Energiebewegungen deutlicher für dich werden zu lassen.
- Während deines normalen Alltags nimm wahr, wie dein Atem, dein geistiger Zustand und deine emotionalen Reaktionen mit den aufwärts- oder abwärtsfließenden Bewegungen in deinem Oberkörper verbunden sind – diese Wahrnehmungen sind die Bewegungen deiner Energie.

- Lerne die Energetisierungsübungen von Paramhansa Yogananda. Sie werden deine Energie vergrößern, dein Bewusstsein für diese Energie und deine Fähigkeit, diese Energie zu kontrollieren. Das Energetisierungssystem verdient es, unabhängig von der Ausrichtung dieses Buches dargestellt zu werden, und ich empfehle dir mit Nachdruck, dich damit zu beschäftigen (vgl. auch Anhang B: Weitere Erläuterungen)

Entspanne dich

Entspannung, und zwar sowohl geistige als auch körperliche Entspannung, ist ebenso wichtig wie geistige und körperliche Bewegung. Ohne Entspannung wird dir weniger Energie zur Verfügung stehen. Sie wird als Spannung gebunden sein, und du wirst dein Bewusstsein und deine Kontrolle über die Energie verlieren, die dir zur Verfügung steht, was bedeutet, du wirst nicht einmal mehr wissen, was für eine Energie dies gerade ist. Das aber wird den spirituellen Nutzen deiner Praxis deutlich senken. Hier einige wichtige Punkte zum Thema Entspannung, die du kennen solltest:

- Entspannung bedeutet nicht, einfach faul herumzuliegen. Niemand rutscht nach unten ins göttliche Bewusstsein! Nein, es geht darum, dass du lernst, auch mitten in einer Anstrengung entspannt zu bleiben. Bei körperlich anstrengenden Asanas fördere deine Entspannung, indem du sanft und ruhig atmest, indem du diejenige Spannung in deinem Körper loslässt, die nicht unbedingt für deine Asana erforderlich ist, und behalte eine innere Einstellung ruhiger Freude bei. Modifiziere deine Asanas so, wie du es brauchst, damit du ein Gefühl von Entspannung spüren kannst.
- Wenn du den weitesten Punkt deiner Dehnung erreicht hast, dann versuche nicht, dich über diesen Punkt hinauszuzwingem. Dein körperlicher Widerstand zeigt dir diesen Punkt klar an! Dich mit Macht weiter anzustrengen, kann nur dazu führen, dass du dich verletzt, und es wird mit Sicherheit dein Energiebewusstsein senken. Konzentriere dich stattdessen auf den Bereich deines Widerstandes und spüre, dass deine Entspannung diesen Widerstand auflöst, sodass du dich noch weiter in die Dehnung hinein entspannen kannst.
- Entspannung hat immer eine Richtung: Die meisten Menschen entspannen sich nach unten, so, als ob sie auf einer Couch zusammensinken würden. Das aber wird dein Bewusstsein nicht erheben. Strebe stattdessen danach, deine Entspannung nach innen und oben zu lenken. Wenn du beispielsweise aus einer Asana herauskommst, dann stelle dir vor – und versuche auch zu spüren – dass du die

Energie aus deiner Körperperipherie loslässt, sie zu deiner Wirbelsäule zurück-bringst, dann die Wirbelsäule nach oben fließen lässt, nach oben, in Richtung auf dein Gehirn. Es ist ganz einfach, sich auf diese Weise zu entspannen, es geht lediglich darum, dass du dein Bewusstsein verlagerst. Es hat auch einen großen spirituellen Nutzen, denn inneres Erwachen ist ein Prozess, bei dem man nicht jemand anderer wird, sondern bei dem man sich nach oben entspannt, weg von den Sorgen über das, was du nicht bist, in das hinein, was du schon immer gewe-sen bist, nämlich göttliche Seligkeit.

Lass dich auf die Asana-Affirmationen ein

Jede Asana hat eine oder mehrere ganz spezifische Wir-kungen auf deinen Geisteszustand. Wie schon in Kapitel 1 erwähnt, kann eine Körperhaltung schon viel bewirken, aber du kannst ihre Wirkung um ein Vielfaches vergrößern, wenn du dazu auch deine Geisteskraft einsetzt. Eine wir-kungsvolle Weise, das zu tun, besteht im Ananda-Yoga © darin, dass du innerlich eine besondere, genau für diese Asana erschaffene Affirmation wiederholst, während du die Asana hältst.

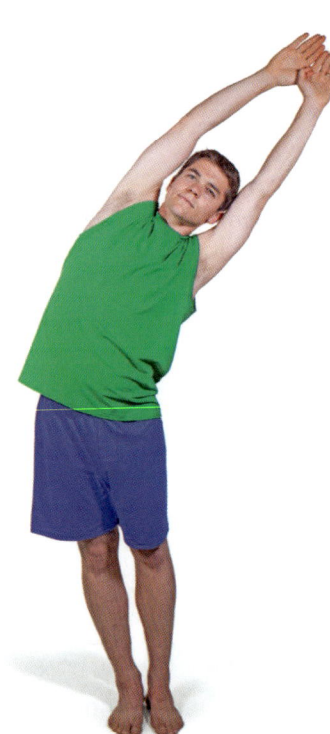

Jede *Asana* hat ihre eigene Affirmation, die durch die Körperhaltung eine besondere positive Wirkung auf dei-nen Geisteszustand ausübt. Beispielsweise erweckt *Ardha Chandrasana* (die Halbmondhaltung) eine große Menge Energie und stimuliert gleichzeitig diejenigen feinstoffli-chen Energiezentren, die im Zusammenhang mit Einstel-lungen wie Mut und Unerschütterlichkeit stehen. Wenn du also diese Asana hältst, dann kannst du diese Wirkungen verstärken, indem du still für dich affirmierst:

„Stärke und Mut erfüllen die Zellen meines Körpers."

Wiederhole geistig diese Affirmation viele Male, mit deiner ganzen Energie, deiner gan-zen Willenskraft und inneren Bereitschaft und – was vielleicht sogar am wichtigsten ist – mit dem stillen, sicheren *Gefühl* dieser Stärke und dieses Mutes. Bewege dabei nicht die Lippen oder deine Zunge, denke die Worte einfach und stimme deinen Geist emp-findsam auf die Eigenschaften der Stärke und des Mutes ein. Dies wird dir helfen, tiefer in diese Eigenschaften einzutauchen – idealerweise sogar über die reinen Worte der Affirmation hinaus in das reine Fühlen dieser Eigenschaften. Unterschiedliche Asanas stärken darum unterschiedliche positive Eigenschaften und brauchen deshalb auch verschiedene Affirmationen, aber die Methode der Affirmation ist immer dieselbe.

Wie bei jeder neuen Tätigkeit kann es einige Zeit dauern, bevor eine Asana-Affirmation sich bei deiner Praxis für dich ganz natürlich anfühlt. Um diesen Prozess zu beschleunigen – und um tiefer in die damit verbundenen positiven Eigenschaften einzutauchen – nimm die Eigenschaft an, wenn du zum ersten Mal damit die Asana hältst. Warte beispielsweise in der *Ardha Chandrasana* nicht darauf, dass die Haltung dir Mut und Stärke verleiht, sondern praktiziere die Haltung und die Affirmation mit einer starken, mutigen Einstellung. Dies bringt dich auf eine Wellenlänge mit diesen Eigenschaften, sodass du sie noch mehr empfangen kannst.

Eine Hilfe bei Vorwärtsbeugen

Im Ananada-Yoga © besteht der wichtigste Sinn der Vorwärtsbeugen darin, die astrale Wirbelsäule zu öffnen, sodass die Energie freier durch sie hindurchfließen kann. Um dieses Ziel auf eine sichere und wirkungsvolle Weise zu erreichen, ist es hilfreich, Vorwärtsbeugen in zwei Phasen zu üben: mit einer aktiven und mit einer Entspannungsphase. In der aktiven Phase konzentriere dich darauf, deine Wirbelsäule zu verlängern und dich tiefer in die Hüftgelenke zu falten, wobei du die Wirbelsäule aufrecht halten solltest.

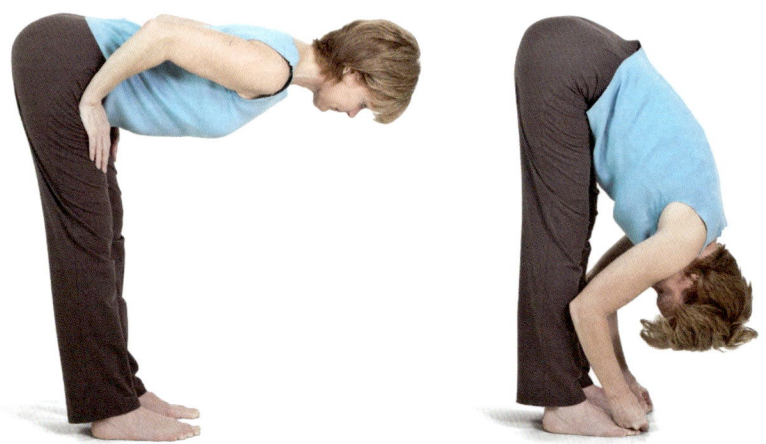

Aktive und Entspannungsphase in der Padahastasana (Das Klappmesser)

Dies ist eine wunderbare Vorbereitung für den vollen Ausdruck der Asana in der Entspannungsphase, in der du die gestreckte Wirbelsäule vollständig in eine noch größere Offenheit hinein entspannst (jedenfalls, wenn wir davon ausgehen, dass deine Wirbelsäule gesund ist und kein Unwohlsein entsteht, wenn du dies tust). Obwohl es nicht ausschlaggebend ist, diese Asana in zwei voneinander klar zu unterscheidenden Phasen zu üben, habe ich herausgefunden, dass es beim Lehren und Lernen während meiner 30-jährigen Erfahrung hilfreich war, es so zu tun. Im Kapitel 4 wird die genaue Beschreibung der Vorwärtsbeugen sich mit den beiden Phasen noch näher beschäftigen.

Die abschließenden drei Prinzipien können beim *Pranayama* und in der *Meditation* ebenso wie in der Asana angewandt werden. Vergleiche auch Kapitel 5 und 6, wenn du zusätzliche Prinzipien kennenlernen möchtest, die sich speziell mit *Pranayama* und *Meditation* beschäftigen.

Strebe nach oben und behalte den Boden unter den Füßen

Im Ananda-Yoga © praktizieren wir mit einem Gefühl von Leichtigkeit im Körper und verlängern uns nach oben durch den Körper, wobei wir die Energie zum Dritten Auge lenken. Manche Menschen sorgen sich jedoch: „Ich fühle mich doch schon von meinem Körper getrennt und habe auch keinen Boden unter den Füßen. Wird das weitere Anheben der Energie und das Gefühl von Leichtigkeit diesen Zustand nicht noch verschlimmern?"

Nein, solche Menschen müssen ganz einfach einige Schritte beachten, um den Boden unter den Füßen zu behalten: Achte ganz besonders auf alle körperlichen Empfindungen. Atme sanft und gleichmäßig, spüre, wie dein Bauch sich ausdehnt, wenn du einatmest, und sich wieder entspannt, wenn du ausatmest. Spüre die Verbindung zur Erde und zu allen Körperteilen, die den Boden berühren, verbinde dich mit dieser Stabilität, ohne dass du dich in sie *hineinsinken* lässt und ohne dass du dich schwer oder passiv fühlst. Entspanne dich in deine *innere* Stabilität, in dein Zentrum, in dein Gefühl, wer du eigentlich bist, in deine Wirbelsäule, in den gegenwärtigen Augenblick. Es ist auch gut, bestimmte Asanas zu üben, die besonders viel Bodenkontakt vermitteln, wie beispielsweise Vrikasana (die Baumhaltung), Virabhadrasana II (die Kriegerhaltung II), Vajrasana (den Fersensitz), Baddha Konasana (die Schmetterlingsposition) und Supta Vajrasana (den Schlafenden Diamant).

Es gibt keinen Konflikt zwischen der Tastsache, dass du dich in einem guten Bodenkontakt fühlen und gleichzeitig deine Energie anheben willst. Ganz im Gegenteil. Beide sind wichtig für spirituelles Wachstum; die beiden zusammenzubringen, erfordert für einige Menschen lediglich ein wenig Praxis.

Bringe deine Aufmerksamkeit zum Dritten Auge

Yogis raten einem oft, dass man „seinen Blick nach oben zum Dritten Auge lenken"
sollte, wenn die Übungsanweisung nicht gerade vorsieht, die Augen offenzuhalten. Das
bedeutet, dass du deinen inneren Blick ganz leicht über die Horizontallinie erheben
solltest, ganz entspannt, als ob du zur Spitze eines entfernt liegenden Berges schauen
würdest. Das hilft dir, deine Energie zu zentrieren und dein Bewusstsein am Dritten
Auge zu halten. Übe dies mit geschlossenen Augen, um jede visuelle Ablenkung aus-
zuschalten. Du kannst aber auch mit offenen Augen üben, deine Aufmerksamkeit zum
Dritten Auge zu lenken. Diese Praxis wird dein Bewusstsein erheben und deine Kon-
zentrationsfähigkeit, deine Willenskraft, deine Vernunft und deine Freude erhöhen
und stärken. Übe dies immer, wenn du deine Asanas übst, oder im Pranayama oder in
der Meditation – und sogar im Alltag.

Obwohl du nicht danach streben solltest, etwas zu sehen, wenn du deine Achtsamkeit
zum Dritten Auge richtest, kann es dennoch geschehen, dass du ein feines Licht siehst,
wenn dein Geist ganz klar und ruhig ist. Und wenn dein Geist *sehr* ruhig ist – wie dies in
tiefer Meditation geschieht – dann kann es geschehen, dass du ein Licht siehst, das wie
ein goldener Ring um ein Feld von tiefem Blau liegt, in dessen Zentrum ein fünfzacki-
ger, silberweißer Stern ist. Dieses Licht ist das Dritte Auge. Wenn du es während deiner
Asana-Praxis erblickst, dann halte an und setze dich hin. Blicke dann ganz intensiv, aber
ruhig auf dieses Licht und bade dich in seinen erhebenden Schwingungen.

Sei ein spiritueller Künstler

Wende während deiner Praxis so oft wie möglich deine „Künstlerqualitäten" (Kapitel 1)
an: deine Willenskraft, deine Konzentration, dein Fühlen, deine Imagination, deine
positive Einstellung, deine Hingabe. Das ist nicht schwer, und zu entdecken, wie du
das tun kannst, ist Teil deines Abenteuers: Du, und nur du, kannst diese Entdeckung
für dich machen. Dann, und nur dann, kann deine Praxis ihr volles Potenzial erreichen.

Vor allem aber erinnere dich an die Eigenschaft, die über allen anderen steht und
ihnen erst die Kraft gibt, die sie brauchen: dein spirituelles Streben, deine Hingabe.
Dein Herz will mehr und dieses Wollen ist eine kostbare Ressource. Bringe also deine
Hingabe in die Praxis aller Techniken ein – nicht einfach als eine Idee oder einen
Wunsch, sondern als vibrierendes Gefühl deines Herzens, dass du dich der Inspiration
von oben öffnen willst, dass du dich danach sehnst, dass du dich ihr ganz hingibst.
Wenn du mit dieser Hingabe übst, in einer aktiven Partnerschaft mit dem göttlichen

Geist, dann wird deine Energie sich auf ganz natürliche Weise anheben und deine Praxis wird lebendig werden, erhebend und zutiefst erfüllend.

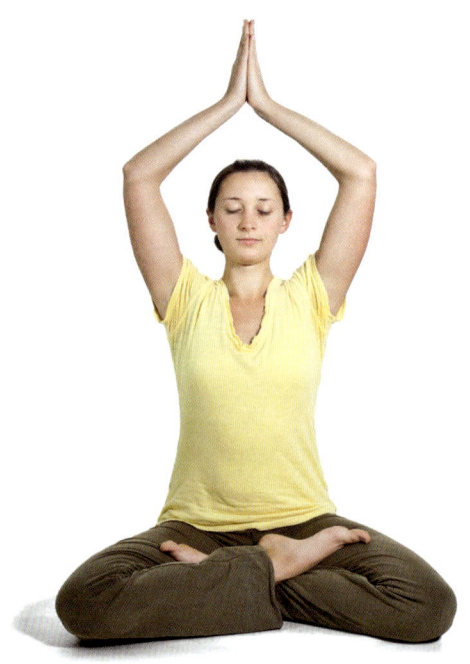

3

Deine eigne Praxis: Übungsfolgen

„Während du jede Haltung übst, frage dich nicht einfach: „Was sagen die (Yoga) Bücher dazu, was ich in dieser Haltung fühlen sollte?" Nein, spüre selbst, was für eine Bedeutung eine Haltung in deinem ganz eigenen, inneren Bewusstsein weckt. Wenn du eine Hand bewegst, spüre, dass auch dein Geist sich mit ihr bewegt. Fühle, tief und immer tiefer, die Beziehung zwischen der Bewegung im Körperlichen und der Bewegung im Inneren, der Bewegung deiner Seele."

SWAMI KRIYANANDA

Als Nächstes möchte ich dir zeigen, wie du Asanas, Pranayama und Meditation zu einer ganzheitlichen, wohlabgerundeten Ananda-Yoga ©-Praxis zusammenstellen kannst. Abschnitt 3.1 zeigt dir vier einfache Folgen, die diesen Ansatz deutlich machen, und Abschnitt 3.2 vermittelt dir Anweisungen, wie du deine eigenen Folgen zusammenstellen kannst.

Zu Beginn brauchst du ein wenig Begrifflichkeit, damit die Beschreibungen einfacher zu verstehen sind:

Aktive und neutrale Asanas

In der traditionellen Praxis des Hatha-Yoga, zu dem auch Ananda-Yoga © gehört, gibt es zwei Arten von Asanas:

- aktive Asanas (die Anstrengung und/oder Dehnung erfordern)
- neutrale Asanas (die wenig oder keine Anstrengung oder Dehnung erfordern)

Die meisten Asanas sind aktiv, deshalb halte sie, solange du dich darauf konzentrieren und gleichzeitig entspannt bleiben kannst – und natürlich so lange, wie dir die Erfahrung auch Spaß und Freude macht. Das schenkt dir genug Zeit, um dich mit dem Geisteszustand zu verbinden, den die Körperhaltung auf natürliche Weise begünstigt.

Dann gehe über zu neutralen Asanas und pausiere hier, um dein Bewusstsein zu entspannen – und gleichzeitig die Energie, die durch die vorherige Asana geweckt worden ist, in dein Zentrum und nach oben zum Gehirn zu lenken. Wenn du das so ausdauernd, wie du es eben gerade in diesem Moment kannst, tust und wenn du andererseits spürst, dass du genug von den neutralen Asanas profitiert hast, dann gehe über zur nächsten Asana.

Natürlich werden die meisten Anfänger eine Asana nur kürzer halten können als erfahrene Übende: 15 Sekunden ist für den Anfang durchaus angebracht, danach dann eine Pause mit 10 – 15 Sekunden in einer neutralen Asana. Für eine tiefere Erfahrung kannst du dann nach und nach die Zeitdauer verlängern, die du in einer aktiven Asana verweilst – und ebenso in der neutralen Asana, wenn du dabei weiterhin die Energie nach innen und nach oben lenkst.

Denke immer daran: Neutrale *Asanas* sind nicht einfach Ausruh-Positionen, die man übergehen könnte, wenn man sich nicht müde fühlt. Diese Pausen spielen eine Schlüsselrolle dabei, die Energie nach und nach zum Dritten Auge zu bringen.

BEISPIELE FÜR ÜBUNGSFOLGEN

Um den Ansatz des Ananda-Yoga © wirklich zu verstehen, empfehle ich, dass du einige der einzelnen Asanas aus Kapitel 4 und der Pranayamas aus Kapitel 5 erforschst, bevor du mit deiner Praxis beginnst. Selbst erfahrene Übende können dadurch hilfreiche Einsichten gewinnen, wenn sie wenigstens den Anfangs-Absatz lesen, der jeder Technik vorangestellt ist.

Wähle für dich selbst, welche sitzenden Haltungen du während der Pranayama-Praxis am Anfang und am Ende jeder Praxis sowie bei der Meditation einnehmen willst. Lies Kapitel 6, um weitere Anleitungen für die Meditation zu erhalten.

Jede Folge sollte von einigen Aufwärmübungen begleitet werden, die ich hier nicht beschreibe, aber du kannst eine angeleitete Folge von Aufwärmübungen unter AnandaYoga.org finden. Paramhansa Yoganandas Energetisierungsübungen sind ideale Aufwärmübungen, obwohl ihr wichtigstes Ziel wesentlich weitreichender ist (vgl. Anhang B: Weitere Erläuterungen).

Um das Zusammenspiel zwischen aktiven und neutralen Asanas zu verdeutlichen, zeigen die Folgen 1 und 2 die neutralen Asanas in kleineren, grauen Buchstaben unter jeder aktiven *Asana*. Weil die neutralen Asanas auch zwischen den beiden Seiten einer aktiven Asana geübt werden sollten, die zu beiden Körperseiten praktiziert werden soll, sind sie nicht extra angegeben. Bei den Folgen 3 und 4 kannst du selbst entsprechende neutrale Asanas einfügen. Die Klammer hinter den Bezeichnungen der Asanas gibt an, auf welcher Seite du sie im Buch findest.

Die ungefähre Dauer, die in den Folgen 1 und 2 angegeben sind, basieren auf der Annahme, dass du jede aktive Asana etwa 15 Sekunden lang hältst und dann mit einer neutralen Asana etwa 10 – 15 Sekunden lang pausierst. Die Zeiten für die Folgen 3 und 4 basieren auf der Annahme, dass du jede aktive Asana etwa 25 – 30 Sekunden lang hältst und dann mit der neutralen Asana etwa 10 – 15 Sekunden pausierst. Du kannst die jeweilige Asana bei allen Folgen natürlich auch länger halten, wenn du das möchtest – solange du gleichmäßig und ruhig atmen kannst, weiterhin entspannt bleibst und die Erfahrung genießt. Wenn du selbst weitere Asanas in die Folgen einbauen möchtest, dann schaue dir dazu die Richtlinien im Abschnitt 3.2 an.

Folge 1 (30 Minuten)

Für Anfänger

1

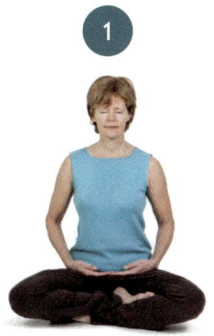

Dirgha Pranayama I
Der volle Yoga-Atem
(183, 6 Atemzüge lang)
Swastikasana (169)

2

Aufwärmübungen
5 Minuten

3

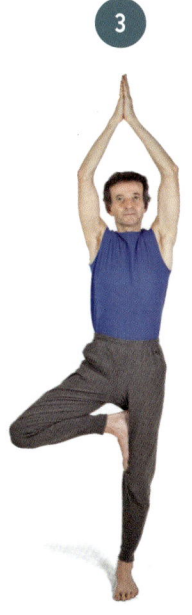

Vrikasana
Die Baumhaltung (66)
Tadasana (65)

4

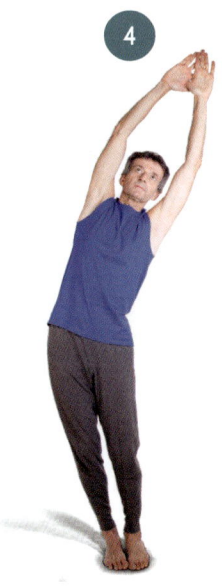

Ardha Chandrasana
Die Halbmondhaltung (81)
Tadasana (65)

8

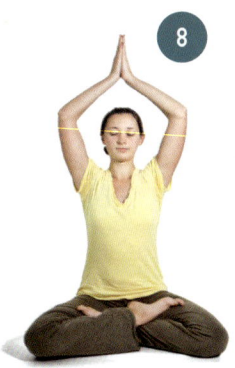

Parvatasana (sitzend)
Berghaltung im Sitzen (146)
Swastikasana (169)

9

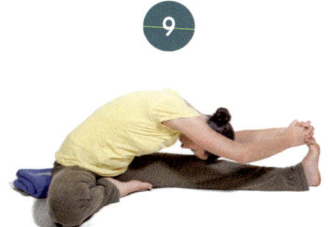

Janushirasana
Die Kopf-zu-Knie-Haltung (96)
Swastikasana (169)

12

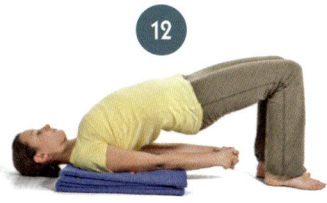

Setu Bandhasana
Die Brückenhaltung (123)
Savasana (164)

13

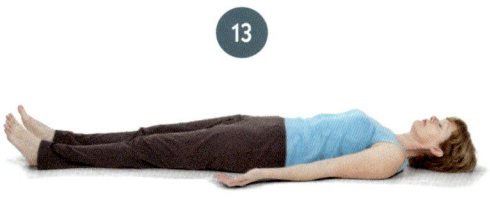

Tiefenentspannung in Savasana
Die Totenstellung (164), 3 Minuten

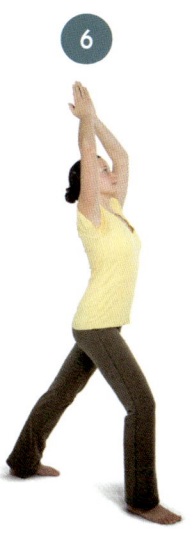

6

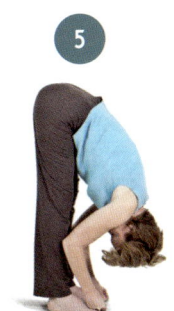

5

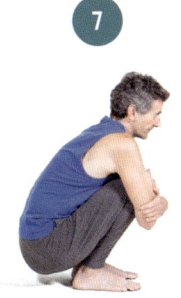

7

Padahastasana
Das Klappmesser (76)
Tadasana (65)

Muktasana, Variante
Die Freiheitshaltung (83)
Tadasana (65)

Pavanamuktasana
Die Windbefreiende Haltung (128)
Swastikasana (169)

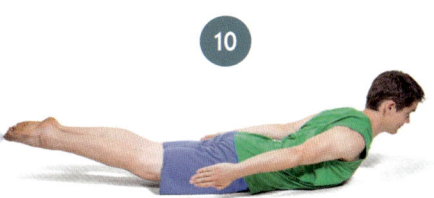

10

Salabhasana
Die Heuschreckenhaltung (136)
Savasana (164)

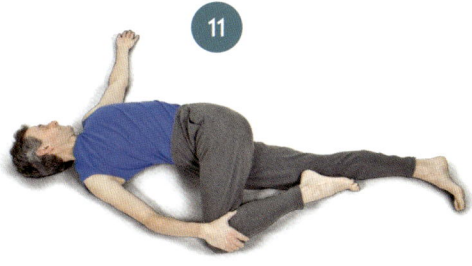

11

Jathara Parivartanasana
Die Bauchdrehung (116)
Savasana (164)

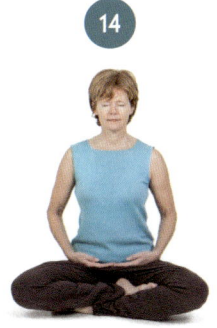

14

Meditation
wenigstens 5 Minuten
Swastikasana (169)

Folge 2 (45 Minuten)

Für Anfänger

1

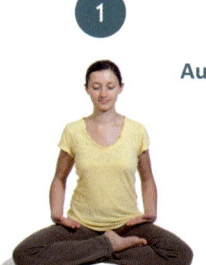

Sitkari Pranayama
Der zischende Atem (189), 6 Atemzüge
Dann Konzentration auf das Dritte Auge,
6 Atemzüge

2

Aufwärmübungen
5 Minuten

3

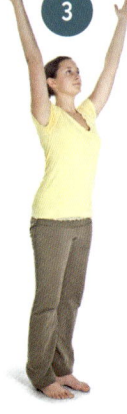

Dirga Pranayama II
Der volle Yoga-Atemfluss
im Stand (185)
Tadasana (65)

4

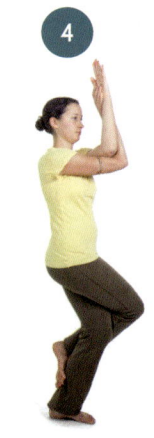

Garudasana
Die Adlerposition (68)
Tadasana (65)

5

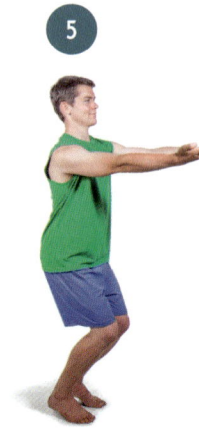

Utkatasana
Die Stuhlposition (74)
Tadasana (65)

9

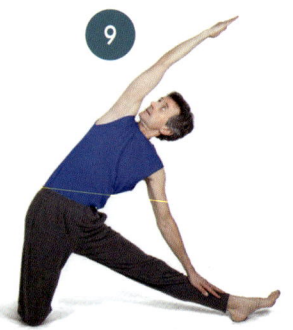

Parighasana
Das Tor (112)
Vajrasana (170)

10

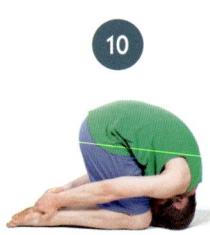

Sasamgasana
Die Hasenposition (105)
Balasana (163)

11

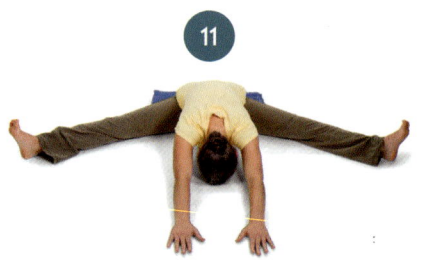

Upavistha Konasana
Die gespreizte Vorwärtsbeuge (sitzend) (102)
Swastikasana (169)

15

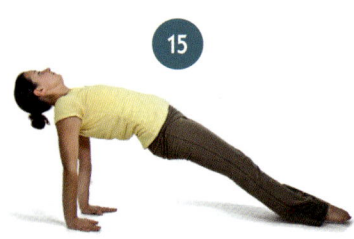

Purvotanasana
Die umgekehrte Planke (134)
Swastikasana (169)

16

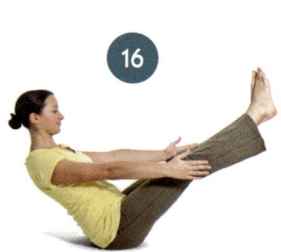

Navasana
Bootposition (132)
Swastikasana (169)

17

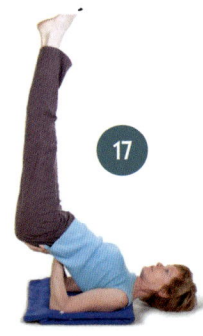

Viparita Karani
Die einfache Umkehrhaltung (152)
Savasana (164)

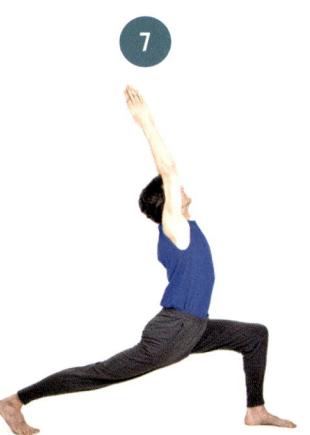

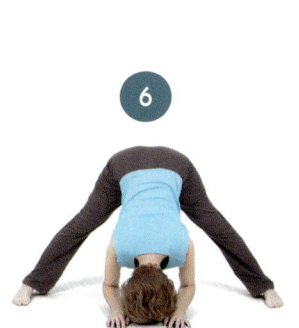

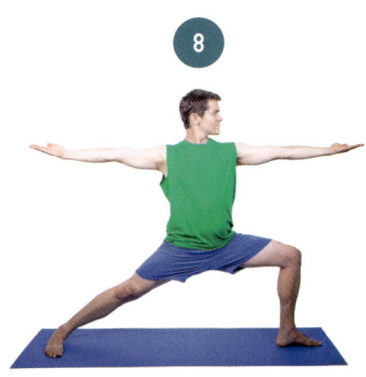

Prasarita Padotanasana
Die gespreizte Vorbeuge (78)
Tadasana (65)

Virabadhrasana I
Die Kriegerhaltung I (85)
Tadasana (65)

Virabhadrasana II
Die Kriegerhaltung II (86)
Tadasana (65)

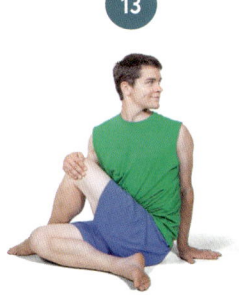

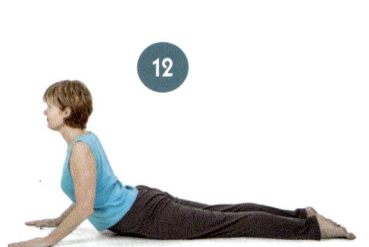

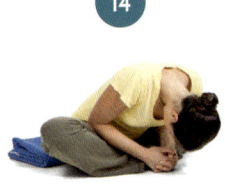

Bhujangasana
Die Kobrahaltung (121)
Balasana (163)

Ardha Matsyendrasana
Der halbe Drehsitz (114)
Swastikasana (169)

Baddha Konasana
Die gebeugte Schmetterlings-
position (100)
Swastikasana (169)

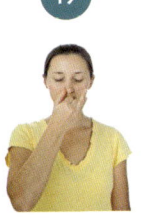

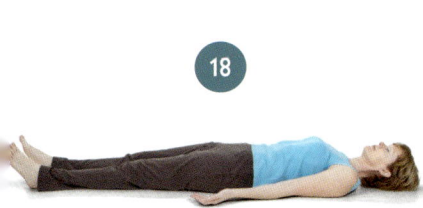

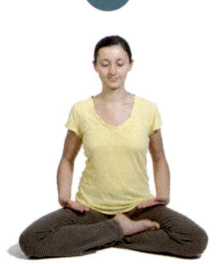

Tiefenentspannung in Savasana
Die Totenstellung (164), 5 Minuten

Chandra Bheda Pranayama
Der ausdehnende Mondatem (192),
6 – 12 Atemzüge

Meditation
wenigstens 5 Minuten

Folge 3 (45 Minuten)

Für erfahrene Praktizierende

1

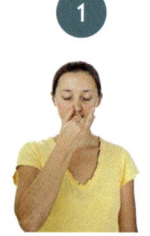

Nadi Shodanam
Die wechselseitige Nasenlochatmung
(194), 4 Runden (8 Atemzüge)
Die Konzentration liegt am Dritten
Auge, 8 Atemzüge

2

Aufwärmübungen
5 Minuten

3

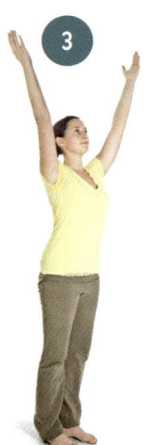

Dirgha Pranayama II
Der volle Yoga-Atemfluss (185),
5 Atemzüge

4

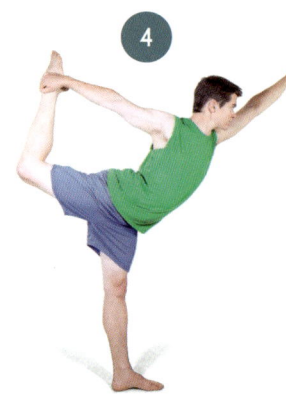

Natarajasana
Die Tänzerposition (69)

8

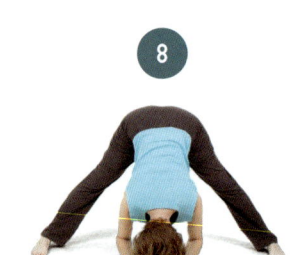

Prasarita Padotanasana
Die gespreizte Vorwärtsbeuge
(stehen) (78)

9

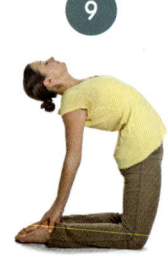

Ustrasana
Die Kamelhaltung (118)

10

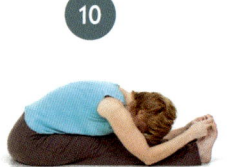

Paschimottasana
Vorwärtsbeuge im Sitzen (98)

14

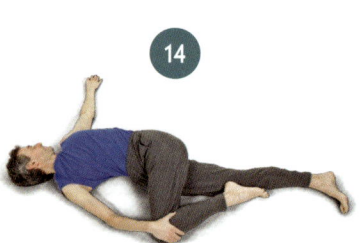

Jathara Parivartanasana
Die Bauchdrehung (116)

15

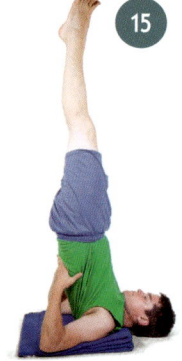

Sarvangasana
Der Schulterstand (150)

16

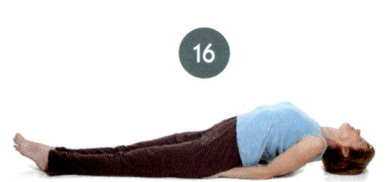

Matsyasana
Die Fischposition (125)

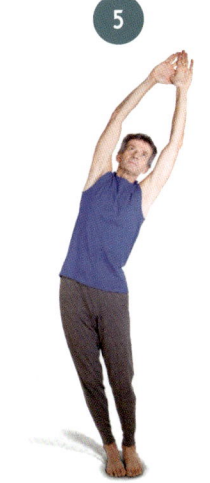

Ardha Chandrasana
Die Halbmondhaltung (81)

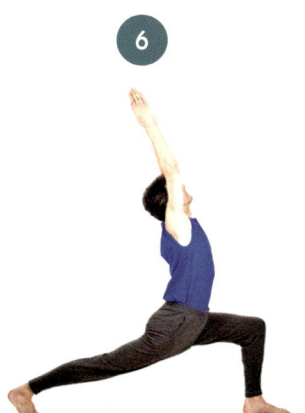

Virabadhrasana I
Die Krieger-Haltung I (85)

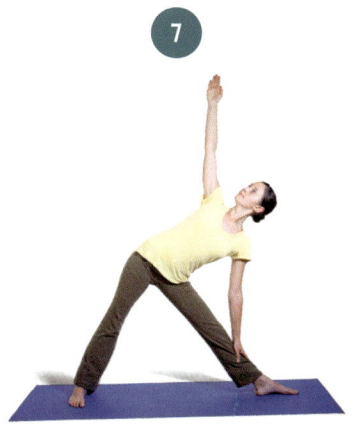

Trikonasana
Die Dreiecksposition (88)

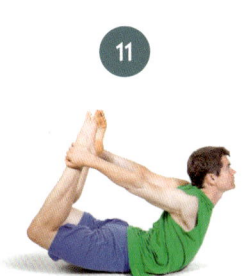

Dhanurasana
Die Bogenposition (138)

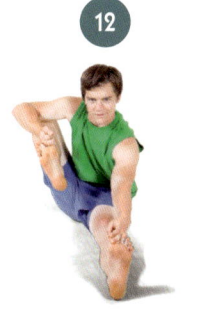

Akarshana Dhanurasana
Der Bogenschütze (133)

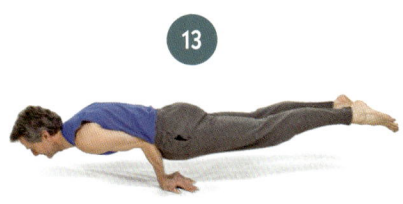

Mayurasana
Die Pfauenhaltung (141)

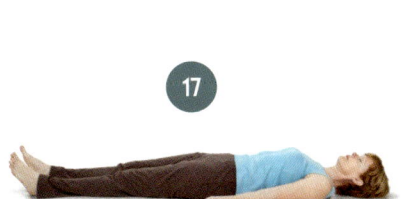

Tiefenentspannung in Savasana
Die Totenstellung (164),
3 Minuten

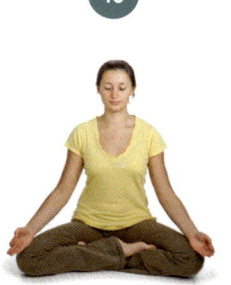

Ujjayi Pranayama mit Mula Bandha
Der Siegeratem mit Wurzelschleuse
(187, 196), 10 Atemzüge

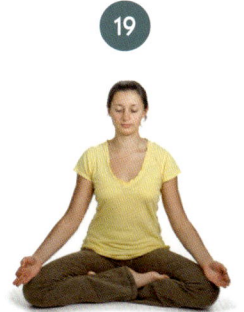

Meditation
wenigstens 10 Minuten

Folge 4

Für erfahrene Praktizierende

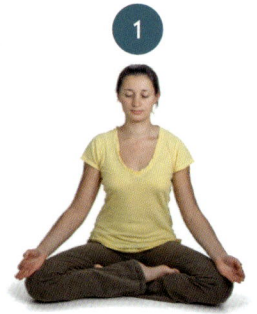

Dirgha Pranayama I
Der voller Yoga-Atem (183),
6 Atemzüge

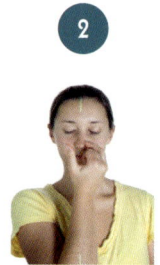

Surya Bheda Pranayama
Der ausdehnende Sonnenatem (193),
6 Atemzüge. Dann konzentriere dich auf
das Dritte Auge, 8 Atemzüge lang

Aufwärmübungen
5 Minuten

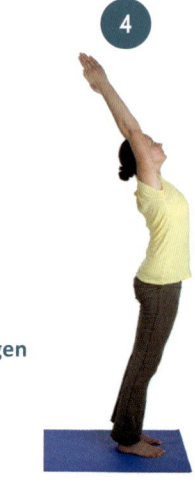

Surya Namaskar
Der Sonnengruß (92),
3 Runden

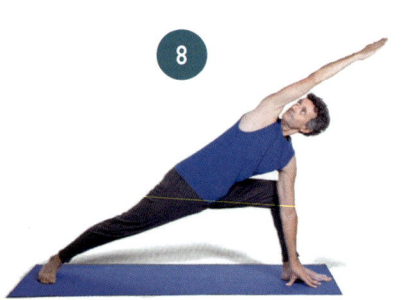

Parsvakonasana
Die seitliche Streckposition (90)

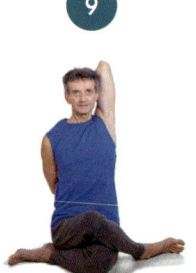

Gomukasana
Die Gesicht-Gottes-
Haltung (104)

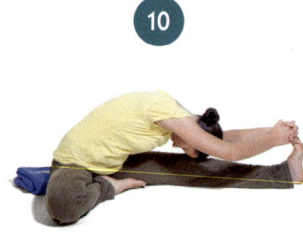

Januashirasana
Die Kopf-zu-Knie-Haltung (96)

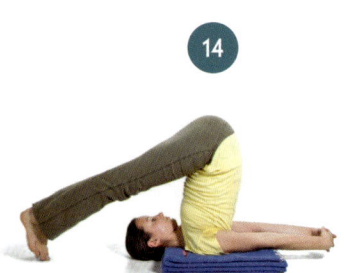

Halasana
Die Pflugposition (154)

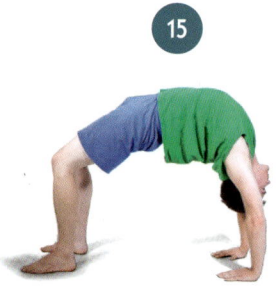

Chakrasana
Das Rad (126)

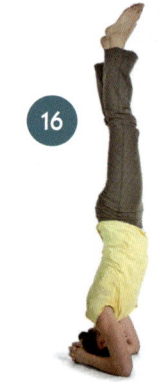

Sirshasana
Der Kopfstand (157)

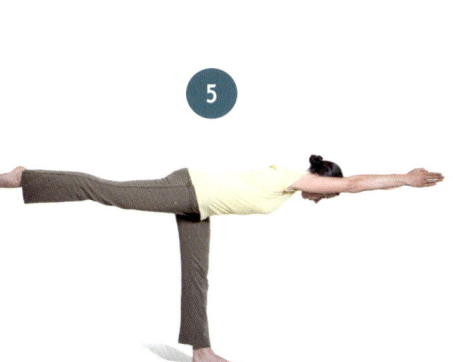

Ganapatiasana
Der gestreckte Stamm (71)

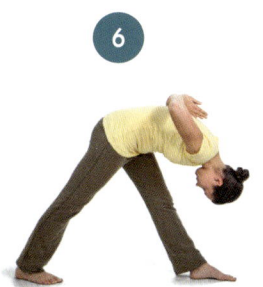

Parsvotanasana
Die Pyramidenhaltung (79)

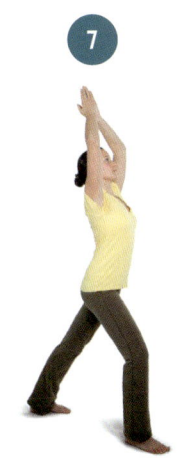

Muktasana
Die Freiheitshaltung (83)

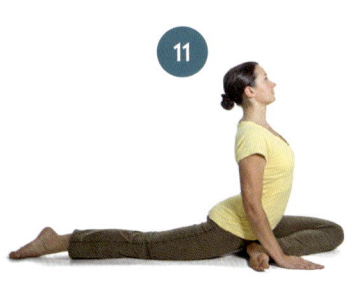

Rajakapotasana
Die Königstaube (120)

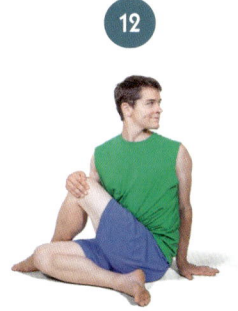

Ardha Matsyendrasana
Der halbe Drehsitz (114)

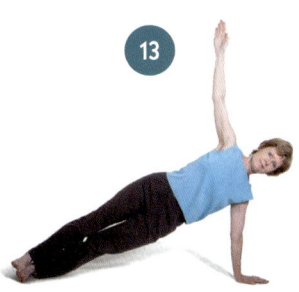

Vasishthasana
Vasishthas Haltung (140)

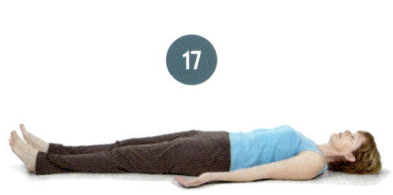

Tiefenentspannung in Savasana
Die Totenstellung (169), 5 Minuten

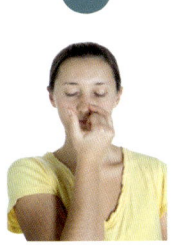

**Surya–Bheda Pranayama
mit Jalandhara Bandha**
Der ausdehnende Sonnenatem mit
Kinnschleuse (193, 198), 6 – 12 Atemzüge

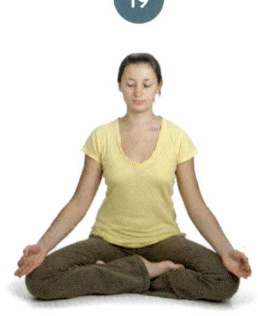

Meditation
wenigstens 10 Minuten

WIE DU DEINE EIGENE ÜBUNGSFOLGE DESIGNST

Hier nun die Anleitungen für das Designen von Yogafolgen, die genau auf dich, deine Ziele und deine Fähigkeiten zugeschnitten sind:

Wähle die Asanas:

Schließe eine Gleichgewichtshaltung, eine Umkehrhaltung und wenigstens eine der grundlegenden Wirbelsäulenbewegungen in deine Praxis ein: Vorwärtsbeugen, Rückwärtsbeugen, Seitwärtsbeugen und Drehungen. Darüber hinaus wähle die Asanas entsprechend deiner persönlichen Vorlieben, deinen Zielen und deiner verfügbaren Zeit. Wenn du nur wenig Zeit hast, dann ist es besser, nur einige wenige Haltungen zu wählen und diese langsam und korrekt auszuführen, als dass du viele in kurzer Zeit hintereinanderstellst. Und es ist natürlich immer besser, Zeit für Meditation übrig zu lassen.

Die Anleitungen in Kapitel 4 können dir Vorschläge machen, welche neutralen Asanas auf jede aktive Asana folgen können. Das Prinzip ist ganz einfach: Setze neutrale Asanas ein, die sich als natürliche Übergänge eignen. Das bedeutet, wenn du in einer stehenden, aktiven Asana geübt hast, dann lass die neutrale Asana als Pause beispielsweise Tadasana (die Stehende Bergposition) sein. Nach einer aktiven Asana auf dem Boden kannst du eine kleine Pause in einer neutralen Asana im Sitzen machen oder in Balasana (Position des Kindes) oder in Savasana (Totenstellung) pausieren.

Wie die Folgen aussehen sollten

Eine Ananda-Yogafolge besteht aus sieben Teilen, von denen jeder seinen ganz eigenen Sinn und Zweck verfolgt. Die Zeitdauer, die du in jedem dieser Teile verbringst, wird natürlich davon abhängen, wie viel Zeit du insgesamt hast und mit welchem inneren Einsatz du üben möchtest.

1. Zentrieren

Um dich für deine Praxis vorzubereiten, solltest du zunächst deinen Geist beruhigen und deine Achtsamkeit nach innen ziehen. Setze dich dazu aufrecht hin und praktiziere eine oder zwei Pranayama-Techniken. Dann meditiere wenigstens einige Atemzüge lang mit geschlossenen Augen, wobei du dich auf dein Drittes Auge ausrichten solltest.

2. Aufwärmübungen

Wärme deine Muskeln und Gelenke auf, damit du deinen Körper darauf vorbereiten kannst, die Dehnungen sicher auszuführen. Bringe deine Körperbewegungen mit deinem Atem in Harmonie, damit du dich leichter und anmutiger bewegen kannst und jede Bewegung mit mehr Bewusstsein vollziehst.

3. Stehende Asanas

Diese Asanas helfen dir, deine Bewusstheit in der Wirbelsäule zu zentrieren, den ganzen Körper zu beleben und eine gesunde Haltung aufzubauen.

4. Asanas auf dem Boden

Gehe nach den stehenden Haltungen nach unten auf den Boden und bewege dich in folgender Weise:

a) Dehne und entspanne deine Extremitäten, um die Energie aus der Peripherie deines Körpers in die Wirbelsäule zu ziehen.

b) Als Nächstes dehne und öffne die körperliche Wirbelsäule und versetze dadurch die spirituelle Wirbelsäule in die Lage, mehr Energie aufzunehmen und mehr Energieblockaden zu lösen.

c) Als Letztes energetisiere die geöffnete Wirbelsäule: Fülle sie mit Lebenskraft, sodass die Umkehrhaltungen dir helfen können, die Lebenskraft auch in dein Gehirn fließen zu lassen.

Praktiziere die Stufen 4a bis 4c mehr oder weniger in der oben genannten Reihenfolge. Viele Asanas erfüllen die Möglichkeiten mehr als einer Stufe, also erinnere dich an jedem Zeitpunkt deiner Praxis daran, was du wirklich erreichen willst.

5. Umkehrhaltungen

Alle Umkehrhaltungen zielen darauf ab, dass die Wirbelsäulenrichtung umgekehrt wird – oder wenigstens zum Teil. Je größer das Maß der Umkehrung, desto mehr kann die Kraft der feinstofflichen Schwerkraft die Energie zum Gehirn lenken. Wenn du dich nicht bereit oder fähig fühlst, eine volle Umkehrhaltung (vgl. 4.5) auszuführen, entscheide dich stattdessen für eine oder mehrere teilweise Umkehrhaltungen wie Sasamgasana (Hasenposition), Setu Bandhasana (Brückenhaltung) oder Adho Mukh Shvanasana (den herabschauenden Hund).

6. Tiefenentspannung in Savasana (Die Totenstellung)

Bleibe bis zu zehn Minuten – oder sogar länger – in Savasana, damit sich dein Körper und dein Geist so vollständig entspannen können, dass du dein Körperbewusstsein überwindest. Bleibe dennoch wach: Savasana ist eine Vorbereitung für die Meditation, keine Vorstufe zum Schlaf!

Wenn du es besser findest, die Entspannungsphase zu verkürzen – nicht, weil du unruhig bist, sondern weil du dich ruhig und zentriert fühlst und gerne meditieren möchtest –, dann folge diesem Gefühl.

7. Meditation

Nun ist die Bühne vorbereitet, denn alles, was du in deiner Yogafolge an Schönem und Nützlichem bisher getan hast, bringt dich zur kraftvollsten aller Yogatechniken: der Meditation (vgl. Kapitel 6). Schließe immer mit einer Meditation ab! Lasse sie nie aus!

Kapitel 4 organisiert die Asanas, die mehr oder weniger den Stadien 3 bis 7 folgen – mehr oder weniger, weil viele Asanas in mehr als einer Stufe vorkommen könnten. Es gibt beispielsweise Asanas im Stehen, die die Wirbelsäule energetisieren (was Stufe 3 und 4c entsprechen würde) und Umkehrhaltungen, die die Wirbelsäule dehnen und öffnen (was den Stufen 5 und 4b entsprechen würde). Ich kann nur erneut betonen, dass du selbst versuchen solltest, mit deiner Übungsfolge alle Punkte zu erfüllen, die du dir vorgenommen hast, und die Asanas entsprechend auszuwählen.

Bringe deine Asanas ins Gleichgewicht

Die folgenden beiden Punkte sind keine wirklichen Regeln, sondern einfach eine Hilfe zur Vertiefung deiner Praxis:

Erstens: Wenn eine Asana dich in eine Richtung bewegt, dann lass die nächste Asana dich in die Gegenrichtung bringen: also eine Vorwärtsbeuge, dann eine Rückwärtsbeuge, deine Drehung nach links, dann eine Drehung nach rechts – immer mit einer neutralen Asana dazwischen. Solche einander ergänzenden Bewegungen werden dich dabei unterstützen, deine Energie und dein Bewusstsein immer tiefer in dein Zentrum zu bringen. Im Ananda-Yoga © ist die ideale Zusammenstellung von Vorwärts- und Rückwärtsbeugen so, dass man zuerst die Vorwärtsbeuge ausführt und dann die Rückwärtsbeuge. Eine Vorwärtsbeuge öffnet die feinstoffliche Wirbelsäule, die darauffolgende Rückwärtsbeuge bringt noch mehr Energie in die Wirbelsäule, sodass die Energie noch freier fließen kann.

Zweitens: Bei Asanas, die zu beiden Seiten ausgeführt werden sollen (also solchen, bei denen du dich zunächst in eine Richtung bewegst und dann in die andere), lasse die linke Körperseite in der ersten Hälfte der Haltung stärker arbeiten: Im Trikonasana (der Dreiecksposition) strecke dich als Erstes nach links, in Garudasana (der Adlerposition) stehe als Erstes auf dem linken Bein. Obwohl es nicht falsch ist, zuerst auf dem rechten Bein zu stehen – die Energie wird sich immer in derselben Art bewegen –, kann der Ansatz mit der Betonung der linken Seite dir helfen, dir dieser Energie mehr bewusst zu werden.[3] Je größer aber dein Bewusstsein dieser Energie ist, desto wirkungsvoller kannst du dann damit arbeiten.

Übe jedes Mal auch Pranayamas

Pranayamas (also Atemübungen) helfen dir, die Energie in der Wirbelsäule zu zentrieren, deine Energie ins Gehirn zu bringen, ebenso in dein Herz und in deinen Geist. Die beiden natürlichsten Zeitpunkte für deine Pranayamapraxis sind der Moment des anfänglichen Zentrierens (Stufe 1) und der Moment nach der Tiefenentspannung (Stufe 6), wo sie als Türöffner für die Meditation fungiert. Andere Möglichkeiten sind: nach den Aufwärmübungen (Stufe 2), um dein Bewusstsein in der Wirbelsäule zu zentrieren, bevor du in die stehenden Asanas gehst, oder nach den Asanas im Stehen (Stufe 3), um die Energie, die du durch diese Asanas in dir erweckt hast, zu zentrieren.

Gewöhnlich ist der beste Zeitpunkt für eine längere Pranayama-Praxis derjenige nach der Tiefenentspannung. Jede frühere Praxis sollte nur kurz sein (etwa 2 – 3 Minuten), denn wenn man sie korrekt über einen längeren Zeitraum praktiziert, dann bringen Pranayama-Techniken einen in eine solch tiefe Stille hinein, dass körperliche Bewegungen sie nur abbrechen würden. Natürlich kann es sein, dass du mehr als nur eine kurze Praxis brauchst, wenn du in Unruhe oder Ruhelosigkeit mit der Übung beginnst, denn dann wird es länger dauern, ehe du dich ganz hineingefunden und deinen Geist ausreichend ruhig gemacht hast, damit du mit der Asana-Praxis beginnen kannst.

(Vergleiche Kapitel 5, wenn du mehr über Pranayama erfahren willst.)

---

3   Dieser Punkt hat sehr feinstoffliche Aspekte, die über die Zielsetzung dieses Buches hinausgehen. Kurz gesagt harmonisiert der linksseitige Ansatz deine körperliche Aktivität mit dem natürlichen Energiefluss im Körper während deines Atems. Weil du mit dem Fluss eins bist, ist es leichter, dich darauf einzustimmen und die Energie wahrzunehmen.

Lasse niemals die Meditation aus – niemals!

Wenn du nur wenig Zeit hast , dann könnte es sein, dass du versucht bist, die Meditationsphase zu überspringen. Und wann hat man eigentlich nicht wenig Zeit? Aber stürze bitte nicht in diese Falle. Wenn du wirklich deine Achtsamkeit vergrößern willst, dann ist Meditation dein kraftvollstes Handwerkszeug von allen. Also setze es auch ein.

4

Asanas

„Jede Haltung ist mit einem gewissen geistigen und spirituellen Zustand verbunden, der – wenn du auf ihn meditierst, während du die Position ausführst – sich leichter in dir manifestieren wird. Wenn du jedoch die Haltung geistesabwesend ausführst oder nur an die körperlichen Möglichkeiten denkst, dann wird dieser Zustand schwerer zu erreichen sein."

SWAMI KRIYANANDA

Dieses Kapitel bietet dir Anleitungen für ein breites Spektrum von Asanas. Das Hauptfoto, das die jeweilige Asana darstellt, betont einige der Punkte richtiger Haltung, die am wichtigsten sind, um die Praxis möglichst sicher zu machen und eine tiefere Erfahrung zu ermöglichen.

Die Asanas sind in Abschnitte aufgeteilt und folgen den Richtlinien der Ananda-Yoga-Folgen, wie ich sie im Abschnitt 3.2 dargestellt habe. Bitte nimm wahr, dass viele Asanas mehrere Körperbereiche ansprechen und deshalb gut in mehr als einem Abschnitt eingebaut werden könnten. Unter AnandaYoga.org kannst du dazu ein Video finden, das dir diese Möglichkeiten erläutert.

ASANAS IM STEHEN:
SCHAFFE ACHTSAMKEIT IN DER WIRBELSÄULE

> *„Überwältigende Freude und Bewusstheit können erlebt werden, wenn man sein Bewusstsein auf achtsame Weise in seiner Wirbelsäule zentriert. Die Wirbelsäule ist wirklich so etwas wie ein heiliger Fluss der Taufe, in der die auf Gott ausgerichtete Seele gereinigt wird und sich in den Wassern göttlicher Freude badet.“*

SWAMI KRIYANANDA

Asanas im Stehen helfen dir, deine Energie und dein Bewusstsein in deiner Wirbelsäule zu zentrieren – und zwar besonders in der astralen Wirbelsäule. Sie helfen dir auch dabei, eine aufrechte körperliche Wirbelsäule zu erzeugen, ohne die es nicht möglich ist, sich im Stehen zu entspannen oder deine Energie frei fließend in dein Gehirn zu lenken.

Sich in der Wirbelsäule zu zentrieren ist sehr wichtig, nicht nur für dein spirituelles Erwachen, sondern auch für alle Alltagsaktivitäten: Je mehr du in deiner Wirbelsäule zentriert bleibst, desto aufrechter wirst du buchstäblich sein, und du wirst allen Herausforderungen, die dir begegnen, besser gewachsen sein. Um das zu erreichen, vermittle ich dir hier noch einige weitere Punkte, die du beachten solltest, wenn du die Asanas im Stehen ausführst. Sie sind aber auch bei allen Alltagsaktivitäten wichtig, bei denen du stehen musst.

Übungshilfen

- Zentriere deine Aufmerksamkeit immer in der astralen Wirbelsäule und mache sie zum Zentrum deiner Erfahrung. Bei den aktiven Asanas im Stehen versuche zu fühlen, wie die Energie aus der Wirbelsäule ausgesandt wird, um die Extremitäten zu bewegen oder eine Position zu halten. Wenn du beispielsweise aus der Haltung herauskommst, um in die neutrale Tadasana-Haltung (Berghaltung) zu gehen, dann entspanne bewusst diese Energie zurück in deine Wirbelsäule und nach oben zum Gehirn.
- Verlängere dich nach oben durch deinen ganzen Körper. Lasse dein Gewicht nicht in deine Füße sinken, sei stabil, ja, aber lass dich nicht sinken. Dieses solide Fundament ist deine „Abschussrampe“, sie versetzt dich in die Lage, dich nach oben zu verlängern und gibt deinem Körper und deinem Geist ein Gefühl von Lebendigkeit, Leichtigkeit und neuen Möglichkeiten.

TADASANA – (STEHENDE) BERGHALTUNG

Beginne deine Asana-Praxis immer mit Tadasana, denn diese Haltung setzt die Grundlage für alle folgenden Asanas, indem sie deine innere Stille, dein empfindsames Lauschen und deine Bereitschaft fördert, dich vollständig auf deine Praxis einzulassen. Jedes Mal, wenn du nach einer aktiven stehenden Asana in Tadasana zurückkehrst, komme auch zurück in diese Stille, in dieses Lauschen und in diese Bereitschaft. Bringe diese Eigenschaften durch deinen Körper und deine Haltung zum Ausdruck, hebe deinen inneren Blick zum Dritten Auge und lausche nach innen, um die stille Führung deines Höheren Selbstes wahrzunehmen, das affirmiert:

„Ich stehe aufrecht und bin bereit, Deinem höchsten Auftrag zu folgen."

Technik:

Vorbemerkung: Der richtige Stand (den Tadasana verkörpert) sollte sich immer leicht anfühlen, im Gleichgewicht, stabil, nach oben gerichtet, gehalten und vor allem mühelos. Manche Gewohnheiten, die man sich in seiner Körperhaltung angewöhnt hat, können jedoch dazu führen, dass man die innere Ausrichtung, die ich weiter unten beschreibe, als eher mühevoll erlebt. Versuche nicht alles gleichzeitig korrigieren zu wollen. Sei geduldig und beständig, mache kleine Schritte in Richtung auf die richtige Haltung und versuche nicht, den Prozess zu beschleunigen.

Stehe mit deinen Füßen hüftbreit, die Zehen sollten nach vorn zeigen. Kippe dein Becken nach vorn oder nach hinten, um eine natürliche Kurve deiner Wirbelsäule zu erzeugen.

Verteile dein Gewicht gleichmäßig auf deine beiden Füße und ebenfalls ein gleiches Gewicht auf die Ballen und die Fersen jedes einzelnen Fußes. Verlängere dich nach oben durch deine Beine hindurch – lass die Knie gerade sein, weder gebeugt noch durchgedrückt, und verlängere dich nach oben durch deine Wirbelsäule, den ganzen

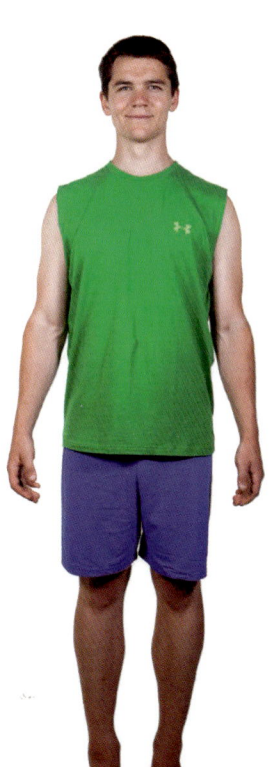

Die Krone des Kopfes hebt sich nach oben.

Die Wirbelsäule ist gerade.

Das Becken ist neutral.

Die Knie sind gerade, aber nicht durchgestreckt.

Der gesamte Körper verlängert sich nach oben.

Weg bis nach oben zur Krone deines Kopfes. Entspanne deine Schultern nach unten, weg von deinen Ohren und entspanne deine Arme und Hände vollständig. Hebe deinen Blick mühelos zum Punkt zwischen den Augenbrauen (gewöhnlich geschieht dies mit geschlossenen Augen).

Wenn man dich von der Seite betrachten würde, dann würde man idealerweise eine vertikale Linie erkennen, die von deinem Ohr durch die Zentren deiner Schultern, deiner Hüften und deiner Knie verlaufen und unten unmittelbar vor deinen Fußgelenken auslaufen würde. Du kannst dich diesem Ideal im Laufe der Zeit annähern, aber bis dahin hebe dich innerlich hoch und spüre diese Leichtigkeit, die Wachheit und die Bereitschaft, da zu sein.

Atme gleichmäßig und natürlich ein und aus und affirmiere geistig: *„Ich stehe aufrecht und bin bereit, Deinem höchsten Auftrag zu folgen."*

Variante:

- Es ist schwer und manchmal auch unbequem, mit offenen Augen zu stehen, die geradeaus schauen sollen, deshalb forciere das nicht: Lass deine Zehen zudem, wenn nötig, leicht nach außen zeigen. Wenn diese Schwierigkeit auf einem muskulären Ungleichgewicht basiert, dann kannst du es vielleicht im Laufe der Zeit zusammen mit einem qualifizierten Lehrer korrigieren. Wenn es jedoch auf einer Gelenkstruktur basiert, dann wird es möglicherweise nicht möglich sein, etwas daran zu tun, und dann ist das vollkommen okay. Lass deine Zehen dann nach außen zeigen.

VRIKASANA – DIE BAUMHALTUNG

Wie alle Gleichgewichtshaltungen erfordert und vermittelt diese einfache Haltung ein Gefühl von Zentriertheit in der Wirbelsäule. Atme deshalb ruhig und gleichmäßig und spüre einen stabilisierenden Energiestrom durch deine Wirbelsäule fließen: aufwärts mit der Einatmung, abwärts mit der Ausatmung. Stelle dir wirklich vor, wie der Strom aufwärts und abwärts durch deinen ganzen Körper fließt – vom stehenden Bein den ganzen Weg durch deinen Körper bis zu den nach oben weisenden Fingern. Affirmiere:

„Ich bin ruhig, ich bin im Gleichgewicht."

Technik

Stehe auf deinem linken Fuß und öffne deine rechte Hüfte, sodass deine rechtes Knie zur rechten Seite schwingt. Dein Becken sollte nach vorn zeigen und nicht gekippt sein (weder seitwärts noch nach vorne). Lege die Sohle deines rechten Fußes auf die Innenseite des linken Oberschenkels und lass die Zehen nach unten zeigen. Presse deinen Fuß und den Oberschenkel gegeneinander, um dich dabei zu unterstützen, deine Wirbelsäule zu verlängern, und verlängere dich nach oben durch dein linkes Bein. Um gut das Gleichgewicht zu halten, fixiere deinen Blick auf einen Punkt an der gegenüberliegenden Wand.

Atme ein, wenn du nun deine Hände nach außen und zur Seite bewegst und dann über deinen Kopf bringst, lege dann deine Handflächen aneinander, wobei die Finger nach oben zeigen sollten. Wenn du ausatmest, dann beuge deine Ellenbogen und lass deine Schultern ganz weich werden, während du deine Wirbelsäule weiter verlängert hältst.

Atme gleichmäßig und natürlich ein und aus und affirmiere still: *„Ich bin ruhig, ich bin im Gleichgewicht."*

Komme mit einem Ausatmen aus der Position in Tadasana. Pausiere so, dann wiederhole die Haltung auf der anderen Seite.

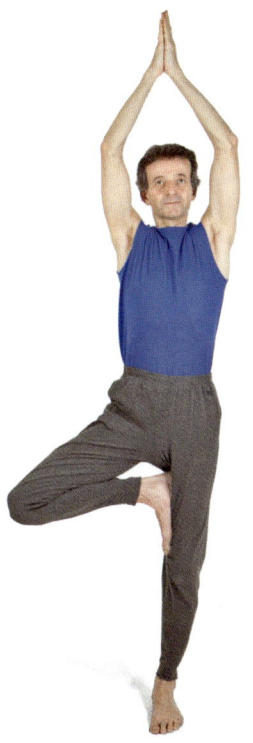

Entspanne Schultern und Ellenbogen.

Die Wirbelsäule ist gerade.

Das Becken ist neutral.

Die Knie sind gerade (aber nicht durchgestreckt).

Varianten:

- *Leichter:* Stelle dich auf den Ballen deines rechten Fußes und hebe deine rechte Ferse so hoch, dass sie am linken Fußknöchel steht.
- *Leichter:* Wenn verspannte Schultern dich daran hindern, deine Hände über deinen Kopf zu bringen, ohne die Wirbelsäule durchzubiegen, dann beuge deine Ellenbogen entweder noch mehr oder bringe deine Handflächen vor dem Brustbein zusammen.
- *Fortgeschrittene (Halblotus-Variante):* Bringe dein rechtes Knie nach oben in die Nähe deiner Brust und halte dein Fußgelenk mit beiden Händen fest. Beuge die Zehen zurück in Richtung auf dein Knie, um das Knie zu stabilisieren, und dann drehe

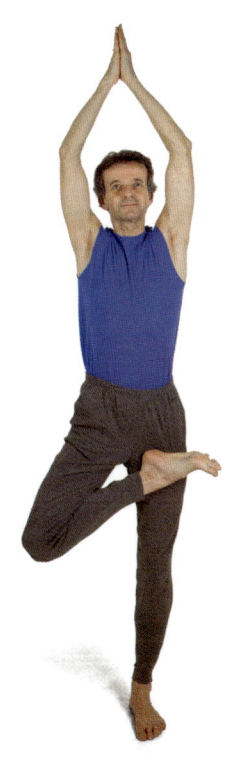

dein rechtes Hüftgelenk, um das Knie nach außen und nach rechts zu drehen. Achte darauf, dass du dein Knie nicht verdrehst. Lege deinen rechten Fuß auf der Höhe deiner linken Hüftfalte zum linken Bein, beuge die Zehen zum rechten Knie, um deine Stabilität zu sichern, und presse den kleinen Zeh des Fußes in deinen linken Oberschenkel, um das Fußgelenk zu hindern, sich stark seitlich zu verdrehen. Dann bringe deine Hände über dem Kopf zusammen.

GARUDASANA – DIE ADLERPOSITION (AUCH VERSCHRÄNKTE HALTUNG GENANNT)

Genau wie im richtigen Leben geschieht in der Garudasana eine Menge. Um zu verhindern, dass du abgelenkt wirst – sowohl in der Haltung wie auch im Leben – mache deine Wirbelsäule zum Zentrum deiner Konzentration. Experimentiere mit deinen Armen und Beinen, stelle dir vor, dass sie sich um deine Wirbelsäule schlingen und dadurch deine Konzentration auf die Wirbelsäule vergrößeren. Spüre, dass du innerlich im Frieden bleibst, selbst wenn das Leben dich manchmal in zahllose äußerliche Richtungen zu drehen versucht. Bleibe zentriert in deinem höheren Selbst und affirmiere:

„Im Zentrum der Stürme des Lebens bleibe ich aufrecht, heiter und gelassen.“

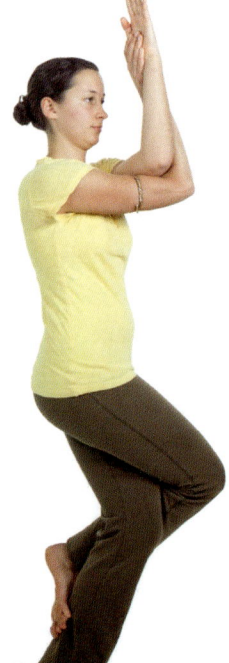

Die Brust ist angehoben.

Die Wirbelsäule ist gerade und senkrecht.

Das Becken ist neutral und schaut nach vorn.

Die Knie sind leicht gebeugt.

Technik:

Stehe auf deinem linken Fuß, dein linkes Knie ist leicht gebeugt. Umschlinge mit deinem rechten Bein dein linkes Bein, indem du es nach vorn und dann um das linke Bein herum schlingst, so weit wie möglich. Halte dabei deine Hüfte nach vorn gerichtet, wobei deine linke Hüfte genau über deinen linken Zehen stehen sollte. Um dein Gleichgewicht zu verbessern, schaue auf einen Punkt auf der gegenüberliegenden Wand.

Bringe dann deinen linken Arm vor deinen Körper, genau in der Mittellinie. Beuge deinen Ellenbogen 90° und halte den Unterarm senkrecht nach oben. Umschlinge nun mit dem rechten Arm von unten kommend den linken Arm und bringe die Handflächen aneinander, wobei die Finger nach oben zeigen sollten. Halte deine Brust aufrecht und deine Wirbelsäule gerade und aufrecht.

Atme ruhig und gleichmäßig, wobei du geistig affirmierst: *„Im Zentrum der Stürme des Lebens bleibe ich aufrecht, heiter und gelassen."*

Um die Haltung wieder zu verlassen, löse die Arme, dann atme bewusst ein und strecke sie zu den Seiten aus. Atme aus und entspanne in Tadasana. Pausiere, dann wiederhole die Übung auf der anderen Seite.

Varianten:

- *Leichter:* Wenn es dir schwerfällt, das Gleichgewicht zu halten, dann ruhe mit den rechten Zehen auf dem Boden und stelle den rechten Fuß neben die Außenseite deines linken Fußes.
- *Leichter:* Wenn deine Handflächen nicht zusammenkommen wollen, dann nimm ein Yogaband zwischen deinen linken Daumen und deinen linken Zeigefinger, sodass beide Enden des Bandes gleichmäßig nach unten hängen. Dann schlinge deinen rechten Arm von unten kommend darunter und um den linken Arm, so weit, wie es eben geht, greife das Band mit deiner rechten Hand und arbeite nach und nach deine Hände aufeinander zu, wobei du das Band immer kürzer nimmst.

NATARAJASANA – DIE TÄNZERPOSITION[4]

Du kannst zentriert bleiben, auch wenn das moderne Leben schnell und mit zahllosen Verpflichtungen verläuft, wenn du aus jeder Handlung eine Ausdehnung aus deinem Zentrum machst, aus deinem inneren Selbst. Verkörpere dieses Prinzip in der Nataraj-Position, indem du aktiv und gleichmäßig aus deinem Zentrum dein Gleichgewicht findest und die Schwerkraft so überwindest: nach hinten und oben durch dein aufgerichtetes Bein und nach vorn und nach oben durch deine Wirbelsäule und deinen Arm. Affirmiere dabei:

„Während ich durch das Leben gehe, bleibe ich verankert in meinem Selbst."

---

4 Im Yoga ist Tanzen der göttliche Tanz der Schöpfung, des Erhaltens und der Zerstörung – und der König des Tanzes ist Shiva: der Aspekt des Geistes, der die Schöpfung zurückführt und auflöst in den göttlichen Geist.

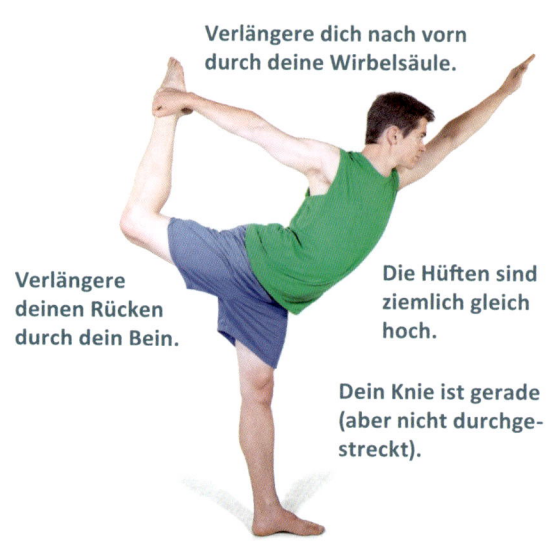

Verlängere dich nach vorn durch deine Wirbelsäule.

Verlängere deinen Rücken durch dein Bein.

Die Hüften sind ziemlich gleich hoch.

Dein Knie ist gerade (aber nicht durchgestreckt).

Technik:

Stehe auf deinem linken Fuß, beuge das rechte Knie und greife das rechte Fußgelenk mit deiner rechten Hand. Lasse das rechte Knie zum Boden zeigen. Um dein Gleichgewicht zu unterstützen, fixiere deinen Blick auf einen Punkt auf der gegenüberliegenden Wand.

Atme ein und strecke deinen linken Arm nach oben über deinen Kopf, dann atme aus und beuge dich aus deiner linken Hüfte nach vorn, so weit, wie es deine Flexibilität und deine Balance zulassen. Halte deinen linken Arm in einer Linie mit deiner Wirbelsäule und dein linkes Knie gerade (aber nicht durchgestreckt). Lass nicht zu, dass dein linkes Knie zur Seite „ausbricht".

Verlängere dich gleichzeitig in entgegengesetzte Richtungen aus dem Zentrum deiner Schwerkraft: nach vorne und nach oben durch deine Wirbelsäule und deinen linken Arm und nach hinten und oben durch dein rechtes Bein, so, als ob du das Bein strecken wolltest. Diese Verlängerung wird dich in eine Rückwärtsbeuge ziehen: Dann strecke dein Becken, so weit wie nötig, damit du deine Lendenwirbelsäule davor schützt, sich zu weit nach hinten zu beugen. Die Brust und das Becken können sich ein wenig nach rechts öffnen, das ist ganz richtig so, aber übertreibe es nicht.

Atme gleichmäßig und ruhig und affirmiere still: *„Während ich durch das Leben gehe, bleibe ich verankert in meinem Selbst."*

Am Ende atme ein und kehre zu einer aufrechten Position zurück. Dann atme aus und entspanne in Tadasana. Wiederhole dann die Übung auf der anderen Seite.

Varianten:

Greife das innere rechte Fußgelenk und nicht das äußere. Diese Variante hilft dir dabei, das rechte Knie davor zu schützen, sich zu weit nach außen zu verdrehen. Es erfordert jedoch andererseits eine ziemliche Drehung der rechten Schulter, deshalb sei vorsichtig und achte darauf, dass du deine Schulter nicht verdrehst.

GANAPATIASANA[5] – DER GESTRECKTE STAMM

Diese Asana schenkt dir ein aufspringendes Gefühl von Freiheit – wenn du dabei ein Gefühl von Fließen, von Langwerden, von Anmut behältst. Der Atem kann dir helfen, diese Eigenschaften zu erhalten: Atme gleichmäßig und ruhig und stelle dir die Energieströme in deiner Wirbelsäule vor, mache sie zum Zentrum deiner Erfahrung. Versuche, den mühelosen Flug eines Vogels zu imitieren, erhebe dich wie er auf dem Atem deiner Energie und deiner Sehnsucht hoch über deine selbstbegrenzenden Gedanken. Affirmiere:

„Ich segele mühelos und heiter durch den Himmel meiner inneren Freiheit."

Technik:

Stehe auf deinem linken Fuß. Mit dem Einatmen schwinge deine Arme über deinen Kopf, die Arme parallel und die Handflächen einander zugewandt.

Beim Ausatmen beuge dich aus der linken Hüfte nach vorn und strecke das rechte Bein hinter dir hoch. Neige dich so weit wie möglich nach vorn – wenn möglich, so weit, dass du mit deinem Oberkörper und mit deinen Armen, mit deiner Wirbelsäule und mit deinem ausgestreckten rechten Bein eine gleichmäßige Horizontale bildest. Um dich in deinem Gleichgewicht zu halten, fixiere deinen Blick auf einen Punkt auf dem Fußboden unter dir.

Die Wirbelsäule ist gerade.

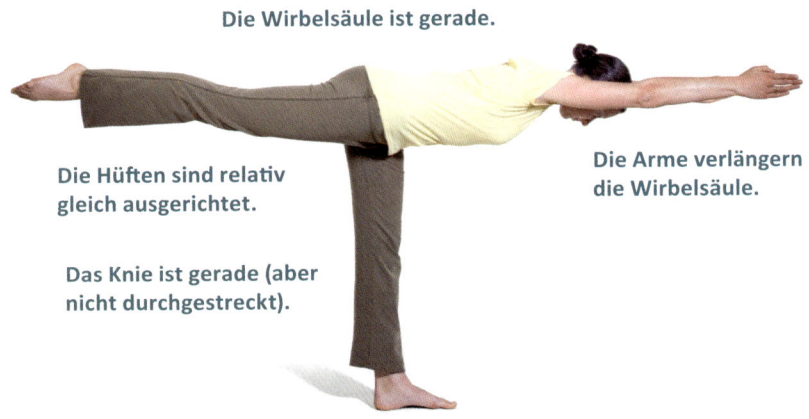

Die Hüften sind relativ gleich ausgerichtet.

Die Arme verlängern die Wirbelsäule.

Das Knie ist gerade (aber nicht durchgestreckt).

---

5   Für Yogis ist Ganapati, den man auch Ganesha nennt, ein Symbol für den gewinnenden, zärtlichen Aspekt des Geistes. Er hilft einem über die Hindernisse des Lebens hinweg.

Halte dein linkes Knie ganz gerade (aber nicht durchgestreckt), dein rechtes Bein aktiv und das Becken relativ gleichmäßig zum Boden ausgerichtet: Hebe deine rechte Beckenseite nicht so sehr an, wenn überhaupt. Verlängere dich gleichzeitig in entgegengesetzte Richtungen: nach vorne durch die Wirbelsäule und deine Arme, nach hinten durch das rechte Bein.

Atme gleichmäßig und ruhig und affirmiere innerlich dabei: *„Ich segele mühelos und heiter durch den Himmel meiner inneren Freiheit.“*

Zum Ende atme ein und richte dich wieder auf, dann atme aus und entspanne dich in Tadasana. Wiederhole die Übung dann auf der anderen Seite.

Varianten:

- *Leichter:* Strecke die Arme nicht nach vorne, sondern zu den Seiten, strecke dich in entgegengesetzte Richtungen.
- *Fortgeschrittene:* Lege deine Handflächen aneinander, die Finger zeigen nach vorn, die Ellenbogen sind gerade, aber entspannt. Hebe deinen Kopf und schaue geradeaus nach vorn, über deine Hände hinaus.

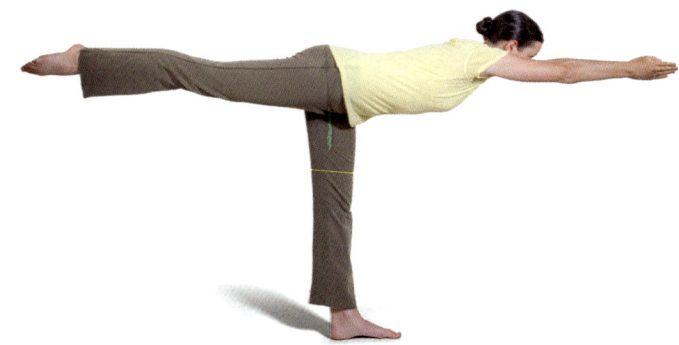

TOLA TRIKONASANA – BALANCIERTE DREIECKSHALTUNG

Ein erweitertes Bewusstsein bedeutet, zumindest teilweise, dass man sein Leben in seiner ganzen Fülle erleben und sich gleichzeitig – aus seinem eigenen Zentrum heraus – des Ganzen und aller Wesen um sich herum bewusst sein kann. Pflege dieses erweiterte Bewusstsein im Tola Trikonasana, indem du dich gleichzeitig in alle Richtungen streckst, so, als ob du dich ausdehnst, um den gegenwärtigen Augenblick in seiner Gänze zu erfahren. Affirmiere deshalb:

„Ich dehne mich vollkommen in diesen Augenblick aus.“

Technik:

Stehe auf dem linken Fuß und beuge dich aus der linken Hüfte nach vorn, bis deine Fingerspitzen den Boden berühren. Lasse die Wirbelsäule dabei gerade. Hebe das rechte Bein nach hinten, sodass es eine Linie mit deiner Wirbelsäule bildet und halte diese Ausrichtung während der gesamten Asana aufrecht.

Beim Einatmen drehe deinen rechten Arm nach rechts außen und hebe ihn senkrecht nach oben, drehe dich dabei durch dein linkes Hüftgelenk, um dein Becken zu öffnen, ebenso deine Brust und deinen Kopf, die alle nach rechts ausgerichtet sein sollten.

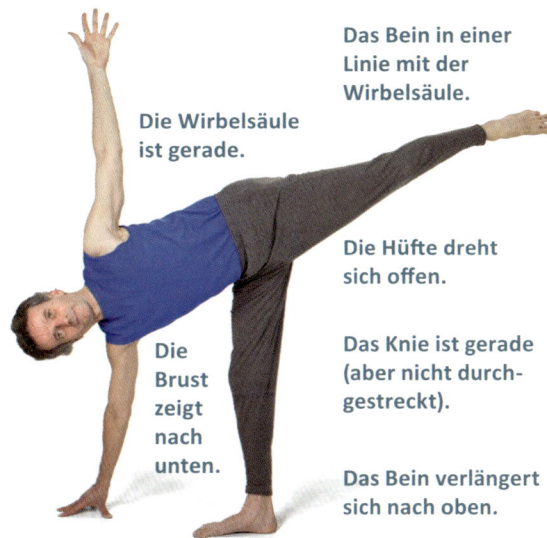

Die Wirbelsäule ist gerade.

Das Bein in einer Linie mit der Wirbelsäule.

Die Hüfte dreht sich offen.

Das Knie ist gerade (aber nicht durchgestreckt).

Die Brust zeigt nach unten.

Das Bein verlängert sich nach oben.

Halte dein linkes Bein gerade, aber nicht durchgedrückt. Setze deine linke Hand ein, um dir Stabilität zu geben, nicht, um dein Gewicht zu halten. Um dir mehr Gleichgewicht zu schenken, fixiere deinen Blick auf einen Punkt auf der Wand vor dir.

Dehne dich gleichmäßig in alle Richtungen aus: nach unten durch deinen linken Arm und dein linkes Bein, nach oben durch deinen rechten Arm, in die gegenüberliegende waagrechte Richtung durch dein rechtes Bein und dein Kronenchakra, nach vorne durch deine Brust und deine Augen und selbst nach hinten mit Hilfe deiner intuitiven Wahrnehmung. Atme gleichmäßig und auf natürliche Weise ein und aus und affirmiere geistig: *„Ich dehne mich vollständig in den jetzigen Augenblick aus."*

Um die Haltung zu beenden, beuge dein linkes Knie beim Einatmen, drücke dich mit dem linken Bein nach oben und greife mit dem rechten Arm nach oben und hebe dich dann in die aufrechte Haltung hoch. Atme aus und komme in Tadasana. Mache eine Pause und wiederhole dann auf der anderen Seite.

Varianten:

- *Leichter:* Beginne mit dem linken Fuß. Stelle ihn parallel zu einer Wand, etwa zehn Zentimeter entfernt. Komme, wie oben angegeben, in die Haltung, aber stütze dich mit deinem Rücken, deiner linken Hüfte, deinem rechten Fuß an der Wand ab.
- *Leichter:* Stehe mit deinem Rücken zur Wand, bevor du in die Asana kommst, nahe genug, dass dein rechter Fuß knapp die Wand berührt, wenn du in die Haltung kommst. Wenn du einmal in der Asana bist, lass deine Zehen leicht zur Stabilisierung an der Wand ruhen.

- *Fortgeschrittene:* Statt geradeaus zu gucken, drehe den Kopf und schaue nach oben, an deinem nach oben gestreckten Arm entlang. Aber stelle sicher, dass du den Nacken in einer Linie mit deiner Wirbelsäule bringst.

UTKATASANA – DIE STUHLPOSITION

Wenn du Utkatasana hältst, konzentriere dich nicht auf deine körperliche Anstrengung und dein Durchhaltevermögen, sondern auf die Leicht-wie-Luft-Energiewirklichkeit deines Körpers. Je mehr du das tust, desto größer wird dein Gefühl von Freiheit von dem nach unten gerichteten Zug der Schwerkraft sein, der nicht nur auf deinen Körper, sondern auch auf deine Energie und deinen Geist wirkt. Du wirst ein Gefühl von aufsteigender Energie spüren, wenn du aus der Asana kommst; genieße es total und genieße auch die damit verbundene Leichtigkeit und die Mühelosigkeit. Affirmiere deine Freiheit kontinuierlich, während du die Asana hältst, und auch, nachdem du sie verlassen hast:

„Mein Körper ist keine Last, er ist so leicht wie die Luft.“

Technik:

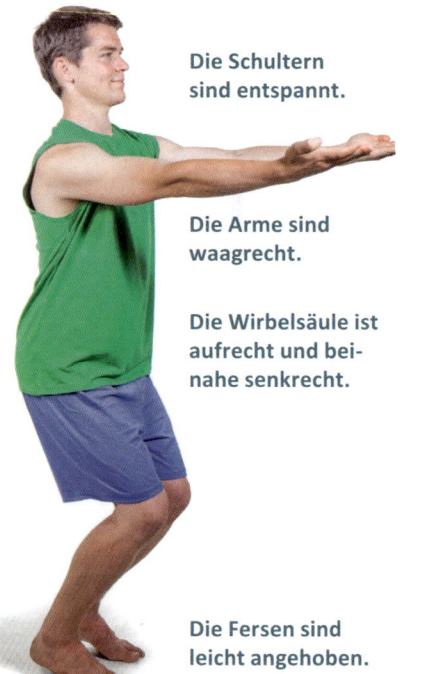

Die Schultern sind entspannt.

Die Arme sind waagrecht.

Die Wirbelsäule ist aufrecht und beinahe senkrecht.

Die Fersen sind leicht angehoben.

Steh in Tadasana, drehe die Hände so, dass die Handflächen nach vorn zeigen. Beim Einatmen hebe deine Arme mit einem Schwung an, bis sie waagrecht sind, sodass die Handflächen nach oben zeigen. Komme hoch, bis du auf den Zehenspitzen stehst. Halte den Atem an und beuge deine Knie, so, als ob du auf der Kante eines hohen Stuhles sitzen würdest, senke deine Fersen fast bis zum Boden. Dann atme aus und atme ganz natürlich weiter, lass deine Schultern entspannt sein. Deine Wirbelsäule sollte aufrecht sein – entweder senkrecht oder ganz leicht aus den Hüften nach vorn gebogen.

Atme gleichmäßig und sanft, wobei du geistig affirmierst: *„Mein Körper ist keine Last, er ist so leicht wie die Luft.“*

Um in die zweite Phase dieser Haltung zu kommen, atme aus und bücke dich in eine volle Kniebeuge, sodass dein Oberkörper aufrecht bleibt und deine Oberschenkel waagrecht und parallel zueinander stehen. (Praktiziere diese Phase nur dann, wenn du kontrolliert in sie hineinkommen kannst und ohne deine Knie zu sehr anzustrengen, vgl. dazu auch die unten beschriebene Variante). Lege deine Hände auf deine Oberschenkel, an die Stelle, an der deine Oberschenkel und dein Bauch zusammentreffen. Halte die Handflächen dort nach oben. Halte diese Position so lange, wie es für dich angenehm ist, entspanne deine Beine und wiederhole die Affirmation.

Um die Asana zu verlassen, schiebe deine Arme beim Einatmen mit Schwung nach vorn und dann nach oben über deinen Kopf, während du dich ganz aufrichtest, komme dann mit dem Ausatmen in Tadasana und pausiere. Du wirst nun einen starken Energiestrom spüren, der von den Beinen nach oben in deinen Oberkörper fließt. Nutze diese Erfahrung deiner aufsteigenden Energie, um dein Gefühl der Leichtigkeit von Körper und Geist zu verstärken.

Varianten:

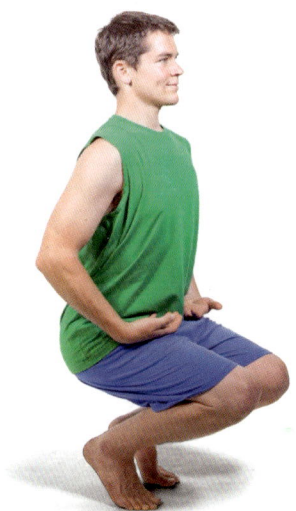

- *Leichter* für die Knie: In der zweiten Phase verursacht die volle Kniebeuge – wenn du dich ganz hinunterbeugst, bis zu dem Punkt, an dem sich deine Beine entspannen können – einen ziemlichen Druck auf deine Knie. Selbst Menschen, deren Knie ganz gesund sind, sollten hier aufpassen, besonders, wenn sie aus der Kniebeuge hochkommen. Du kannst dazu in der ersten Phase vielleicht einfach weiter herunterkommen – vielleicht sogar sehr weit herunter, aber nicht so weit, dass du deine Beine entspannen kannst. Die Beine müssen dabei stärker arbeiten, aber diese Variante unterstützt die Knie besser und schenkt dir sogar mehr Energie.

PADAHASTASANA – DAS KLAPPMESSER

Alle Vorwärtsbeugen öffnen die astrale Wirbelsäule; Padahastasana biegt dazu noch die Wirbelsäule nach unten, sodass die Energie durch die geöffnete Wirbelsäule in Richtung Gehirn fließen kann. Auf einer anderen Ebene bildet die Umkehrhaltung des Oberkörpers einen Gegensatz zur aufgerichteten Haltung des Unterkörpers, wodurch dein gewohntes Gefühl der Schwere im Körper wenigstens teilweise unterbrochen wird: Dein Unterkörper ist so schwer wie immer, aber dein Oberkörper scheint dabei fast überhaupt kein Gewicht mehr zu haben. Akzentuiere diesen Gegensatz energetisch: Verlängere dich aktiv durch deine Beine und entspanne dich durch deine Wirbelsäule. Diese Gegensätze schenken dir ein Gefühl von Befreiung von der Schwerkraft und von aller Schwere in deinem Körper. Vertiefe dieses Gefühl von Freiheit, indem du geistig affirmierst:

„Nichts auf der Welt kann mich zurückhalten!"

Technik:

Aus Tadasana atme tief ein und strecke deine Arme über den Kopf, verlängere so deine Wirbelsäule. Beim Ausatmen bilde mit deinen Armen einen großen Kreis zu den Seiten und beuge dich aus den Hüften heraus so weit wie möglich vorwärts, ohne dass deine Wirbelsäule rund wird. Lass deine Hände auf deinen Oberschenkeln unmittelbar unter deinen Hüftgelenken ruhen.

Aktive Phase: Bleibe einige Atemzüge lang in dieser Haltung. Drücke bei jedem Einatmen deine Hände in die Oberschenkel und strecke deine Wirbelsäule. Bei jedem Ausatmen beuge dich aus den Hüftgelenken ein wenig weiter, wobei die Wirbelsäule immer weiter gerade bleiben sollte. Strecke dich aktiv durch deine Beine, lass deine Beine dabei gerade, aber nicht durchgedrückt sein.

Entspannungsphase: Wenn du dich mit gerader Wirbelsäule so weit wie möglich gebeugt hast, verlängere mit einem letzten Einatmen erneut deine Wirbelsäule, dann atme aus und entspanne dich in die vollständige Asana. Lass zu, dass die Schwerkraft deine Wirbelsäule weiter nach unten zieht, und senke den obersten Punkt des Kopfes in Richtung Boden: Lass zu, dass deine Wirbelsäule sich dabei rundet, wenn sich dies für dich gut und gesund anfühlt und keine Missempfindungen in dir auslöst. Falte die ersten beiden Finger jeder Hand um den jeweiligen großen Zeh, aber ziehe dich daran nicht noch weiter nach unten. Komme nur durch deine Entspannung immer weiter in die Vorwärtsbeuge, nicht, indem du sie irgendwie forcierst.

Atme gleichmäßig und auf natürliche Weise, während du still affirmierst: *„Nichts auf der Welt kann mich zurückhalten!"*

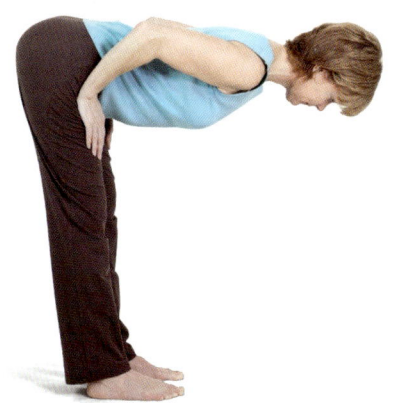
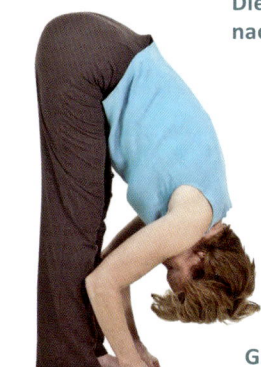

Die Hüfte rotiert nach vorn.

Die Wirbelsäule ist lang und entspannt.

Die Beine verlängern sich nach oben.

Greife die großen Zehen oder die Rückseiten deiner Beine.

Um die Asana zu verlassen, beuge deine Knie und strecke deine Wirbelsäule. Dann, beim nächsten Einatmen, drücke dich durch deine Füße nach unten und komme gleichzeitig in eine aufrechte Haltung. Kreise dann deine Hände und Arme, neben deinem Körper und über deinem Kopf. Strecke dich nach oben. Atme aus und entspanne deine Arme nach unten. Bleibe in Tadasana zu einer kurzen Pause.

Varianten:

- *Leichter:* Statt nach deinen Zehen zu greifen, greife einfach die Rückseite deiner Oberschenkel, deiner Waden, deiner Knöchel oder wo immer du leicht hinkommst. Ganz gleich, wohin du auch greifst – ziehe nicht daran, um dich zu zwingen, noch tiefer in die Vorwärtsbeuge zu gelangen. Nutze dieses Umgreifen lediglich als Punkt der Stabilität und Unterstützung, damit du dich noch tiefer entspannen kannst.
- *Leichter:* Beuge deine Knie, um jeden Druck oder Zug aus deinem unteren Rücken zu nehmen oder wenn du nur mit gebeugten Knien die Wirbelsäulenumkehrung in der Entspannungsphase erlangen kannst.

PRASARITA PADOTANASANA –
DIE GESPREIZTE VORWÄRTSBEUGE (STEHEN)

Vorwärtsbeugen im Stehen begünstigen ein Gefühl von Freiheit von aller körperlichen oder geistigen Schwere. Die Haltung mit den weit gespreizten Beinen vermittelt zusätzlich ein Gefühl der Offenheit – der Wirbelsäule, des Atems und besonders des Geistes. Halte also deinen Geist offen für die Energie, die kaskadenförmig durch die Wirbelsäule in dein Gehirn strömt und dabei alle geistigen Spannungen, Sorgen und Selbstbeschuldigungen von dir nimmt, während du affirmierst:

„Ich entspanne mich und lege alle geistigen Lasten beiseite."

Technik:

Nimm deine Beine weit auseinander. Atme ein und strecke deine Arme über deinen Kopf, um deine Wirbelsäule zu verlängern. Beim Ausatmen kreise deine Arme über die Seiten nach unten und beuge dich aus der Hüfte so weit wie möglich nach vorn, ohne deine Wirbelsäule zu runden. Lasse deine Hände auf deinen Oberschenkeln ruhen, direkt an den Hüftgelenken.

Aktive Phase: Bleibe einige Atemzüge lang in dieser Haltung. Bei jedem Atemzug drücke deine Hände in deine Oberschenkel und strecke deine Wirbelsäule. Beuge dich bei jedem Ausatmen ein wenig weiter aus den Hüften vor, lass dabei deine Wirbelsäule immer weiter gerade sein. Strecke dich aktiv durch deine Beine, lass dabei deine Knie gerade, aber nicht durchgedrückt sein.

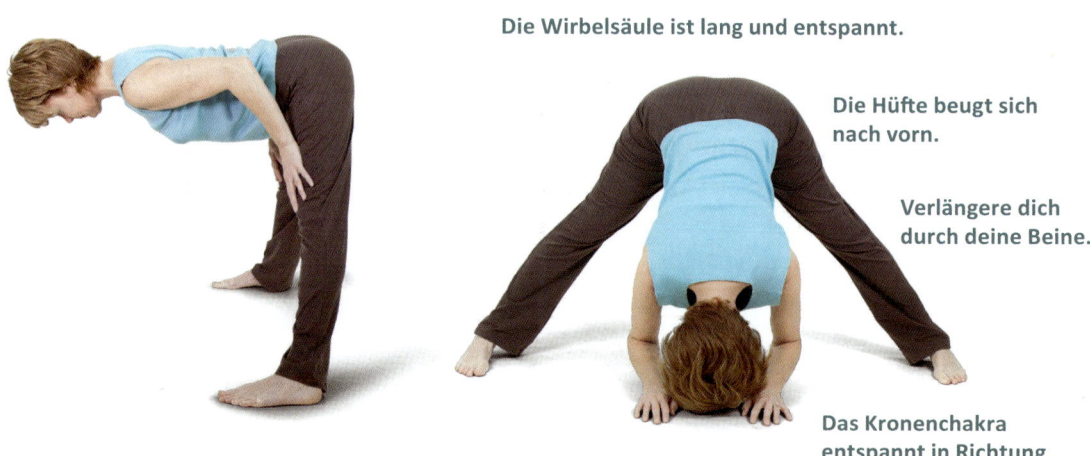

Die Wirbelsäule ist lang und entspannt.

Die Hüfte beugt sich nach vorn.

Verlängere dich durch deine Beine.

Das Kronenchakra entspannt in Richtung Boden sinken lassen.

Entspannungsphase: Wenn du dich mit einer geraden Wirbelsäule so weit wie möglich nach vorn geneigt hast, dann verlängere deine Wirbelsäule noch einmal mit einer letzten tiefen Einatmung, dann atme aus und entspanne dich in die Endhaltung der Asana. Lass die Schwerkraft deine Wirbelsäule verlängern und das Kronenchakra in Richtung Boden ziehen, lass deine Wirbelsäule sich runden, wenn sich das gesund für dich anfühlt und es kein Unbehagen gibt. Lege deine Hände unter deinen Schultern auf den Boden. Geh immer tiefer in die Vorwärtsbeuge, aber nur durch deine Entspannung, nicht, indem du dich anstrengst.

Atme ruhig und gleichmäßig und affirmiere still: *„Ich entspanne mich und lege alle geistigen Lasten beiseite."*

Um aus der Haltung herauszukommen, beuge deine Knie und strecke deine Wirbelsäule. Dann, beim Einatmen, drücke deine Füße fest in den Boden und komme nach oben, während du deine Hände über die Seite über deinen Kopf führst und dich nach oben streckst. Atme aus und entspanne deine Arme nach unten und bringe deine Füße wieder zusammen. Pausiere in Tadasana.

Varianten:

- *Leichter:* Beuge deine Knie, um jedes Unbehagen in deinem Rücken zu mindern oder wenn du nur mit gebeugten Knien die Umkehrhaltung der Wirbelsäule auch in der Entspannungsphase erreichen kannst.
- *Fortgeschrittene:* Greife deine Fußgelenke, statt die Hände auf den Boden zu legen.

PARSVOTANASANA – DIE PYRAMIDENHALTUNG

Diese Asana drückt die Hingabe des kleinen Selbst und aller seiner Begrenzungen an die göttliche Gnade aus und fördert diese Hingabe auch. Die Brust öffnet sich durch die nach hinten gebeugten Arme und der ganze Körper kann seine Bereitschaft zur Hingabe besser zum Ausdruck bringen. Das einfache und dennoch kraftvolle Mudra der Hände lenkt, gemeinsam mit dem Zug der feinstofflichen Schwerkraft, die Energie zur Medulla (dem Sitz des Ego) und dann in das Gehirn. Lass deine Wirbelsäule lang und offen sein, damit du diese Selbsthingabe zu immer tieferen inneren Ebenen in dir bringen kannst.

„Ich gebe mich ganz dem Fluss der Gnade hin."

Technik:

Mache aus Tadasana mit dem rechten Fuß einen Schritt zurück – etwa einen Meter – und drehe ihn nach außen, so weit, dass die Ferse gut auf dem Boden aufliegt und du dich stabil fühlst. Richte deine Hüfte aus, sodass dein Fuß so weit ausgestellt ist, dass, wenn du ihn noch weiter drehen würdest, davon auch dein rechtes Knie betroffen wäre und sich drehen müsste. Bringe hinter deinem Rücken deine Handflächen zusammen und lasse deine Finger nach oben zeigen. Lege deine Hände an der Wirbelsäule entlang.

Aktive Phase: Beim Einatmen verlängere deine Wirbelsäule, dann atme aus und beuge dich aus der Hüfte heraus so weit, wie du kannst, nach vorn über dein linkes Bein, lasse deine Wirbelsäule dabei gerade. Das linke Knie ist gerade, aber nicht durchgestreckt. Presse deine Fußballen in den Boden, um dein Gewicht so gleichmäßig wie möglich auf beide Beine zu verteilen. Verlängere bei jedem Einatmen deine Wirbelsäule und beuge dich mit jeder Ausatmung ein wenig weiter nach vorn.

Entspannungsphase: Wenn du dich so weit wie möglich mit einer geraden Wirbelsäule nach vorn geneigt hast, dann verlängere deine Wirbelsäule mit einer letzten Einatmung noch mehr, dann entspanne und komme in die Endposition dieser Asana. Lasse die Schwerkraft an deiner Wirbelsäule ziehen und bringe dein Kronenchakra in Richtung Boden. Lasse deine Wirbelsäule sich runden, wenn sich das gesund für dich anfühlt und dir kein Unbehagen verursacht. Komme immer tiefer in die Vorwärtsbeuge hinein, aber nur durch deine Entspannung, nicht durch Anstrengung. Spüre die Energie deiner Hände und Finger, die von der feinen Schwerkraft unterstützt werden und nimm wahr, wie sie die Energie durch deine Wirbelsäule nach oben bringen, um die egozentrierte Energie der Medulla zu befreien und sie zum Dritten Auge zu befördern.

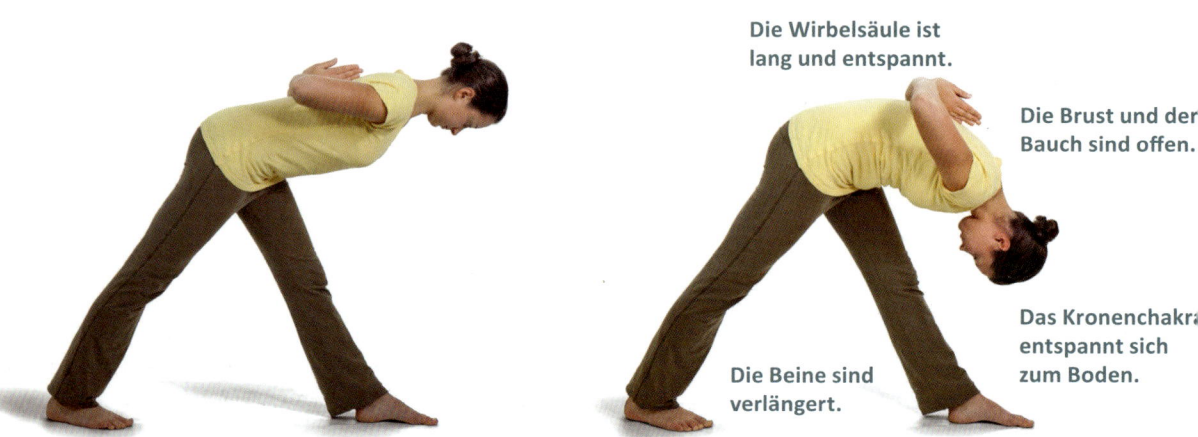

Die Wirbelsäule ist lang und entspannt.

Die Brust und der Bauch sind offen.

Die Beine sind verlängert.

Das Kronenchakra entspannt sich zum Boden.

Atme ruhig und gleichmäßig ein und aus und affirmiere still: *„Ich gebe mich vollständig dem Fluss der Gnade hin."*

Um die Asana zu beenden, beuge deine Knie und strecke deine Wirbelsäule. Lass deine Hände los und komme mit einem Einatmen in einer fließenden Bewegung nach oben. Nimm die Arme in einem Bogen über deinen Kopf und komme mit dem rechten Fuß einen Schritt nach vorn, stelle ihn neben den linken. Atme aus und komme in Tadasana.

Nimm ein paar tiefe Atemzüge und wiederhole auf der anderen Seite.

Varianten:

- *Leichter:* Wenn du nicht in der Lage bist, deine Hände hinter deinem Rücken aneinanderzulegen, dann lege deine Hände vor deinem Herzen aneinander.
- *Leichter:* Wenn dir das Gleichgewicht Schwierigkeiten macht, kannst du stattdessen deine Hände auf deinen linken Oberschenkel in der Nähe deines Hüftgelenks legen. Du kannst auch deinen rechten Fuß weiter nach außen auf den Boden setzen.

ARDHA CHANDRASANA – DIE HALBMONDHALTUNG

Um das ganze energetisierende Potenzial dieser Haltung zu erfahren, erzeuge eine Haltung des zunehmenden Mondes mit deinem ganzen Körper, nicht nur mit deiner Wirbelsäule und deinen Armen. Beuge dich nicht so weit zur Seite, dass du deine Atmung einschränkst, denn das würde auch den Energiefluss in deiner Wirbelsäule beschränken. Wenn deine Energie frei durch den anmutigen Bogen deines Körpers fließt, wirst du eine mächtige emporhebende Körpererfahrung machen – insbesondere in den Beinen und in deiner Wirbelsäule. Bringe deinen Willen mit dieser emporhebenden Erfahrung in Einklang und affirmiere dazu:

„Stärke und Mut erfüllen alle Zellen meines Körpers."

Technik:

Stehe mit geschlossenen Füßen, die Arme neben deinem Körper, die Handflächen zeigen nach vorn. Atme ein und bringe deine Arme in einem Kreis nach oben, hebe dich dabei auf deine Zehenspitzen. Überkreuze deine Daumen über deinem Kopf und halte die Handflächen nach vorn, strecke dich ganz durch. Atme dann aus und vergrößere die Streckung mit deinem Oberkörper zur linken Seite, während du deine Hüften nach

Der Körper bildet einen gleichmäßigen Bogen.

Die Schultern sind entspannt.

Die Außenseite des Oberkörpers erfährt die Dehnung am meisten.

Die Unterseite des Rippenbogens ist geöffnet.

Verlängere dich durch das innere Bein und durch deine Wirbelsäule.

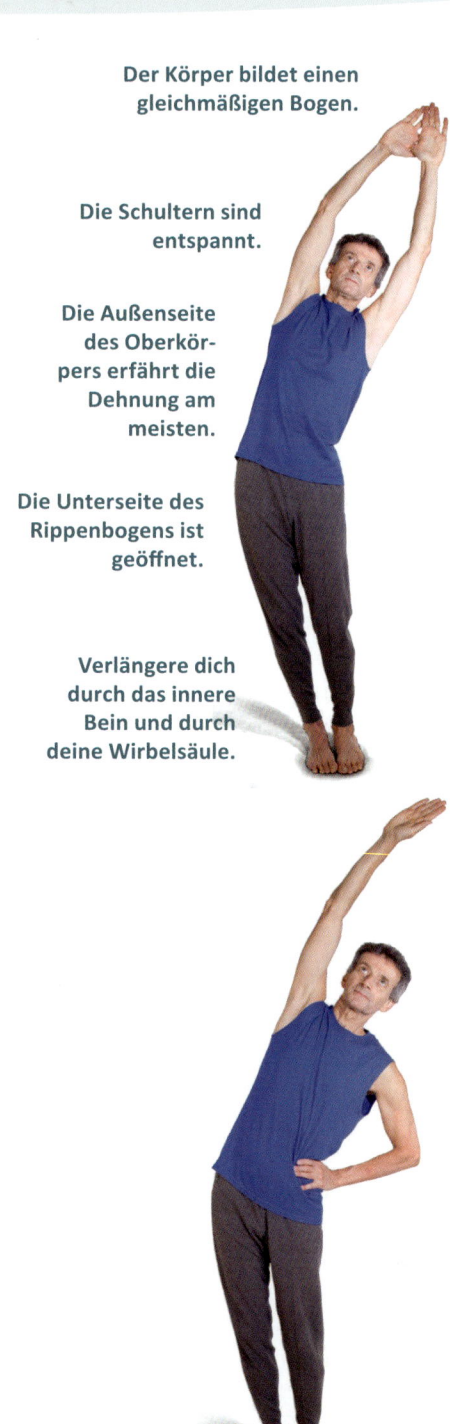

rechts gleiten lässt, die Fersen bleiben ganz wenig vom Boden entfernt (oder berühren den Boden nur ganz wenig, wenn dies nötig sein sollte). Beuge dich im linken Hüftgelenk nach links, sodass die rechte Hüfte ein wenig höher ist als die linke, aber lass dein Gewicht in keine der beiden Hüften sinken.

Der ganze Körper bildet nun einen anmutigen Bogen zur Seite. Strecke deinen Körper nur so weit nach oben wie zur Seite und beuge dich nicht so weit zur Seite, dass deine Atmung eingeschränkt ist. Verlängere dich durch die ganze linke Seite aktiv nach oben und nach links, lass deine Schultern entspannt sein und nicht die Ohren berühren und öffne und erhebe auf diese Weise deine rechte Seite, um mehr Vitalität zu empfangen, lass die rechte Ferse sich anheben, wenn dies wie von allein geschieht. Bringe deinen Nacken mit dem seitlich gestreckten Bogen deiner Wirbelsäule in Übereinstimmung und – ohne dass du deinen Nacken verdrehst – schaue nach oben zum Dritten Auge.

Halte deinen Körper in einer Ebene, so, als ob du zwischen zwei Glasscheiben zusammengepresst wärest – verdrehe dich nicht, beuge dich nicht nach vorn und biege dich auch nicht nach hinten. Ziehe dein Becken zurück, wenn du so deine Lendenwirbelsäule in einer neutralen Haltung belassen kannst.

Atme ruhig und gleichmäßig und affirmiere still: *„Stärke und Mut erfüllen alle Zellen meines Körpers."*

Um die Asana zu beenden, atme ein und strecke dich nach oben, dann atme aus und bringe deine Hände im Kreis nach unten zum Stehen in Tadasana. Halte ein paar Atemzüge lang und wiederhole die Übung dann auf der anderen Seite.

Variante:

- *Leichter:* Wenn verspannte Schultern dich daran hindern, deine Hände ganz über deinen Kopf zu bringen, ohne dass du deine Wirbelsäule verdrehst, dann beuge deine Ellenbogen mehr oder nimm deine Hände auseinander oder bringe deine Hände einfach vor deiner Brust zusammen. Als Alternative lege deine linke Hand auf deine obere linke Hüfte, sodass nur der rechte Arm nach oben zeigt und die Handfläche nach vorn.

MUKTASANA – DIE FREIHEITSHALTUNG

Die Freiheitshaltung ist eine natürliche Folgeasana nach Padahastasana (der Klappmesserhaltung). Muktasana ist sowohl einfach wie auch sehr subtil wirksam. Der Schlüssel liegt darin, dass du deinen Körper einsetzt, um die aufsteigende, ausdehnende Energie zum Ausdruck zu bringen. Verlängere dich durch dein hinteres Bein, hebe deine Brust und dehne den Brustkorb, schau nach oben und bringe die Handflächen zusammen. Beginne mit dieser aufwärtsgerichteten Ausdehnung, indem du als Erstes in die Asana kommst: Schwinge die Arme nach vorn und nach oben, spüre dabei, wie dein Bewusstsein in einer triumphierenden, freudvollen Freiheit nach oben schwingt. Affirmiere dabei:

„Ich bin frei! Ich bin frei!"

Technik:

Stehe in Tadasana, gehe dann mit deinem linken Fuß einen Schritt zurück, etwa einen Meter. Drehe deinen linken Fuß nach außen, aber nur so weit, wie du es für dein Gleichgewicht brauchst. Lass deine Hüfte weiter nach vorn zeigen, es sei denn, dass die Außendrehung deines linken Fußes mehr braucht. In diesem Fall erlaube, dass deine Hüfte sich leicht nach links öffnet, sodass du dein linkes Knie nicht drehen musst. Beuge dein rechtes Knie so weit, dass es genau über dem rechten Fußknöchel ist. Halte während der ganzen Asana dein Gewicht auf beide Füße verteilt.

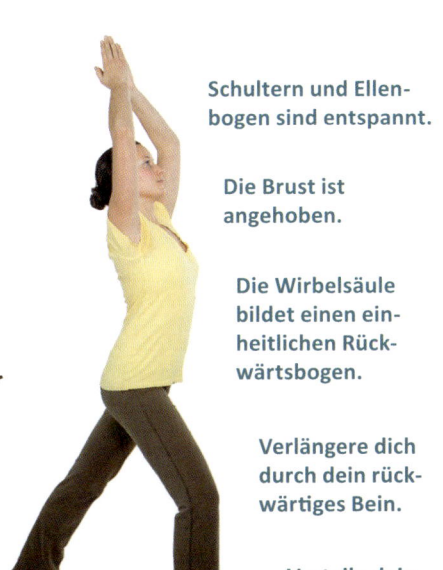

Schultern und Ellenbogen sind entspannt.

Die Brust ist angehoben.

Die Wirbelsäule bildet einen einheitlichen Rückwärtsbogen.

Verlängere dich durch dein rückwärtiges Bein.

Verteile dein Gewicht gleichmäßig auf beide Füße.

Während dein Unterkörper fest bleibt, atme ein und schwinge deine Arme vorwärts und nach oben, hebe dabei deinen Herzraum und ziehe deine obere Wirbelsäule in eine Rückwärtsbiegung. Bringe deine Handflächen zusammen und lasse deine Finger nach oben zeigen. Beim Ausatmen entspanne deine Schultern nach unten und beuge leicht die Ellenbogen, aber lasse sie nicht nach hinten durchhängen. Halte das Gewicht weiterhin gleichmäßig auf beiden Füßen. Biege den Nacken nach hinten, in denselben anmutigen Rückwärtsbogen wie den Rest der Wirbelsäule, und schaue nach oben.

Der Rückwärtsbogen deiner Wirbelsäule mag vielleicht von außen nur leicht aussehen, aber er sollte sich in deinem Inneren auch so *anfühlen*: Ziehe die Biegung stark in den Bereich hinter deinem Herzen und lass die Vorderseite und die Seiten deines Brustkorbs sich ausdehnen. Schiebe deine Hüften nach unten unter deinen Po, damit du deine Lendenwirbelsäule davor schützt, sich zu weit nach hinten zu biegen.

Spüre deinen gesamten Körper – von dem aufwärts gerichteten hinteren Bereich des Beines bis zu den nach oben zeigenden Fingern über deinem Kopf – und unterstütze die Energie dabei, durch den ganzen Körper nach oben zu strömen. Atme gleichmäßig und ruhig ein und aus und affirmiere geistig: *„Ich bin frei! Ich bin frei!"*

Um die Haltung zu verlassen, atme ein und strecke dich nach oben, mache mit deinem linken Fuß einen Schritt vorwärts und dann komme in Tadasana. Pausiere in dieser Haltung einige Atemzüge lang und wiederhole die Übung dann auf der anderen Seite.

Variante:

- *Leichter:* Wenn die Schultern dich davon abhalten, dass du deine Hände ganz über deinem Kopf zusammenbringen kannst, ohne dafür die Wirbelsäule allzu sehr durchzubiegen, beuge die Ellenbogen mehr oder bringe die Handflächen vor deinem Herzzentrum zusammen.

VIRABHADRASANA I – DIE KRIEGER I – HALTUNG

Dies ist der „horizontale Cousin" der Freiheitshaltung. Während Letzterer zum Ausdruck bringt, dass wir uns zur Freiheit des Gottesbewusstseins erheben – über die Begrenzungen des Körpers, der Persönlichkeit, der Vorlieben und Abneigungen und der begrenzenden Selbstkonzepte hinaus – betont die Krieger I-Position eine andere Notwendigkeit: diejenige nämlich, den menschlichen Willen in Übereinstimmung mit dem göttlichen Willen zu bringen, um das zu tun, was man in dieser Welt tun soll. Spüre also in der Haltung, dass du deinen menschlichen Willen dem göttlichen Willen unterwirfst und dass du darum bittest, bei allem, was du tust, in der rechten Weise geführt zu werden. Affirmiere mental:

„Ich bringe meinen Willen mit der Quelle aller Macht in Einklang."

Technik:

Stehe mit weitgespreizten Beinen. Drehe dich dann um 90 Grad nach links, wobei du dein rechtes Bein gerade hältst und die rechte Ferse vom Boden abhebst, sodass sie ganz gerade nach hinten zeigt. Lass deine Hüften gerade sein.

Beuge dein linkes Knie in eine tiefe Kniebeuge. Bringe deinen Oberschenkel so weit hinunter, wie es dir möglich ist, sodass er möglichst parallel zum Boden liegt, und stelle sicher, dass er in dieselbe Richtung zeigt wie deine Zehen. Erweitere oder verkleinere deinen Beinabstand, sodass das linke Knie unmittelbar über dem Fußgelenk ist. Hebe dich kraftvoll durch die Rückseite des rechten Oberschenkels nach oben.

Mit einem Einatmen bringe deine Arme mit Schwung nach vorne und dann nach oben über deinen Kopf, hebe deine Brust und deinen Blick nach oben, sodass du in eine Rückwärtsbeuge kommst. Lass dich nicht nach hinten fallen oder beuge deinen Nacken nicht zu weit nach hinten, sondern erhebe dich kraftvoll durch deine Wirbelsäule – besonders durch deinen Herzraum – und ziehe dein Becken ein, wenn das notwendig sein sollte, um deine Lendenwirbelsäule davor zu schützen, dass sie sich zu sehr nach hinten biegt. Deine Handflächen sind nicht zusammen, sondern schauen sich an und deine Schultern sind entspannt.

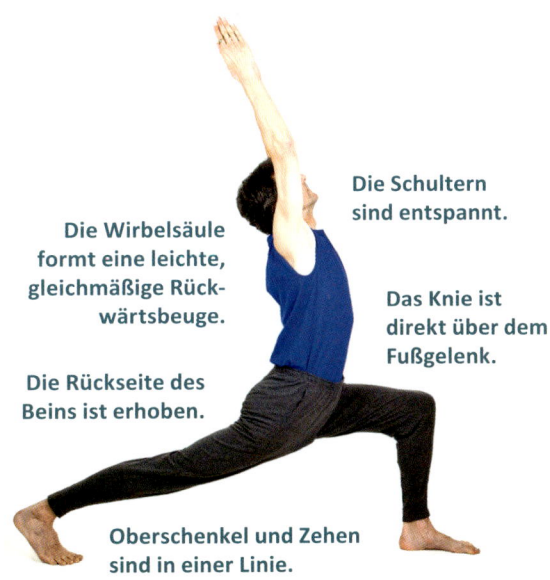

Die Schultern sind entspannt.

Die Wirbelsäule formt eine leichte, gleichmäßige Rückwärtsbeuge.

Das Knie ist direkt über dem Fußgelenk.

Die Rückseite des Beins ist erhoben.

Oberschenkel und Zehen sind in einer Linie.

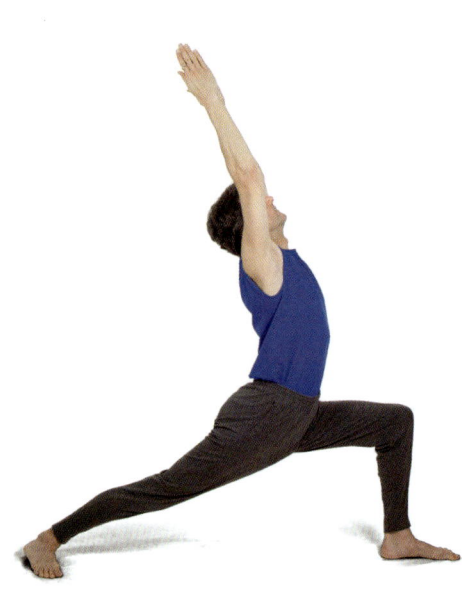

Atme ruhig und gleichmäßig, wobei du innerlich affirmierst: *„Ich bringe meinen Willen mit der Quelle aller Macht in Einklang."*

Um die Position zu verlassen, atme ein und strecke dein rechtes Bein gerade, greife nach oben und drehe dich, sodass du nach vorne schaust. Atme aus und lasse die Arme sich zu deinen Seiten entspannen. Pausiere in einer Haltung mit gespreizten Beinen, dann wiederhole die Übung auf der anderen Seite.

Variante:

Statt dass deine rechte Ferse nach hinten zeigt, lass die gesamte Fußsohle auf dem Boden sein und lass die rechte Hüfte deine linke Hüfte so bewegen, dass du das rechte Knie nicht drehen musst. Diese Variante macht das Halten des Gleichgewichts einfacher, aber sie erfordert auch mehr Flexibilität, und es kann sein, dass du spürst, wie sie weniger Öffnung nach oben ermöglicht.

VIRABHADRASANA II – DIE KRIEGER II-HALTUNG

Dies ist eine besonders natürliche Asana, in der du die göttliche Energie durch dich fließen lässt und so deine körperliche Mühe transzendierst. Die nach oben gerichteten Handflächen helfen dir, empfänglicher zu sein, um die göttliche Energie zu dir zu holen. Und während du deine Kniebeuge vertiefst, wirst du immer mehr Energie in dir befreien. Die Zeit, die du in der Asana verbringst – und damit die Menge an Energie, die durch dich fließen kann – wird lediglich davon begrenzt, wie viel Willen du aufbringst und wie stark du dich voll Freude auf diese Energie konzentrierst. Spüre, dass diese Energie wirklicher ist als dein physischer Körper, konzentriere dich zutiefst auf diese Energie und affirmiere:

„Ich manifestiere voll Freude die Macht Gottes!"

Technik:

Stehe mit gespreizten Beinen. Drehe dich aus dem linken Hüftgelenk nach außen, drehe dein linkes Bein 90 Grad herum. Beuge dein linkes Knie in eine Seitenbeuge.

Bringe deinen linken Oberschenkel so tief wie möglich in eine Position parallel zum Boden und erweitere oder verringere deinen Beinabstand, sodass das linke Knie sich direkt über dem Fußgelenk befindet. Platziere deinen Fuß in einer Weise, dass es eine Linie von deinem zweiten Zeh durch die Ferse deines linken Fußes gibt, der sich mit der Mitte der Innenseite des rechten Fußes kreuzt.

Dein linker Oberschenkel sollte in dieselbe Richtung zeigen wie die linken Zehen. Idealerweise sollte dein Becken nach vorn zeigen, aber wenn das deinen linken Oberschenkel aus der einheitlichen Linie mit deinen Zehen des linken Fußes bringt, dann drehe dein Becken ganz wenig nach links, sodass diese Einheitlichkeit wieder hergestellt wird, deine Brust zeigt dabei weiter nach vorn. Drehe deinen rechten Fuß so weit nach innen, dass dein rechter Oberschenkel und die Zehen des rechten Fußes zusammen eine Linie bilden.

Lass deine Brust nach vorn zeigen, deine Hüften auf einer Linie sein und deine Wirbelsäule neutral, wobei es sein kann, dass du dein Becken einziehen musst, damit deine Lendenwirbelsäule neutral bleibt. Strecke die Arme zu den Seiten aus, lass die Handflächen nach oben zeigen und halte die Schultern entspannt. (Nach unten zeigende Handflächen affirmieren, dass du dir selbst genug bist, statt dass sie betonen, dass du auf dein Selbst ausgerichtet bleibst). Drehe deinen Kopf, sodass du über deinen ausgestreckten linken Arm hinausschauen kannst.

Atme ruhig und gleichmäßig und affirmiere mental: *„Ich manifestiere voll Freude die Macht Gottes!"*

Um die Asana zu verlassen, atme tief ein und strecke dein linkes Bein und drehe dein Gesicht erneut nach vorn. Atme aus und entspanne die Arme zu den Seiten. Pausiere in der Position mit gespreizten Beinen, dann wiederhole die Asana auf der anderen Seite.

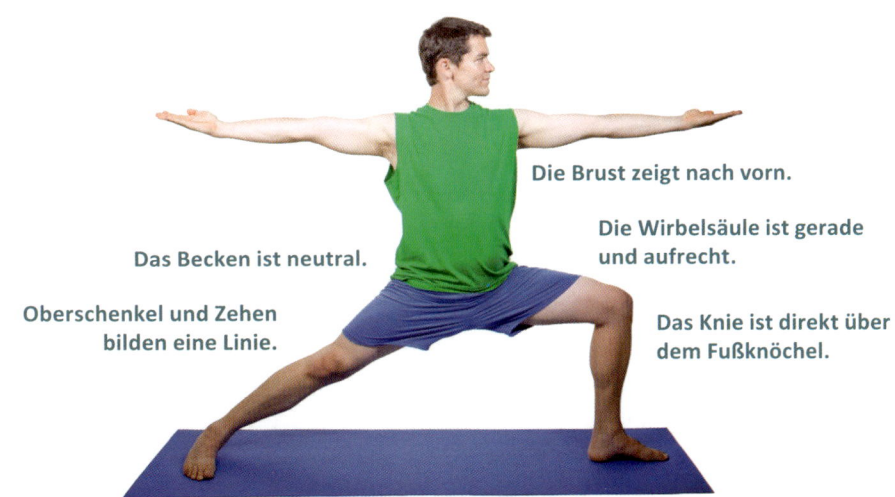

Die Brust zeigt nach vorn.

Die Wirbelsäule ist gerade und aufrecht.

Das Becken ist neutral.

Oberschenkel und Zehen bilden eine Linie.

Das Knie ist direkt über dem Fußknöchel.

TRIKONASANA – DIE DREIECKSPOSITION

Trikonasana hilft dir dabei, eine vibrierende Offenheit, Vitalität und Freude zu erzeugen – denn alle hängen von einem freien und reichlichen Energiefluss in der Wirbelsäule ab. Um dieses Fließen zu fördern, solltest du die Wirbelsäule relativ gerade halten, denn wenn du dich zu sehr zu einer Seite beugst, beschränkst du das Fließen. Das bedeutet auch, dass du den Boden nicht mit deiner Hand berühren solltest, wenn deine natürliche Flexibilität dich nicht ganz leicht dorthin gleiten lässt, aber die Berührung des Bodens ist nicht das Ziel von Trikonasana. Die wirklich bedeutsamen Punkte sind Länge, Öffnung und Vitalität, sodass du wirklich erfahren und nicht nur einfach wiederholen kannst, was du geistig affirmierst, nämlich:

„Energie und Freude durchfluten die Zellen meines Körpers!
Freude strömt auf mich herab!"

Technik:

Stelle dich mit gespreizten Beinen hin. Drehe dich um dein linkes Hüftgelenk und lasse dein linkes Bein sich so um 90 Grad drehen. Stelle deine Füße so hin, dass dein zweiter Zeh durch deine Ferse deines linken Fußes hindurch eine Linie mit dem Mittelfuß auf der Innenseite deines rechten Fußes bildet.

Dein linker Oberschenkel sollte in dieselbe Richtung zeigen wie deine linken Zehen (Beuge kurz dein linkes Knie, um das zu überprüfen). Idealerweise sollte dein Becken nach vorn ausgerichtet sein, aber wenn das dazu führt, dass dein linker Oberschenkel sich aus der Richtung über den Zehen dreht, dann kreise dein Becken so weit nach links, dass die Ausrichtung wiederhergestellt wird. Deine Brust sollte in jedem Fall nach vorn zeigen. Drehe den rechten Fuß so weit nach innen, dass dein rechter Oberschenkel und deine rechten Zehen ebenfalls in eine Richtung zeigen.

Hebe deine linke Kniescheibe leicht an, indem du deinen linken Oberschenkel zusammenziehst und auf diese Weise das Knie stabilisierst. Hebe die Arme zur Seite. Beim Einatmen strecke deinen Oberkörper und deinen linken Arm nach links und leicht nach oben, während du dich tief in dein linkes Hüftgelenk hineinbeugst.

Wenn du dich so gestreckt hast und dich so weit wie möglich gebeugt hast, dann atme aus und lasse deine linke Hand leicht auf deinem linken Bein oder auf dem Boden ruhen, wo immer du auch leichter hinkommst. Achte darauf, dass deine Brust weiterhin nach vorn zeigt und dass deine Wirbelsäule relativ gerade ist, sodass die Unterseite deines Rippenbogens offen bleibt. Lasse nicht zu viel Gewicht auf der linken Hand ruhen, dann wirst du die größte Energie und Freude in Trikonasana empfinden.

Hebe deinen rechten Arm senkrecht nach oben, lass deine Handfläche weiter nach vorn zeigen. Entspanne deine Schultern nach unten, weg von deinen Ohren. Lass deinen Nacken lang werden und lasse ihn in einer Linie mit der übrigen Wirbelsäule sein. Drehe deinen Kopf und schaue nach oben über deine rechte Hand.

Atme ruhig und gleichmäßig, affirmiere still: *„Energie und Freude durchfluten die Zellen meines Körpers! Freude strömt zu mir herab!"*

Um die Haltung wieder zu verlassen, drehe deinen Kopf, sodass du nach vorn schauen kannst. Beuge dein linkes Knie und drücke beim Einatmen deinen linken Fuß in den Boden. Greife mit deiner rechten Hand nach oben und komme so hoch, wobei du die Zehen nach vorne drehst. Beim Ausatmen entspanne deine Arme zu den Seiten. Pausiere in einer Haltung mit weitgespreizten Beinen, dann wiederhole die Übung auf der anderen Seite.

Der Nacken dreht sich gleichmäßig.

Die Brust zeigt nach vorn.

Die Wirbelsäule ist relativ gerade.

Die Oberschenkel sind in einer Linie mit den Zehen.

Varianten:

- *Fortgeschrittene:* Die Asana kann noch energievoller – aber auch herausfordernder – sein, wenn du, statt deine linke Hand auf dem linken Bein zu halten, diese Hand leicht vor deinem Bein auflegst, wobei die Handfläche nach vorn zeigen sollte.

- *Fortgeschrittene:* Wenn du in die Asana kommst, dann drehe deinen Oberkörper nicht nur zur Seite, sondern ein wenig vorwärts, beinahe 45 Grad. Deine linke Hand wird auf diese Weise etwas nach hinten greifen müssen, um das linke Bein zu erreichen. Öffne deine Brust und deine Schultern, indem du das rechte Schulterblatt nach hinten ziehst und das linke Schulterblatt nach vorn, das bringt dich in eine Wirbelsäulendrehung im Vergleich zu der Standardasana. Da deine Brust offen bleiben soll, finden es die meisten Menschen besser, dass sie ihren Oberkörper nicht so weit nach unten bringen wie in der Standardasana. Damit die Haltung sicher bleibt, drehe den linken Fuß, sodass er mehr einen 45-Grad-Winkel bildet als einen 90-Grad-Winkel.

PARSVAKONASANA – DIE SEITLICHE STRECKPOSITION

Öffnung, Länge und ein guter Teil Anhebung unterstützen dich dabei, die Kraft dieser Asana zu spüren. Um diese Eigenschaften noch deutlicher zu machen, halte deine Brust nach vorn gewandt und deine Wirbelsäule gerade, dass sie eine Linie mit dem oberen Arm und dem hinteren Bein bildet. Lasse dein Gewicht niemals auf den unteren Arm heruntersinken, sondern lasse deine Beine die meiste Arbeit tun und dich aufrecht halten. Konzentriere dich auf die Fülle der Energie, die durch deinen gesamten Körper strömt, während du atmest. Feiere diese Stärke und Vitalität, indem du affirmierst:

„Ich bin eine Quelle grenzenloser Energie und Kraft!"

Technik:

Stehe mit gespreizten Beinen. Drehe dich um dein linkes Hüftgelenk, drehe das linke Bein um 90 Grad nach außen. Beuge dein linkes Knie in eine seitliche Kniebeuge. Bringe deinen Oberschenkel so weit wie möglich in eine waagrechte Position und erweitere oder verändere deinen Stand, so dass das linke Knie direkt über dem linken Fußknöchel liegt. Platziere deine Füße so, dass es eine Linie von deiner zweiten Zehe des linken Fußes bis zur Mitte des Innenfußes deines rechten Fußes gibt.

Dein linker Oberschenkel sollte in dieselbe Richtung zeigen wie deine linken Zehen. Idealerweise sollte dein Becken nach vorn zeigen, aber wenn das deinen linken Oberschenkel aus der Linie mit den linken Zehen bringt, dann drehe dein Becken nur so weit nach links, dass die Linie wiederhergestellt wird, wobei deine Brust weiterhin nach vorn zeigen sollte. Drehe deinen rechten Fuß ausreichend nach innen, dass dein rechter Oberschenkel und deine rechten Zehen ebenfalls eine Linie bilden.

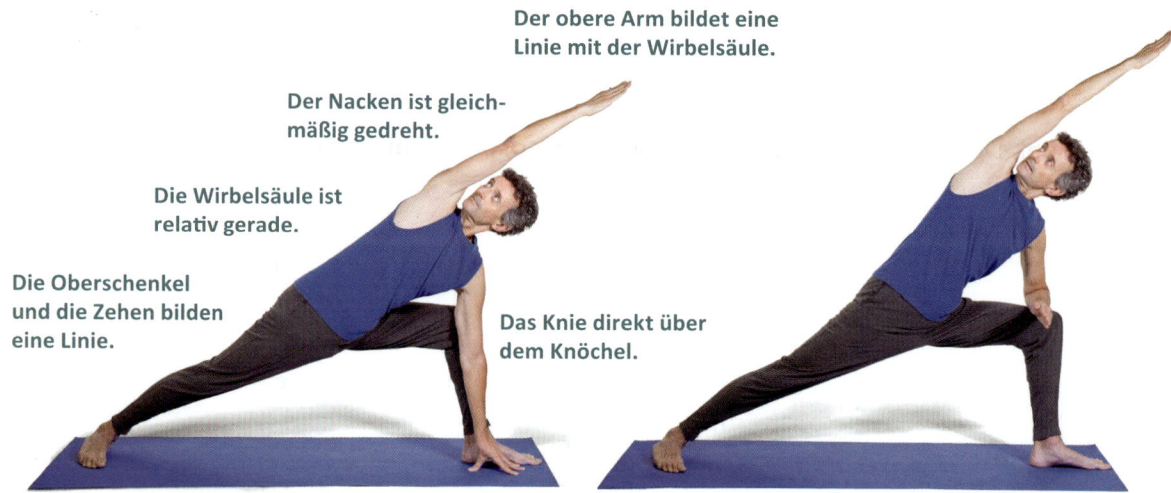

Der obere Arm bildet eine Linie mit der Wirbelsäule.

Der Nacken ist gleichmäßig gedreht.

Die Wirbelsäule ist relativ gerade.

Die Oberschenkel und die Zehen bilden eine Linie.

Das Knie direkt über dem Knöchel.

Hebe deine Arme zu beiden Seiten hoch. Beim Einatmen strecke deinen Oberkörper und deinen linken Arm nach links und leicht nach oben, während du dich tief in dein linkes Hüftgelenk hineinklappst.

Wenn du dich so weit, wie es dir möglich ist, nach links gestreckt und umgeklappt hast, atme aus und platziere deine linke Hand ganz leicht auf den Boden vor deinem linken Fuß. Halte deine Wirbelsäule relativ gerade, sodass die Unterseite des Rippenbogens offen bleibt. Lasse deine Brust weiter nach vorn zeigen. Komme nun mit deinem rechten Arm nach oben und über deinen Kopf und lasse ihn in eine Linie mit deiner Wirbelsäule und deinem rechten Bein kommen. Entspanne deine rechte Schulter vom Ohr weg und drehe die Handfläche so, dass sie zum Boden zeigt.

Strecke deinen Nacken und halte ihn in einer Linie mit dem Rest der Wirbelsäule, während du deinen Kopf drehst und über deinen rechten Arm nach oben schaust. Schaue bitte nicht auf deine rechte Hand, denn dies würde deinen Nacken aus seiner Ausrichtung mit dem Rest der Wirbelsäule bringen.

Atme ruhig und gleichmäßig und affirmiere still: *„Ich bin eine Quelle grenzenloser Energie und Kraft!"*

Um aus der Asana wieder herauszukommen, drehe deinen Kopf so, dass du nach vorn schaust. Beim Einatmen drücke deinen linken Fuß fest in den Boden, hebe dich durch deine rechte Hand nach oben und komme hoch, wobei deine Zehen sich nach vorn drehen sollten. Beim Ausatmen entspanne deine Arme zu den Seiten. Pausiere in der Position mit weitgespreizten Beinen, dann wiederhole die Asana auf der anderen Seite.

Varianten:

- *Leichter:* Statt deine linke Hand auf den Boden zu bringen, lasse deinen linken Ellenbogen auf deinem linken Knie ruhen. Lasse beide Beine dein Gewicht tragen und bringe kein starkes Gewicht auf deinen linken Oberschenkel, entspanne deine linke Schulter weg von deinem linken Ohr. Die meisten Menschen merken, dass diese Variante die einzige ist, bei der sie die Wirbelsäule gerade halten können – und das ist gut so, weil es auch so einen ausreichend starken Energiefluss gibt. Das ist das Einzige, auf das es wirklich ankommt, nicht darauf, ob man den Boden mit der Hand berühren kann.

- *Fortgeschrittene:* Platziere deine linke Hand auf die Außenseite deines linken Fußes. Während du die Asana hältst, presse dein linkes Knie in den linken Arm, um dir zu helfen, deine linke Hüfte und deinen Oberkörper zu öffnen. Praktiziere diese Variante nur dann, wenn du deine Wirbelsäule gerade halten kannst, wobei die Brust weiter nach vorn zeigen und der linke Oberschenkel in einer Linie mit den linken Zehen bleiben sollte.

SURYA NAMASKAR – DER SONNENGRUSS

Diese Folge von Asanas schenkt Vitalität und ist wesentlich mehr als ein rein körperlicher Workout. Um den besten Nutzen daraus zu ziehen, praktiziere ihn wie eine andachtsvolle Hingabe deiner Wirbelsäulenenergie an das Dritte Auge, die „innere Sonne": Atme alternierend bei einer Rückwärtsbeuge ein, um die Energie zum Gehirn *anzuheben*, und atme dann in einer Vorwärtsbeuge aus, um die Wirbelsäulenenergie zum Gehirn zu *entspannen*. Je mehr du diese Bewegungen der Energie zu deinem vorherrschenden Konzentrationspunkt machst, desto besser. Praktiziere Surya Namaskar langsam, anmutig und hingebungsvoll, im Geist der Affirmation, die durch alle deine Bewegungen fließt:

„Sonnengrüße zum erwachenden Licht im Inneren,
zum Erwachen des höheren Bewusstseins aller Wesen."

Technik:

Atme und bewege dich ruhig und natürlich durch die ganze Folge, komme niemals in Hektik. Praktiziere die Ausrichtungspunkte, die an anderer Stelle bei den einzelnen Haltungen angegeben sind. Wenn es dich ablenkt, die Affirmation während dieser Folge einzusetzen, dann praktiziere sie, bevor du anfängst, und behalte das Gefühl der Affirmation, während du dich von Haltung zu Haltung bewegst.

Position 1: Beginne in Pranamasana (der Begrüßungshaltung): Stehe aufrecht und nimm deine beiden Hände in die Gebetsposition vor deinem Herzen. Wiederhole die Affirmation einmal oder mehrere Male.

Atme ein und komme mit deinen Händen in einem Bogen über deinen Kopf und strecke dich nach oben in **Position 2:** eine sanfte **Rückwärtsbeuge**. Ziehe dein Becken ein, soweit nötig, damit du deine Lendenwirbelsäule nicht zu sehr durchbiegst.

Atme aus und lasse dich nach vorn in **Position 3** sinken, in **Padahastasana** (Klappmesser).

Atme ein und beuge dein rechtes Knie und mache mit dem linken Fuß einen Schritt zurück, bringe dein linkes Knie auf den Boden, die Zehen zeigen nach hinten und dein rechtes Knie ist unmittelbar über deinem rechten Fußknöchel. Beende deine Einatmung, indem du deine Hände nach oben über deinen Kopf bringst, wobei die Handflächen sich anschauen in **Position 4:** Du bist in **Banarasana** (der Affenposition), die wie Krieger I ist, nur dass das linke Knie auf dem Boden aufliegt.

Halte den Atem, wenn du nun die Hände auf den Boden auflegst, deinen rechten Fuß nach hinten bringst, sodass er neben dem linken ist und halte deinen Körper kurz in **Position 5:** der **Planke**.

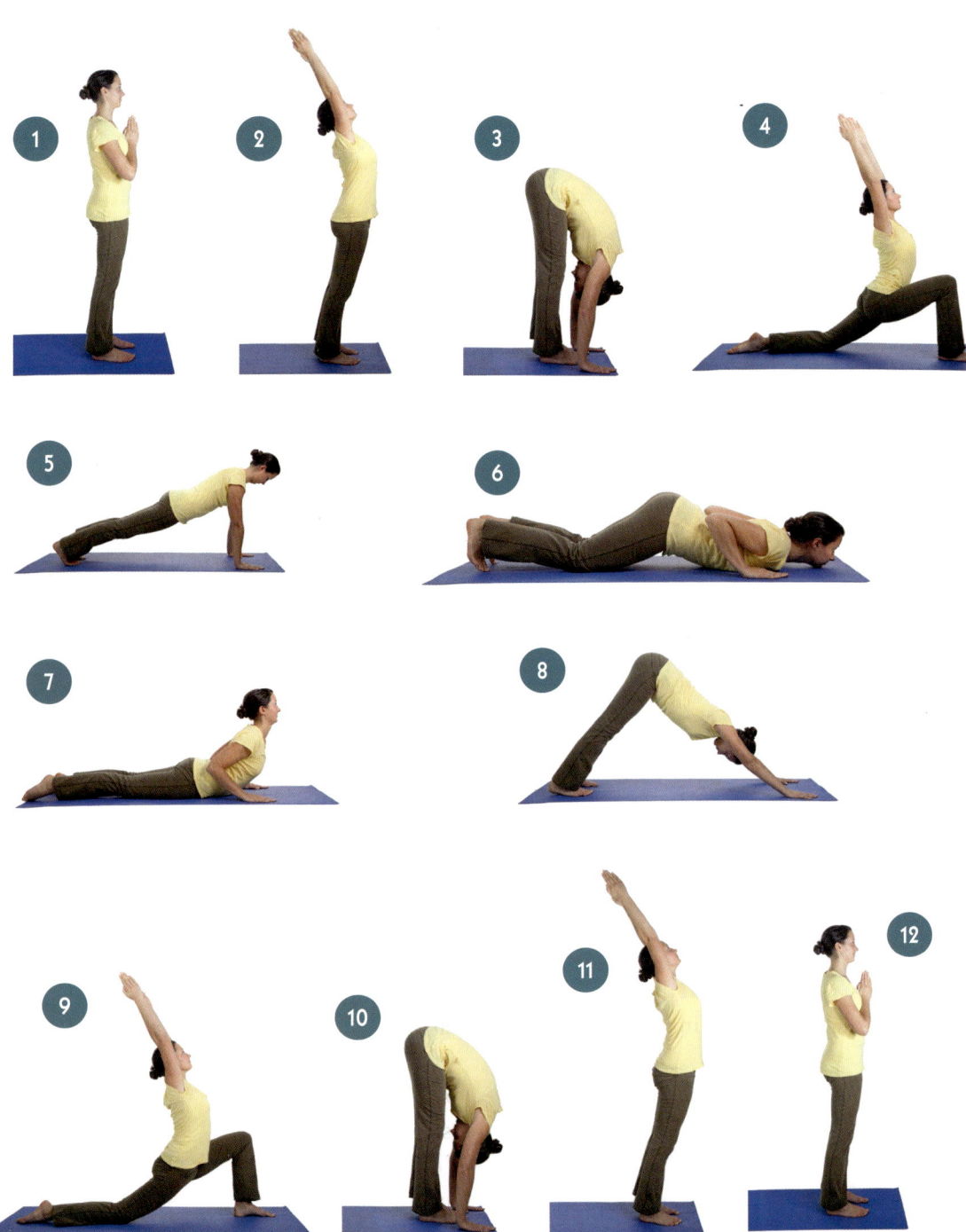

Atme aus und lasse dich in **Position 6** sinken: in **Ashtanga Namaskar** (dem achtteiligen Gruß), bei dem deine Füße, deine Knie, deine Hände, deine Brust und dein Kinn den Boden berühren.

Atme dann ein und gleite nach vorn und hoch in **Position 7**: in **Bhujangasana** (die Kobrahaltung).

Atme aus und lasse dich nach unten sinken, drücke dich sofort wieder hoch in **Position 8: Adho Mukha Shvanasana** (den herabschauenden Hund).

Atme ein und mache mit deinem linken Fuß einen Schritt vorwärts zwischen deine Hände und beende deine Einatmung damit, dass du dich erhebst in **Position 9: Banarasana** (spiegelbildlich zu Position 4).

Atme aus und bringe deine Hände zu Boden. Mache mit deinem rechten Fuß einen Schritt vorwärts und entspanne dich in **Position 10: Padahastasana** (dieselbe Position wie 3)

Atme ein und komme in einem Bogen nach oben in **Position 11** (dieselbe wie Position 2)

Atme aus und kehre zurück zu **Position 12: Pranamasana** (dieselbe wie Position 1).

Wiederhole dann die gesamte Folge, mache dieses Mal einen Schritt zurück mit dem rechten Fuß, wenn du in Position 4 kommst, und mache einen Vorwärtsschritt mit dem rechten Fuß, wenn du in Position 9 kommst. Wenn du Position 12 abgeschlossen hast, hast du eine ganze Runde des Surya Namaskar (zweimal durch die Folge gehen, abwechselnd mit jeweils dem anderen Fuß nach hinten) abgeschlossen.

Praktiziere so viele Runden, wie du willst und dann mache eine Pause in Tadasana.

Varianten:

Surya Namaskar hat viele Varianten. Hier sind drei davon:

- *Leichter:* Wenn du etwas mehr Dehnung willst und/oder dich mehr stärken möchtest – oder vermeiden willst, dass du außer Atem gerätst –, dann bleibe einige Atemzüge lang in jeder der Positionen. Wenn du dann zur nächsten Position übergehen willst, setze diejenige Atemrichtung ein, die oben beschrieben worden ist.
- *Leichter:* Statt von Bhujangasana direkt in Adho Mukha Shvanasana zu kommen, komme zuerst auf Hände und Knie und dann in Adho Mukha Shvanasana.
- *Fortgeschrittene:* Die Positionen 4 und 9 können auch in Virabhadrasana I statt in Banarasana geübt werden.

BODENHALTUNGEN I

Löse die Energie aus deinen Extremitäten

Du kannst die gesamte yogische Wissenschaft meistern, wenn du es schaffst, deine Entspannung zu vervollkommnen. Die Entspannung muss nach und nach in immer feinstofflichere Bereiche gebracht werden – ausgehend vom körperlichen in den geistigen und emotionalen Bereich, wo man Ruhe finden kann, bis hin zur spirituellen Ausdehnung und Empfänglichkeit.

Swami Kriyananda

Viele Übungen im Stehen erfordern eine ziemliche Energie in den Schultern und Armen und gleichzeitig natürlich eine ziemliche Energie in den Beinen. Wenn man dies mit der Gewohnheit der Arme und Beine verbindet, in die Welt hinauszustreben und etwas zu „bewegen", dann kann das bedeuten, dass ein erhebliches Maß an Energie nach der letzten Asana im Stehen in den Extremitäten verblieben ist. Diese Energie muss in die Wirbelsäule zurückgeführt werden.

Um dies zu bewirken, folgt im Ananda-Yoga © auf die letzte Asana im Stehen immer eine Folge von Asanas auf dem Boden, um die Extremitäten zu strecken und auf diese Weise die gespeicherte Energie loszulassen. Loslassen im körperlichen Sinne allein jedoch ist nicht genug, denn der Geist hat seine eigene tiefverwurzelte Tendenz, körperliche Bewegung auszulösen, und diese Tendenzen können weiterbestehen und Energie in die Gliedmaßen senden – ohne ein wirkliches Bedürfnis danach oder eine Notwendigkeit dazu oder auch, ohne dass man dies überhaupt bemerkt. Hier einige Arten und Weisen, mit denen man dieser Tendenz entgegentreten und dann wirkungsvoll die Streck-und-Loslass-Phase der Praxis üben kann:

Tipps für die Praxis:

- „Atme hinein" in die Gliedmaßen, um die festgehaltene Energie zu befreien und sie in Bewegung zu bringen. Natürlich kann der körperliche Atem die Extremitäten nicht wirklich erreichen, aber wenn er von dem körperlichen Atemprozess unterstützt wird, dann kann deine Energie und dein Bewusstsein leichter diese Energie erreichen und sie befreien.
- Visualisiere, dass du deine Energie aus deinen Extremitäten befreist, sieh in deinem Inneren, wie sie auf ganz natürliche Weise in die astrale Wirbelsäule

zurückkehrt, so, als ob sie nach Hause zurückkehren wollte, nachdem sie Feierabend hat.

- Erzeuge einen „Energiemagneten" in deiner astralen Wirbelsäule, um die Energie von dort anzuziehen. Einfaches Konzentrieren wird hier schon ausreichend sein. Noch besser ist eine kurze Praxis von Dirgha Pranayam I (dem vollen Yoga-Atem) nach deiner letzten Asana im Stehen: Ohne deine körperliche Atmung zu übertreiben, konzentriere dich darauf, deine Astralatmung zu stimulieren, spüre dabei den aufwärtsgerichteten und abwärtsgerichteten Energiefluss in deiner astralen Wirbelsäule, während du ein- oder ausatmest.

JANUSHIRASANA – DIE KOPF-ZU-KNIE-HALTUNG

Die Herausforderungen des Lebens können einen dazu bringen, dass man sich aus Situationen oder von Menschen zurückzieht – vielleicht aus Ungewissheit oder aus Angst oder weil man zögert, sich den Herausforderungen mit der notwendigen Energie zu widmen. Dennoch können sich Lösungen nur dann wirklich einstellen, wenn man sich vollständig in das Leben hineinbegibt, und nicht, wenn man sich daraus zurückzieht. Im Janushirasana kann man die Streckung der Wirbelsäule spüren sowie den weiten Winkel der Oberschenkel, die sich nicht nur der größeren Fülle des Energieflusses öffnen, sondern auch der größeren Verbundenheit mit – und dem Vertrauen auf – die Güte des Lebens.

> *„Links oder rechts und um mich herum –*
> *die Harmonie des Lebens ist mein!"*

Technik:

Sitze mit einer geraden Wirbelsäule aufrecht und spreize deine Beine weit. Beuge dein rechtes Knie und platziere die Sohle deines rechten Fußes an die Innenseite deines rechten Oberschenkels. Halte das rechte Knie am Boden. Sitze so, dass dein Gewicht gleichmäßig auf deine Sitzbeinhöcker verteilt ist. Verlängere dich durch dein linkes Bein und deine linke Ferse nach vorn, lasse deine Zehen nach oben zeigen. Wenn es schwer ist, die Wirbelsäule aufrecht zu halten, dann setze dich auf die vordere Kante eines Kissens und/oder beuge leicht dein linkes Knie. Wenn dein rechtes Knie den Boden nicht erreichen kann, dann lege ein Kissen darunter.

Aktive Phase: Schwinge mit dem Einatmen deine Hände nach oben und nach vorn vor deinen Körper, strecke dich nach oben. Drehe dich zum linken Bein und drehe deine Hände mit dem Ausatmen nach außen und unten, während du dich aus den Hüftgelenken nach vorne beugst und dich über das linke Bein streckst, wobei deine Wirbelsäule gerade bleibt. Lass deine Hände bis dorthin reichen, wo sie ohne Mühe hingelangen können – auf den Boden, auf das linke Bein – und entspanne deine Schultern. Bleibe einige Atemzüge lang in dieser Haltung und verlängere deine Wirbelsäule mit jedem Einatmen. Lass dich mit jedem Ausatmen in eine tiefere Beugung aus dem Hüftgelenk sinken, wobei die Wirbelsäule immer weiter gerade bleiben sollte. Deine Hände wandern langsam vorwärts, während sich dein Oberkörper immer weiter nach vorn sinken lässt.

Entspannungsphase: Wenn du dich mit gerader Wirbelsäule so weit, wie es dir möglich ist, nach vorne gebeugt hast, verlängere mit einer letzten Einatmung noch einmal deine Wirbelsäule, atme dann aus und entspanne dich in die vollendete Asana. Lass deine Wirbelsäule rund sein, wenn es sich gesund anfühlt und dir kein Unwohlsein verursacht. Wandere mit deinen Händen nach vorn in eine bequeme Position, wenn sie deinen linken Fuß erreichen, dann falte die Hände und lass sie dann den linken großen Zeh festhalten. Wenn das nicht geht, dann lasse deine Hände auf dem Bein oder auf dem Boden ruhen. Halte deine Schultern auf einer Höhe und gehe immer tiefer in die Vorwärtsbeuge hinein – nur, indem du dich mehr und mehr entspannst, und nicht, indem du dich mehr und mehr anstrengst.

Atme ruhig und gleichmäßig und affirmiere geistig: *„Links und rechts und um mich herum – die Harmonie des Lebens ist mein!"*

Um die Asana zu beenden, komm mit deinen Händen zurück, bis deine Wirbelsäule sich aufrichtet, dann atme ein und strecke dich nach oben. Atme aus und komme in eine bequeme sitzende Haltung. Pausiere kurz und wiederhole die Übung auf der anderen Seite.

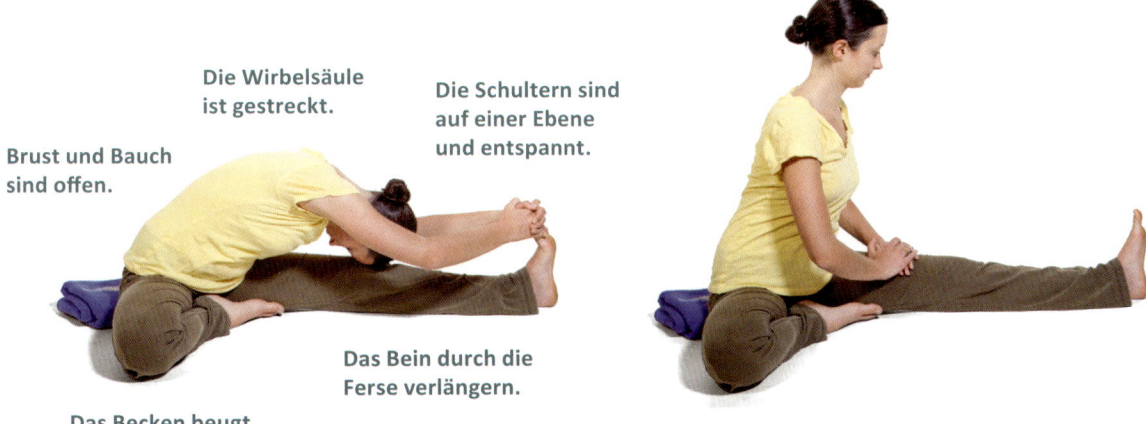

Die Wirbelsäule ist gestreckt.

Die Schultern sind auf einer Ebene und entspannt.

Brust und Bauch sind offen.

Das Bein durch die Ferse verlängern.

Das Becken beugt sich nach vorn.

Varianten:

- *Leichter:* Übe die Asana mit einem gerade nach vorn ausgestreckten Bein, statt dieses zur Seite zu strecken. Da diese Variante keine Wirbelsäulendrehung beinhaltet (wie in der Standardasana), ist es leichter, die Wirbelsäule gerade zu halten und die Schultern gleichmäßig hoch.
- *Leichter:* In der aktiven Phase der Asana ziehe ein Band um deinen linken Fußballen, ziehe das Band zu dir heran, aber eher nach unten. Benutze dazu die Muskulatur um deine Wirbelsäule, sodass dieses sanfte Ziehen deine Wirbelsäule nicht rundet, sondern dir im Gegenteil hilft, dich aus dem Hüftgelenk weiter nach vorn zu beugen. Wenn du in der Entspannungsphase ausatmest, dann lasse das Band los.

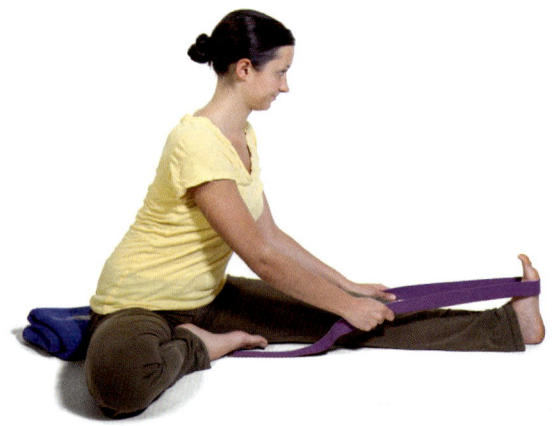

PASCHIMOTTASANA – VORWÄRTSBEUGE IM SITZEN (AUCH: RÜCKENDEHNUNG)

Innere Haltungen wie Angst, Widerstand oder Furcht verursachen körperliche Spannungen in den Rückseiten der Beine (der Drang, wegzulaufen), Spannungen, die wiederum diese Haltungen verstärken. Da sie diese Spannungen wegstreckt, löst Paschimottasana diese Haltungen und macht es leichter, die darunterliegenden Themen loszulassen. Richte also deinen Geist auf die Aufgabe aus, diese Themen vollständig loszulassen und affirmiere:

„Ich bin sicher. Ich bin unversehrt.
Alle guten Dinge kommen zu mir und geben mir Frieden!"

Technik:

Sitze aufrecht mit gerader Wirbelsäule, die Beine vor dir ausgestreckt. Verlängere dich nach vorne durch die Fersen, wobei die Zehen nach oben zeigen sollten. Wenn dies schwer ist, weil deine Wirbelsäule dabei nicht gerade bleibt, dann setze dich auf die Vorderkante eines Kissens und/oder beuge leicht deine Knie.

Aktive Phase: Beim Einatmen schwinge deine Arme vor dem Körper hoch und strecke dich nach oben. Beim Ausatmen lass deine Hände zu den Seiten kreisen und bringe sie dabei nach unten, während du dich aus den Hüftgelenken nach vorn neigst und dich über die Beine hinaus weiter verlängerst, wobei deine Wirbelsäule gerade bleiben sollte. Lasse deine Hände dort zur Ruhe kommen, wo es am besten geht – auf dem Boden oder auf deinen Beinen. Entspanne deine Schultern nach unten, weg von deinen Ohren. Bleibe einige Atemzüge lang in dieser Haltung: Verlängere die Wirbelsäule bei jedem Einatmen und entspanne dich bei jedem Ausatmen in eine tiefere Beugung in den Hüftgelenken (die Wirbelsäule bleibt dabei gerade). Lasse die Hände nach vorn wandern, während sich dein Oberkörper immer weiter vorschiebt.

Entspannungsphase: Wenn du dich mit gerader Wirbelsäule so weit wie möglich nach vorne gebeugt hast, verlängere deine Wirbelsäule mit einem letzten Einatmen, dann atme aus und entspanne dich in die vollendete Asana. Lass deine Wirbelsäule rund werden, wenn sich das richtig anfühlt und es kein Unbehagen dabei gibt. Lass deine Hände dabei in eine bequeme Entfernung von den Schultern wandern, wenn sie dabei die Zehen erreichen können, dann halte mit den ersten beiden Fingern jeder Hand den großen Zeh. Geh immer tiefer in die Vorwärtsbeuge hinein und tue dies allein aus deiner Entspannung heraus, nicht durch irgendeinen Druck.

Atme ruhig und gleichmäßig ein und aus und affirmiere im Geist: *„Ich bin sicher. Ich bin unversehrt. Alle guten Dinge kommen zu mir, sie geben mir Frieden!"*

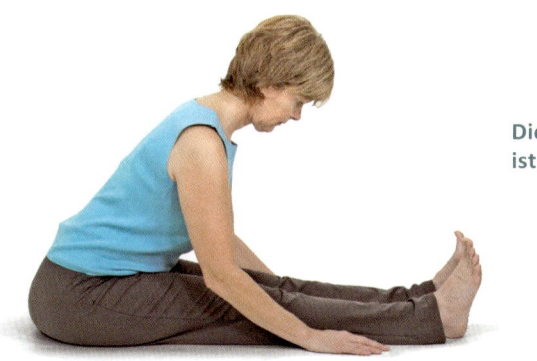

Die Wirbelsäule ist lang.

Kopf und Schultern sind entspannt.

Brust und Bauch sind offen.

Das Becken ist nach vorn gekippt.

Die Beine verlängern sich durch die Fersen.

Um die Asana zu verlassen, lass deine Hände zurück die Beine emporwandern, bis deine Wirbelsäule sich strecken kann, dann atme ein und strecke dich hoch, damit deine Wirbelsäule sich verlängert. Atme aus und komme in eine bequeme Sitzhaltung, dann spüre nach.

Variante:

- *Leichter:* Schlinge in der aktiven Phase der Asana ein Band um deine Fußballen und ziehe sanft an dem Band, ziehe es zu dir heran, aber nach unten. Benutze deine Muskeln um deine Wirbelsäule, sodass dieses leichte Ziehen deine Wirbelsäule nicht rund werden lässt, sondern im Gegenteil dir hilft, dich aus den Hüftgelenken noch weiter nach vorn zu beugen. Wenn du dich in der Entspannungsphase nach vorn sinken lässt, lasse das Band los.

BADDHA KONASANA – DIE GEBEUGTE SCHMETTERLINGSPOSITION

Auf körperlicher Ebene öffnet Baddha Konasana die Hüften und die Wirbelsäule. Auf einer tieferen Ebene jedoch löst diese Streckung eine Energie, die an der Basis der astralen Wirbelsäule im ersten Chakra blockiert ist. Oft zeigt sich diese blockierte Energie als Unsicherheit, Sturheit, Überbehütung, geistige Schwere oder Groll durch – vielleicht auch Widerstand gegen – Veränderung. Setze auch deinen Atem, deine Konzentration und deine Imaginationsfähigkeit ein, um diese blockierte Energie loszulassen und affirmiere:

„Sicher in mir ruhend akzeptiere ich alles, was ist!"

Technik:

Sitze mit gerader Wirbelsäule, aufrecht, beuge die Knie und halte die Füße flach auf dem Boden. Lasse deine Knie nach außen in Richtung Boden sinken und bringe dabei deine Fußsohlen zusammen, wobei deine Fersen so nahe am Schritt sein sollten, wie es bequem möglich ist. Lege Kissen unter die Knie, wenn sie den Boden nicht erreichen und es sich unbequem anfühlt.

Verschränke deine Finger um die Zehen (oder halte deine Fußgelenke) und ziehe sie leicht in deinen Schritt, um das Becken gerade und die Wirbelsäule aufrecht zu halten. Presse die Fußsohlen aneinander. Wenn es schwer ist, die Wirbelsäule aufrecht zu halten, dann setze dich auf die Vorderkante eines Kissens.

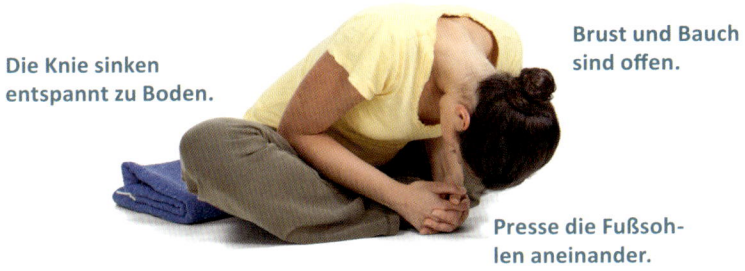

Die Wirbelsäule ist lang.

Brust und Bauch sind offen.

Die Knie sinken entspannt zu Boden.

Presse die Fußsohlen aneinander.

Aktive Phase: Beim Ausatmen beuge dich nach vorn, wobei deine Wirbelsäule aufrecht bleiben sollte. Bleibe einige Atemzüge lang in dieser Haltung. Verlängere die Wirbelsäule bei jeder Einatmung und entspanne dich beim Ausatmen in eine noch tiefere Neigung nach vorn (die Wirbelsäule ist weiterhin gerade und das Becken nach vorn gekippt).

Entspannungsphase: Wenn du dich so weit, wie du kannst, mit gerader Wirbelsäule nach vorn geneigt hast, dann verlängere beim nächsten Einatmen nochmals deine Wirbelsäule, dann atme aus und entspanne dich in die vollendete Asana. Lass deine Wirbelsäule rund werden, wenn sich dies gesund anfühlt und es kein Unbehagen dabei gibt. Gehe immer tiefer in diese Vorwärtsbeuge hinein und tue dies nur aus deiner Entspannung heraus, nicht mit Anstrengung.

Atme ruhig und gleichmäßig ein und aus und affirmiere innerlich: *„Sicher in mir ruhend akzeptiere ich alles, was ist."*

Um die Asana zu verlassen, strecke deine Wirbelsäule, dann atme ein und komme nach oben. Atme aus und komme in eine bequeme Sitzposition, spüre hier nach.

Variante:

Supta Baddha Konasana (die höchste Schmetterlingshaltung) – sie ist eigentlich eine eigenständige Asana, bewirkt aber eine ähnliche Energielösung und man sollte auch dieselbe Affirmation benutzen: Sitze aufrecht und, bevor du dich in die Vorwärtsbeuge begibst, setze die Hände hinter deinem Körper auf und lasse deinen Rücken langsam nach hinten sinken, wobei du dein Becken einziehst, wenn dies nötig sein sollte, um deine Lendenwirbelsäule rund wer-

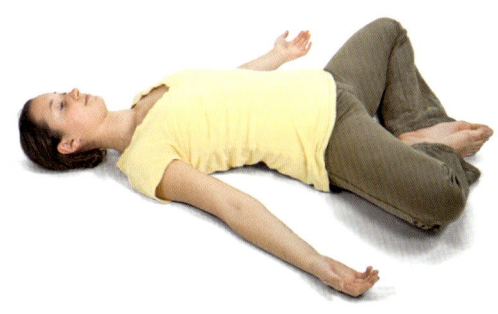

den zu lassen und in den Boden zu sinken. Entspanne deine Arme seitlich neben deinem Körper auf dem Boden, wobei die Handflächen nach oben zeigen. Um die Asana wieder zu verlassen, schiebe mit deinen Händen deine Knie zusammen und ziehe sie dann fest an deinen Körper. Strecke dann deine Beine und spüre einige Atemzüge lang in Savasana (der Totenhaltung) nach.

UPAVISTHA KONASANA – DIE GESPREIZTE VORWÄRTSBEUGE (SITZEND)

Die Spreizung der Beine in dieser Asana spiegelt und fördert eine Haltung der bewussten Annahme dessen, was das Leben dir bringt – sei es leicht oder schwer, angenehm oder unangenehm. Um dieses Annehmen einen Schritt weiter zu bringen, halte die Brust und dein Herz offen und strecke dich durch die Beine, so, als ob du alles aktiv willkommen heißen würdest, was auf dich zukommt. Es ist schließlich aus göttlicher Absicht zu dir gekommen. Es ist nicht immer leicht, diese Haltung einzunehmen, aber sie ist leichter, wenn deine Körperhaltung sich schon gestärkt hat, und einfacher, wenn du zutiefst affirmierst:

„Ich heiße jede Gelegenheit zum Wachsen willkommen.“

Technik:

Sitze mit gerader Wirbelsäule aufrecht und spreize deine Beine weit. Verlängere dich durch deine Fersen, lasse die Zehen nach oben zeigen. Wenn es schwer ist, die Wirbelsäule aufrecht zu halten, dann setze dich auf eine Kissenkante.

Aktive Phase: Schwinge deine Arme beim Einatmen über die Vorderseite deines Körpers nach oben, strecke dich hoch. Wenn du ausatmest, bringe die Hände über die Seiten nach unten und neige dich aus den Hüftgelenken nach vorn und verlängere dich über deine Beine nach vorn. Lass die Wirbelsäule weiterhin gerade sein. Lass deine Hände auf dem Boden aufliegen, wohin auch immer sie kommen können. Bleibe einige Atemzüge lang in dieser Position, verlängere mit jedem Einatmen deine Wirbelsäule, entspanne dich mit jedem Ausatmen in eine immer tiefere Beugung, wobei die Wirbelsäule weiterhin gerade bleiben sollte. Lasse die Hände vorwärts wandern, während dein Oberkörper sich nach vorn beugt, presse die Fäuste in den Boden vor deinen Hüften und hilf dir so, deine Wirbelsäule zu verlängern, während du dich nach vorn entspannst.

Entspannungsphase: Wenn du dich so weit, wie es dir möglich ist, nach vorn mit einer geraden Wirbelsäule gebeugt hast, dann verlängere mit einem letzten tiefen

Einatmen deine Wirbelsäule, dann atme aus und entspanne dich in die vollendete Asana hinein. Lass deine Wirbelsäule rund werden, wenn es sich gut anfühlt und kein Unbehagen verursacht. Wandere mit deinen Händen so weit nach vorn, wie du reichen kannst. Gehe immer tiefer in die Vorwärtsbeuge hinein, und zwar nur durch deine Entspannung, nicht durch noch mehr Anstrengung.

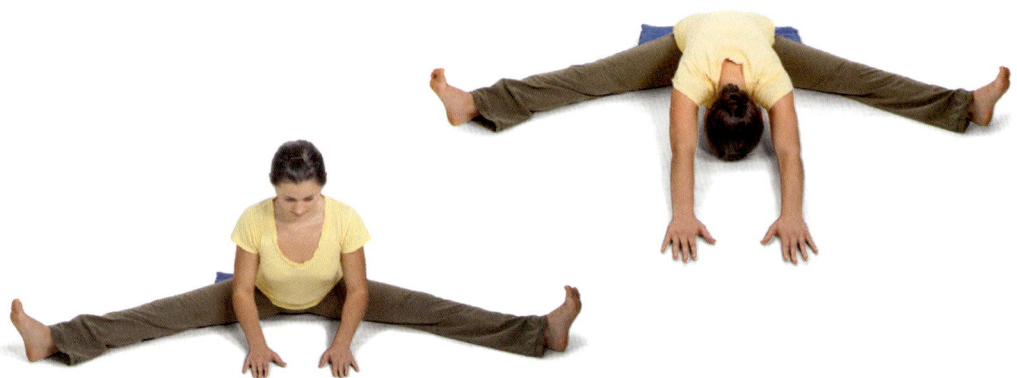

Atme tief und gleichmäßig, affirmiere innerlich: *„Ich heiße jede Gelegenheit zum Wachsen willkommen."*

Um die Asana zu beenden, wandere mit deinen Händen zurück und richte dabei deine Wirbelsäule auf, dann atme ein und strecke dich nach oben. Atme aus, komme in eine bequeme Sitzhaltung und spüre nach.

Variante:

- *Fortgeschritten:* Bringe auch deine Brust und/oder deine Stirn auf den Boden und/oder halte mit deinen ersten beiden Fingern die jeweiligen großen Zehen fest.

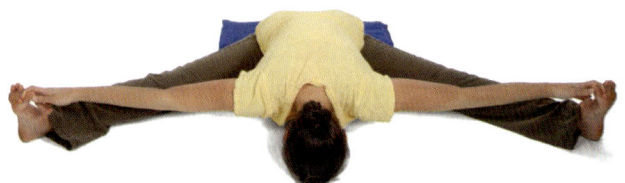

GOMUKHASANA – DIE GESICHT-GOTTES-HALTUNG[6]

Das Leben schenkt uns unzählige Gelegenheiten, um Furcht zu spüren, und je mehr wir uns davor zu schützen versuchen, desto mehr schließen wir unser Herz in einem immer kleineren Raum ein. Selbst unsere Körperhaltung wird diese Tendenz widerspiegeln – die Schultern rollen sich nach vorn und die Brust verschließt sich – was wiederum die Schutzhaltung noch mehr verstärkt – und all das kann unser Herz immer mehr verschließen. Gomukhasana hilft dir, diese Körperhaltung rückgängig zu machen und so anzufangen, die grenzenlose Energie des Herzens freizusetzen – die ja, in Wahrheit, niemals Schutz benötigt. Atme deshalb tief in den Herzbereich hinein, öffne die Brust und deine Schultern und gib dazu die ganze Kraft deines Geistes, wobei du affirmierst:

„Frei in meinem Herzen kann ich furchtlos leben."

Der obere Arm zeigt senkrecht nach oben.

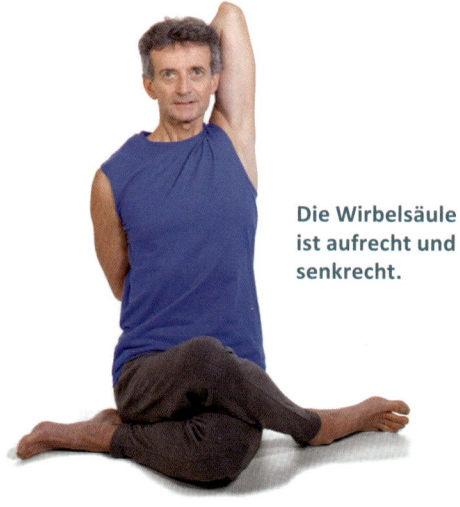

Die Wirbelsäule ist aufrecht und senkrecht.

Die Sitzbeinhöcker sind im Boden verankert.

Technik:

Sitze mit angewinkelten Knien, deine Füße flach auf dem Boden vor dir. Gleite dann mit deinem linken Fuß unter das rechte Knie und platziere die Ferse direkt vor die rechte Hüfte, bringe dein linkes Knie auf den Boden. Hebe deinen rechten Fuß und platziere die Ferse direkt seitlich neben die linke Hüfte. Lasse das linke Knie auf dem rechten Knie ruhen. Sitze auf einem Kissen, wenn die Grundhaltung deine Hüften in unbequemer Weise streckt.

Bringe deine rechte Hand hinter deinen Rücken, winkele den Ellenbogen an und greife mit den Fingern nach oben, die Wirbelsäule entlang. Strecke deinen linken Arm über deinen Kopf, beuge den Ellenbogen und greife mit der linken Hand nach unten zur rechten Hand. Ziehe die Finger beider Hände nach innen und verschränke sie. Wenn die Finger einander nicht erreichen können, dann setze ein Band ein, um sie zu verbinden.

---

6   Du kennst diese Asana vielleicht unter der Bezeichnung „Kuh-Gesicht", weil im modernen Sanskrit das Wort „go" gewöhnlich mit „Kuh" übersetzt wird. Im alten Sanksrit jedoch bedeutet das Wort „inneres Licht" – ein ziemlicher Unterschied!

Dein linker oberer Arm sollte senkrecht nach oben zeigen, dein Kopf sollte aufrecht sein. Erlaube deiner Wirbelsäule nicht, sich nach rechts zu verdrehen, halte sie gerade, hebe deine Brust und rolle die Schultern, sodass sie sich öffnen.

Hebe deinen Blick nach oben zum Dritten Auge – du kannst dafür die Augen offen oder geschlossen halten – und konzentriere dich auf dein Herz. Atme ruhig und gleichmäßig und affirmiere innerlich: *„Frei in meinem Herzen kann ich furchtlos leben.“*

Um die Asana zu verlassen, entspanne deine Arme und verschränke deine Finger auf deinem rechten Knie oder halte deine Hände auf deinen Fußsohlen. Spüre in dieser Knie-über-Knie-Sitzhaltung nach. Dann kehre die Position der Beine um und übe auf der anderen Seite.

Variante:

- *Leichter:* Halte deine beiden Ellenbogen jeweils mit der anderen Hand hinter deinem Rücken fest: Die linke Hand hält den rechten Ellenbogen, die rechte den linken Ellenbogen. Wenn du die Übung auf der anderen Seite übst, dann wechsele die Position der Beine und halte den jeweils anderen Ellenbogen über deinem Kopf.

SASAMGASANA – DIE HASENPOSITION

Sasamgasana ist nicht nur eine körperliche Position, sondern sie ist auch ein dynamischer Gegensatz zwischen einer vorwärtsstrebenden Wirbelsäule und dem zurückhaltenden Griff nach den Fersen. Dieser Gegensatz hilft dir, die astrale Wirbelsäule zu magnetisieren und auf diese Weise mehr Energie dorthin zu ziehen, was dich wiederum dabei unterstützt, zentrierter zu bleiben und mehr Kontrolle über deine Energie zu haben. Die Hasenhaltung streckt auch deinen Oberkörper, bringt die Energie zum Gehirn und löst geistige Erschöpfung auf. Wenn du die Asana hältst, dann affirmiere mit ruhiger Gewissheit:

„Ich bin Meister/in meiner Energie, ich bin Meister/in meines Selbst.“

Technik:

Aus Balasana, der Position des Kindes, greife deine Fersen, deine Handflächen schauen sich an, deine Daumen liegen an den äußeren Kanten deiner Füße und deine Finger greifen nach den Innenseiten.

Bringe dann deine Stirn auf deine Knie. Einatmend hebe deinen Po nach oben, um den obersten Punkt des Kopfes auf den Boden zu setzen und deine Arme zu strecken.

Strecke dich nach vorn durch deine Wirbelsäule hindurch.

Schultern, Oberarme und oberer Rücken sind entspannt.

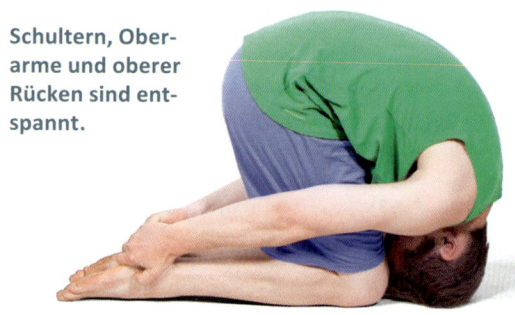

Die Hände greifen die Fersen mit einem festen Griff.

Der oberste Punkt des Kopfes ruht leicht auf dem Boden.

Beinahe alles Gewicht sollte auf deinen Beinen ruhen, nur ein ganz klein wenig Gewicht ist auf dem obersten Punkt deines Kopfes. Entspanne deine Arme, deine Schultern und den oberen Rücken, sodass sie sich strecken können und sich öffnen. (Wenn du lange Arme hast, dann setze deinen Kopf ein wenig weiter von den Knien entfernt auf den Boden, damit du dich besser strecken kannst). Setze die Stärke deiner Beine ein, um der Vorwärtsstreckung deiner Wirbelsäule Kraft zu geben, während du fest die Fersen greifst, um dich vor einer weiteren Bewegung nach vorne zu schützen.

Atme ruhig und gleichmäßig, während der dynamische Widerstand deine Wirbelsäule magnetisiert. Affirmiere innerlich: *„Ich bin Meister/in meiner Energie, ich bin Meister/in meines Selbst.“*

Um die Asana zu verlassen, entspanne dich in Balasana.

Varianten:

Leichter: Wenn du deine Fersen nicht erreichen kannst, kannst du einfach die Hände auf die Rückseiten der Oberschenkel legen. Besser ist es jedoch, wenn du ein Band unter deine Füße legst und die Enden des Bandes zwischen den Füßen nach oben und dann um die Seiten herumlegst. Halte beide Enden des Bandes in einer Hand und rolle auf die Seite, dann in Balasana. Teile die Enden des Bandes und nimm sie in beide Hände, greife die Enden so nah wie möglich an deinen Fersen, wobei deine Handflächen sich anschauen sollten und die Daumen zu Boden zeigen. Komme nach oben in Sasamgasana und lasse deine Ellenbogen gerade sein.

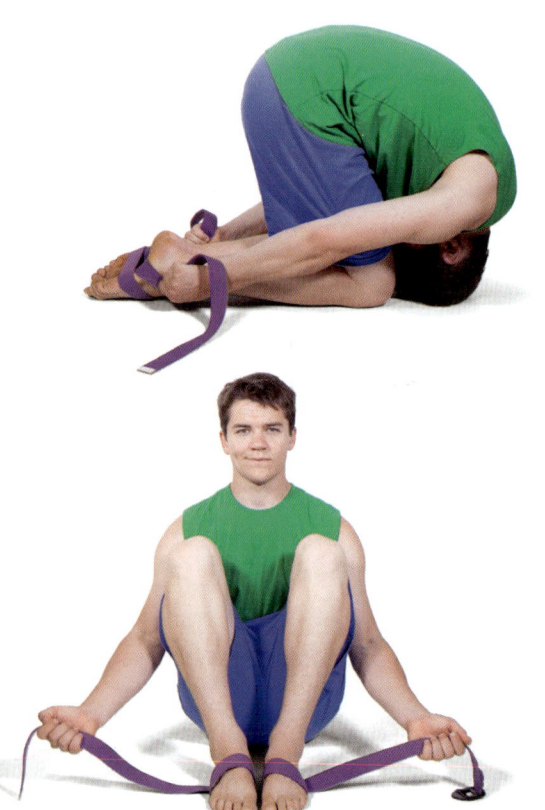

SUPTA VAJRASANA – DER SCHLAFENDE DIAMANT

Diese Asana schenkt den Oberschenkeln eine wirklich tiefe Streckung, hilft dir dabei, chronische Spannungen buchstäblich herauszupressen und beseitigt ruhelose Tendenzen zum „Steh auf und mach los!" in dir, die sich tendenziell in deinen Oberschenkeln ablagern. Darüberhinaus energetisiert Supta Vajrasana durch seine Rückwärtsbeugung die gesamte Wirbelsäule. Lass aber weder den einen noch den anderen Aspekt dieser Asana zu intensiv werden: Setze Hilfsmittel ein, wenn du es brauchst, sodass die Asana eine angenehme Erfahrung wird, gemütlich und beruhigend. Entspanne auch deinen Geist, lass ihn frei von unruhiger Aktivität werden und affirmiere innerlich:

„Energetische Bewegung oder bewegungsloser Frieden:
Ich habe die Wahl! Ich habe die Wahl!"

Technik:

Lehne dich aus dem Fersensitz zurück und lege deine Handflächen auf den Boden hinter dir, schulterbreit voneinander entfernt, wobei die Finger auf deine Füße zeigen sollten. Beuge langsam deine Ellenbogen und senke deinen Oberkörper zu Boden ab, wobei du dein Becken einziehen solltest, wenn dies nötig sein sollte, um deine Lendenwirbelsäule davon abzuhalten, sich zu weit nach hinten zu biegen. Deine Oberschenkel sollten parallel zueinander sein und die Knie sollten während der gesamten Asana auf dem Boden aufliegen. Wenn du am weitesten Punkt einer angenehmen Streckung angekommen bist, dann lasse deinen Nacken weich werden und und bringe ihn in dieselbe rückwärtige Kurve wie den Rest der Wirbelsäule. Lasse deinen Nacken nicht einfach zurückfallen.

Wenn deine Ellenbogen leicht den Boden erreichen können und wenn du tiefer in die Asana hineingehen willst, dann gleite mit den Ellenbogen in Richtung auf deine Hüften und senke deine Schultern weiter zu Boden ab.

Wenn du in der Lage bist, deine Schultern ohne Anstrengung auf den Boden zu bringen, dann strecke die Arme nach oben über deinen Kopf, am Boden entlang, oder verschränke deine Finger hinter dem Kopf.

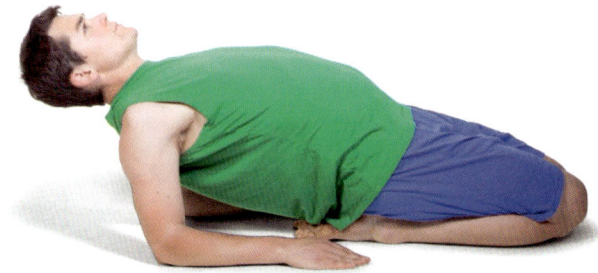

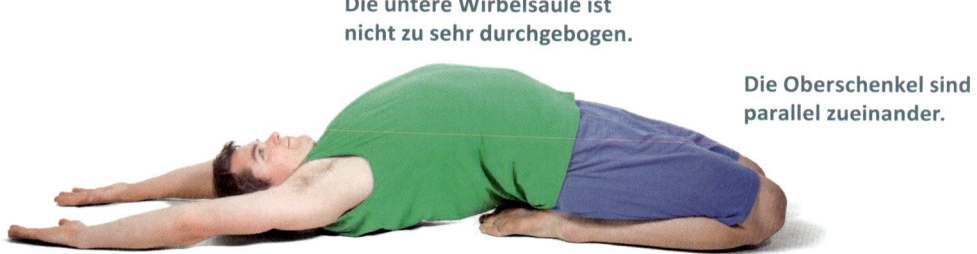

Die untere Wirbelsäule ist nicht zu sehr durchgebogen.

Die Oberschenkel sind parallel zueinander.

Die Knie und Fußgelenke sind nicht überlastet.

Die Knie liegen auf dem Boden auf.

Ganz gleich, wie tief du dich herabsenken kannst: Deine Streckung sollte angenehm sein. Setze Hilfsmittel ein, die dich unterstützen oder verhindern können, dass du deine Fußgelenke, deine Knie, deine Oberschenkel oder deine Wirbelsäule überlastest. Konzentriere dich darauf, dass du die Vorderseiten deiner Oberschenkel loslässt, wo rastlose Energie festgehalten werden kann.

Atme ruhig und gleichmäßig und affirmiere innerlich: *„Energetische Bewegung oder bewegungslose Ruhe: Ich habe die Wahl! Ich habe die Wahl!"*

Um die Asana zu verlassen, bringe dein Kinn auf deine Brust, rolle dich auf eine Seite und strecke beide Beine aus. Dann rolle dich auf den Rücken und ziehe deine Knie an deinen Oberkörper. Ruhe aus in Savasana (Totenstellung)

Varianten:

- *Leichter:* Platziere Kissen unter deine Wirbelsäule und unter deinen Kopf und lass dich auf die Kissen gleiten. Nimm deine Handflächen nach oben oder bringe deine Arme über deinen Kopf auf dem Boden entlang nach oben – was auch immer du entspannender und friedlicher findest.
- Wenn dir deine Fußgelenke wehtun: Lege ein zusammengerolltes Handtuch unter die Vorderseite deiner Fußgelenke.
- Wenn dir deine Knie wehtun: Lege ein Kissen zwischen den Po und deine Fußgelenke. Versuche nicht, deine Schultern auf den Boden zu bringen, weil dass deine Lendenwirbelsäule dazu bringen würde, sich zu sehr durchzubiegen.

ADHO MUKHA SHVANASANA –
DER HERABSCHAUENDE HUND

Wenn du erst einmal gelernt hast, dich in dieser Asana wohlzufühlen, dann kann sie dich in eine tiefe, dynamische Ruhe führen. Abgesehen von einer guten Streckung der Schultern und Beine ist Adho Mukha Shvanasana zumindest teilweise eine Umkehrhaltung: Auf ganz subtile Weise wird die Schwerkraft das Prana in dein Gehirn ziehen, wenn du deine Wirbelsäule gerade halten kannst. Deshalb achte darauf, dass deine Wirbelsäule in dieser Asana stets gerade bleibt, selbst wenn du deine Knie beugen musst, um dies zu erreichen. Dann wird die folgende Affirmation in dir lebendig werden:

„Ruhe strahlt aus jeder Faser meines Seins."

Technik:

Beginne damit, dass du auf Hände und Knie kommst: Die Knie sind unter den Hüften und die Hände sind schulterbreit auseinander und unter den Schultern aufgesetzt, deine Finger sind gespreizt und die Mittelfinger zeigen nach vorn.

Ziehe nun deine Fersen nach unten. Atme aus und drücke dich durch deine Arme und Beine hoch und nach hinten, lasse die Wirbelsäule gerade sein.

Strecke deine Knie so weit wie möglich, ohne dass deine Wirbelsäule sich runden muss. Halte deinen Nacken lang und so, dass er die Wirbelsäule verlängert. Bringe auch deine Arme in eine Linie mit der Wirbelsäule, die Oberarmmuskeln sind neben deinen Ohren. Weite dich über deine Schultern und im oberen Rücken und rolle deine Schultern, so dass sie sich öffnen, weg von deinen Ohren, sodass es genug Platz zwischen deinen Oberarmen und deinem Kopf gibt. Presse die Basis jedes einzelnen Fingers und deine Daumen fest in den Boden. Entspanne deine Fersen auf den Boden, es ist ganz okay, wenn sie den Boden nicht ganz erreichen.

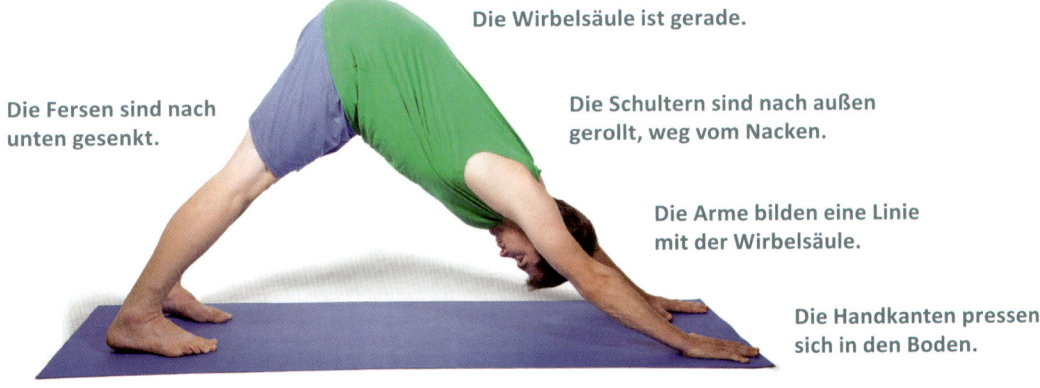

Die Wirbelsäule ist gerade.

Die Fersen sind nach unten gesenkt.

Die Schultern sind nach außen gerollt, weg vom Nacken.

Die Arme bilden eine Linie mit der Wirbelsäule.

Die Handkanten pressen sich in den Boden.

Atme ruhig und gleichmäßig, affirmiere innerlich: *„Ruhe strahlt aus jeder Faser meines Seins.“*

Um aus der Asana zu kommen, entspanne dich mit einem Ausatmen in Balasana (der Position des Kindes) und spüre dann nach.

Varianten:

Bei Schmerzen in den Handgelenken: Platziere einen Unterlegkeil unter die Handkanten, um den Winkel zu verkürzen, in dem die Handgelenke sich beugen müssen. Oder komme auf deine Fäuste (wobei die Hände sich anschauen sollten) statt auf deine Handflächen. Oder bringe deine Unterarme auf den Boden, schulterbreit auseinander und parallel, diese Möglichkeit nimmt die Handgelenke ganz aus der Anstrengung heraus, obwohl deine Schulterflexibilität gefordert sein könnte.

BODENHALTUNGEN II

Strecke deine Wirbelsäule und öffne sie

„Der Energiefluss im Körper kann durch deine Bemühungen auf zweierlei Weise gestärkt werden: Blockaden in den Nerven können gelöst oder der Energiefluss selbst kann angehoben werden. Beide Möglichkeiten können durch eine kontinuierliche Praxis des Hatha-Yoga erreicht werden. Vielleicht aus diesem Grund wird Hatha-Yoga eine Wissenschaft genannt, nicht nur eine Kunst."

SWAMI KRIYANANDA

Wenn du deine Achtsamkeit in der astralen Wirbelsäule durch die Stehübungen zentriert und deine Energie aus den Extremitäten durch die Bodenübungen abgezogen hast, dann kannst du nun als Nächstes deine astrale Wirbelsäule öffnen, d. h., du kannst sie strecken und Energieblockaden lösen, sodass mehr Energie zum Gehirn fließt.

Um dieses Ziel zu erreichen, wirst du nun die körperliche Wirbelsäule strecken – und damit auch die astrale Wirbelsäule – und zwar auf vielfältige Weise: Du wirst sie nach vorn beugen, nach hinten und zur Seite und du wirst dich auch um sie drehen. Und obwohl du vielleicht schon einige dieser Bewegungen früher in deiner Praxis geübt hast, bekommen sie nun eine neue Ausrichtung. Wenn du diese Asanas praktizierst, dann visualisiere dabei deine astrale Wirbelsäule, wie sie sich dehnt und weitet und zu einem immer weiteren, offenen Kanal wird, der immer mehr Energie transportieren und durchlassen kann.

Unter all den positiven Folgen, die diese Bewegungen in sich tragen, werden sie dir auch helfen, deinen körperlichen Atem freier und mit mehr Fülle fließen zu lassen, was wiederum das Prana freier und mit mehr Fülle in der astralen Wirbelsäule fließen lässt. Du kannst diese Wirkungen selbst durch eine ganz einfache Übung an dir erfahren:

Sitze aufrecht, schließe deine Augen und nimm das Maß an Mühelosigkeit wahr, mit der du körperlich atmest. Nimm auch wahr, wie frei deine Astral-Wirbelsäule sich bewegt. Als Nächstes praktiziere nur drei der Asanas in diesem Abschnitt: eine Vorwärtsbeuge der Wirbelsäule, eine Rückwärtsbeuge und schließlich eine Drehung. Dann setze dich erneut in die ursprüngliche Haltung, schließe deine Augen und beobachte deinen Atem: Nimm wahr, um wie viel leichter er wird und wie die Energie freier durch deine astrale Wirbelsäule strömt.

Praktische Tipps:

- Bleibe so entspannt wie möglich, selbst in Asanas, die eine beträchtliche Anstrengung erfordern. Wenn nötig, vermeide eine Überdehnung und wähle lieber eine einfachere Variante.
- Halte stets deine Wirbelsäule lang. Beuge sie nie in einem solchen Extrem, dass sie sich zusammengepresst oder verkürzt anfühlt.
- Forciere niemals eine Streckung. Forcieren wird deine Achtsamkeit für die Energie vermindern und kann auch zu Verletzungen führen. Nimm einfach wahr, an welcher Stelle es einen Widerstand gegen die Streckung gibt, und dann versuche, diesen Widerstand auszuatmen, sodass du dich wirklich in eine tiefere Streckung hinein entspannen kannst.
- Bleibe achtsam, wie sich dein Astralatem anfühlt. Halte Ausschau nach kleinen Veränderungen in der Körperhaltung, die dir helfen könnten, deinen Atemfluss zu befreien.

PARIGHASANA – DAS TOR

Die Torhaltung fördert deine Wahrnehmung der Energieströme in der Wirbelsäule und hilft dir, diese Ströme freier fließen zu lassen, mehr Fülle zu erfahren. Wenn du diese Ströme zum Kernpunkt deiner Erfahrung machst – und dabei dein Gefühl ebenso einsetzt wie deine Imaginationskraft –, dann wird Parighasana zu einem fröhlichen inneren Tanz des Prana, einer Feier der aufsteigenden Energie. Richte also deinen Geist vollkommen auf dieses Feiern aus und affirmiere innerlich:

„Wellen der Freude strömen durch meine Wirbelsäule nach oben."

Technik:

Knie auf dem Boden (auf einem Kissen, wenn du das für deine Knie brauchst), spreize die Knie hüftbreit und lasse deine Zehen nach hinten zeigen. Strecke dann dein linkes Bein nach links aus, lasse dabei deine Ferse auf dem Boden: Um dies zu tun, musst du möglicherweise deine rechte Hüfte ein wenig nach vorn drehen. Deine Brust sollte jedoch weiterhin nach vorn zeigen. Halte deinen rechten Oberschenkel senkrecht und lasse dein linkes Knie senkrecht nach oben zeigen. Halte die Zehen deines linken Fußes auf dem Boden, wenn es ohne Anstrengung möglich ist.

Atme ein und schwinge deinen rechten Arm zur rechten Seite und dann über deinen Kopf. Beim Ausatmen beuge dich seitwärts aus dem linken Hüftgelenk und biege deine

Wirbelsäule nach links: Gleite mit deiner linken Hand am linken Bein hinunter bis dorthin, wo du mühelos hingelangen kannst. Gib nur ganz wenig Gewicht auf deine linke Hand, setze sie nur ein, um deinen Körper zu stabilisieren, und achte darauf, dein linkes Knie nicht zu weit zu strecken. Bringe deinen rechten Arm am rechten Ohr entlang nach oben, lasse die rechte Handfläche auf den Boden links von dir schauen. Entspanne deine rechte Schulter weg von deinem rechten Ohr.

Verlängere aktiv deine Wirbelsäule in ihrem linken Seitwärtsbogen, neige dich aber nicht so weit zur Seite, dass du dein Atmen beeinträchtigst, weil dies auch den Energiefluss beeinträchtigen würde. Lasse deine Brust unmittelbar nach vorn zeigen und lehne dich weder nach hinten noch nach vorn. Idealerweise wird dein linkes Bein auf derselben Ebene sein wie deine Brust. Halte deinen Nacken so, dass er dieselbe Neigung vollzieht wie die Wirbelsäule, sie also verlängert. Schaue nach vorn und, wenn du magst, drehe deinen Kopf und lasse deinen Blick nach oben über den rechten Arm hinausgehen (schaue nicht auf deine rechte Hand).

Drücke dich durch deinen linken Fuß nach unten und verlängere dich aktiv und nach links in deiner ganzen linken Körperseite, wodurch du deine linke Seite belebst und deine rechte Seite öffnest.

Atme ruhig und gleichmäßig und affirmiere innerlich: *„Wellen der Freude strömen in meiner Wirbelsäule nach oben."*

Um aus der Asana zu kommen, strecke dich mit der rechten Hand nach oben, kehre zurück in die ursprüngliche kniende Haltung, dann komme in den Fersensitz (Vajrasana). Spüre nach, dann wiederhole die Übung auf der anderen Seite.

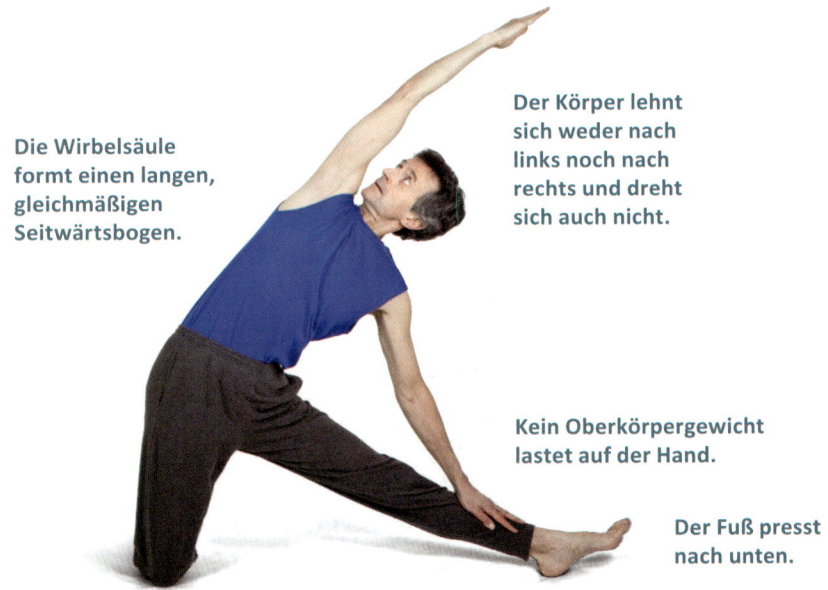

Die Wirbelsäule formt einen langen, gleichmäßigen Seitwärtsbogen.

Der Körper lehnt sich weder nach links noch nach rechts und dreht sich auch nicht.

Kein Oberkörpergewicht lastet auf der Hand.

Der Fuß presst nach unten.

ARDHA MATSYEANDRASANA – DIE BAUCHDREHUNG

Diese Drehung bringt Prana die gesamte Wirbelsäule hinauf, bis ins Herzchakra, wodurch Gefühle wie Liebe und Mitgefühl wach werden. Wenn Prana einmal das Herz erreicht, dann kann diese Haltung – kombiniert mit einer jahrelangen Angewohnheit, im Außen nach Erfüllung zu suchen – jedoch dazu verleiten, die Energie nach außen zu leiten, statt sie weiter nach oben ins Gehirn zu führen. Setze darum die nach außen strebende Richtung der Haltung in einer sinnvollen Weise ein: Nutze sie, um deine Achtsamkeit und deine Vorlieben zu erweitern, statt dazu, dich zu zerstreuen, und affirmiere innerlich:

„Ich strahle Liebe und Güte zu allen Seelenfreunden überall aus.“

Technik:

Sitze mit gekreuzten Knien auf dem Boden. Lasse deinen linken Fuß unter dein rechtes Knie gleiten und platziere die Ferse direkt neben der linken Hüfte. Lass dein rechtes Knie auf dem Boden unmittelbar unter und vor deinem Nabelpunkt sein. Kreuze deinen linken Fuß über dein rechtes Knie und stelle den Fuß dort flach auf den Boden. Wenn der linke Sitzbeinhöcker sich vom Boden hebt, dann setze ein Kissen unter beide Sitzbeinhöcker, um dein Becken in einer gleichmäßigen Position zu halten. Setze deine linke Hand auf dem Boden hinter dir auf und lasse deine rechte Hand auf deinem linken Knie ruhen.

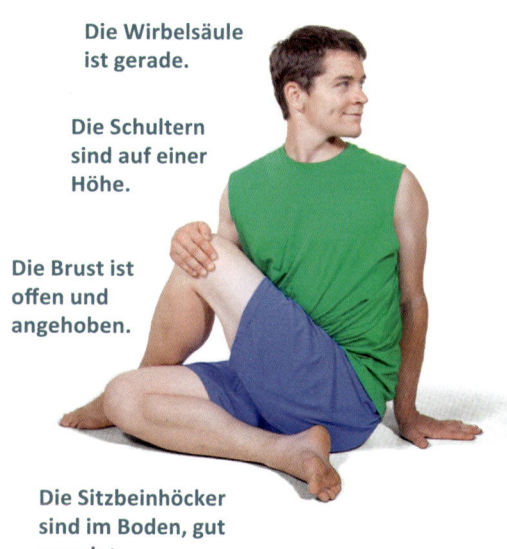

Die Wirbelsäule ist gerade.

Die Schultern sind auf einer Höhe.

Die Brust ist offen und angehoben.

Die Sitzbeinhöcker sind im Boden, gut geerdet.

Lass deine Schultern auf gleicher Höhe sein und entspanne sie, während du dich drehst: Atme ein und drücke dich nach unten durch deinen linken Arm, um deine Wirbelsäule zu verlängern, atme aus und drehe dich nach links bis in deine Lendenwirbelsäule. Bewege die Drehung im Laufe mehrerer Atemzüge nach und nach die Wirbelsäule hinauf: Verlängere dich beim Einatmen, drehe dich beim Ausatmen, beende diese Drehung mit deinem Nacken, wobei du deinen Blick mitdrehst, bis du über deine linke Schulter schaust. Setze deinen Oberkörper und die Muskeln rund um deine Wirbelsäule ein, um die Drehung zu vollziehen: Erzwinge die Drehung nicht, indem du stark an deinem rechten Arm ziehst.

Wenn du dich weiter drehst, hake deinen linken Ellenbogen um dein linkes Knie. Wenn du in der Lage bist, dich mühelos weiter zu drehen, ohne dass deine Wirbelsäule sich rundet, bringe deinen rechten Arm an die Außenseite deines linken Knies, den Ellenbogen gebeugt und deine Finger nach oben zeigend.

Atme ruhig und gleichmäßig und affirmiere innerlich: *„Ich strahle Liebe und Güte zu allen Seelenfreunden überall aus."*

Um die Asana wieder zu verlassen, atme ein und verlängere die Wirbelsäule, dann atme aus und drehe dich langsam zur Mitte. Lass dein linkes Knie auf das rechte sinken und verschränke entweder die Finger auf deinem linken Knie oder lasse deine Hände auf den Fußsohlen ruhen. Spüre nach und dann wechsele die Haltung der Beine und wiederhole die Übung auf der anderen Seite.

Varianten:

- *Leichter:* Wenn deine rechte Hüfte fest ist, dann kannst du dein rechtes Bein auch gerade nach vorn ausstrecken. Wenn deine linke Hüfte fest ist, dann gleite mit dem linken Fuß weiter von dir weg oder setze deinen linken Fuß an deinen rechten Oberschenkel, statt ihn über dein rechtes Knie zu kreuzen.

- *Fortgeschrittene:* Wenn du einmal in der vollen Drehung bist, wickele deinen rechten Arm um die Außenseite deines linken Knies, dann unter dem Knie durch und bringe dann deine beiden Hände hinter deinem Rücken zusammen. Halte deine Brust offen und deine Wirbelsäule gerade und zwinge dich nicht zu einer weiteren Drehung, indem du versuchst, deine Arme hinter dir stark anzuheben.

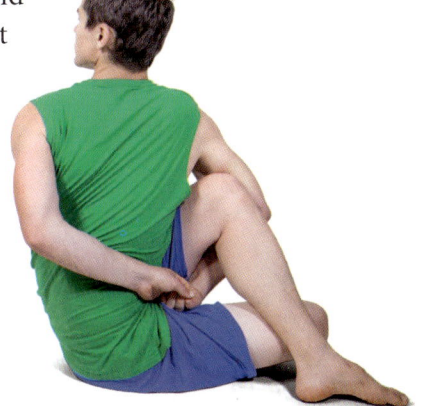

JATHARA PARIVARTANASANA – DIE BAUCHDREHUNG

Wie alle Drehungen öffnet diese Asana die astrale Wirbelsäule, sodass mehr Energie zum Gehirn fließen kann. Du wirst diese Öffnung vielleicht nach der Asana stärker fühlen. Wenn du in der Asana bist, dann konzentriere dich bei jeder Drehung auf die zentrale Achse: die astrale Wirbelsäule. Wenn dein Atem sich durch die Drehung ein wenig gepresst anfühlt, dann versuche, ein Gefühl von Entspannung und Raum im Zentrum deines Oberkörpers herzustellen, denn das wird einerseits deine Atmung befreien und dir andererseits auch helfen, deine astrale Wirbelsäule zu öffnen. Affirmiere innerlich:

„Ich öffne mich dem Fluss des göttlichen Lebens in mir."

Technik:

Liege auf dem Rücken, deine Beine parallel zueinander und deine Wirbelsäule gestreckt. Beuge dein linkes Knie und lass den Fuß nach innen gleiten. Drücke den Fuß in den Boden, um deinen Po hochzuheben und schiebe ihn nach links, dann lass dein Gewicht auf die rechte Pohälfte sinken. Setze deinen linken Fuß auf die Oberseite des rechten Oberschenkels auf, direkt über deinem Knie.

Strecke deinen linken Arm nach links aus, deine Handfläche zeigt nach oben. Setze deine rechte Hand auf dein linkes Knie. Atme ein und verlängere deine Wirbelsäule und dann, mit dem nächsten Ausatmen, rolle langsam deinen Unterleib nach rechts auf deine rechte Hüfte, wobei dein linkes Schulterblatt auf dem Boden bleiben sollte. Setze deine rechte Hand ein, um die Drehung zu leiten, nicht, um sie zu forcieren.

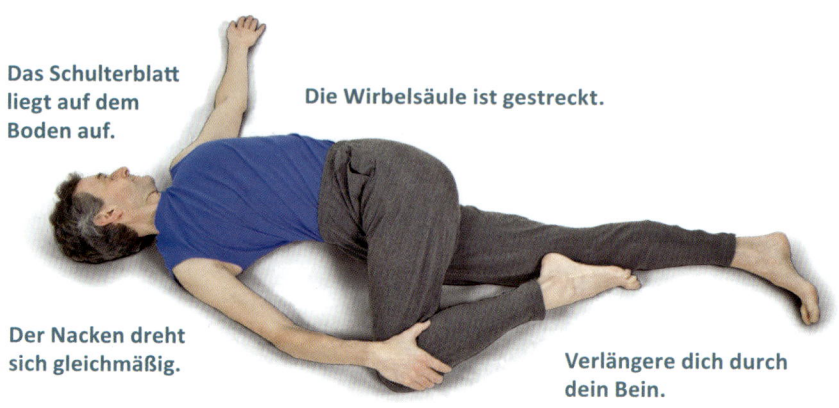

Das Schulterblatt liegt auf dem Boden auf.

Die Wirbelsäule ist gestreckt.

Der Nacken dreht sich gleichmäßig.

Verlängere dich durch dein Bein.

Lass die Drehung sich ganz langsam deine Wirbelsäule hoch bewegen, verlängere dich dabei aktiv durch deine Wirbelsäule und dein rechtes Bein. Wenn du die Grenze deiner Drehung erreicht hast, hebe deinen Kopf ein wenig, lass ihn sich nach links drehen und dann lege ihn wieder zurück auf den Boden. Dein linkes Knie sollte den Boden nicht berühren.

Atme Länge und Offenheit in deine ganze Wirbelsäule und affirmiere innerlich: *„Ich öffne mich dem Fluss des göttlichen Lebens in mir."*

Um die Asana wieder zu verlassen, rolle dich wieder auf den Rücken und bringe deine Hüften wieder in eine Linie, strecke dazu dein linkes Bein auf dem Boden aus. Spüre in Savasana (der Totenstellung) nach und wiederhole die Übung dann auf der anderen Seite.

Variante:

- *Fortgeschrittene:* Wenn du einmal die Drehung begonnen hast, strecke die Oberseite deines linken Beines und halte entweder deinen linken Fuß mit deiner rechten Hand oder binde ein Band um den Fußballen deines linken Fußes und halte das Band mit deiner rechten Hand fest. Bringe den Fuß in Richtung deines Kopfes, halte das linke Bein dabei gerade. Dies vertieft die Dehnung der linken Hüfte und gibt dem linken Bein eine zusätzliche Streckung.

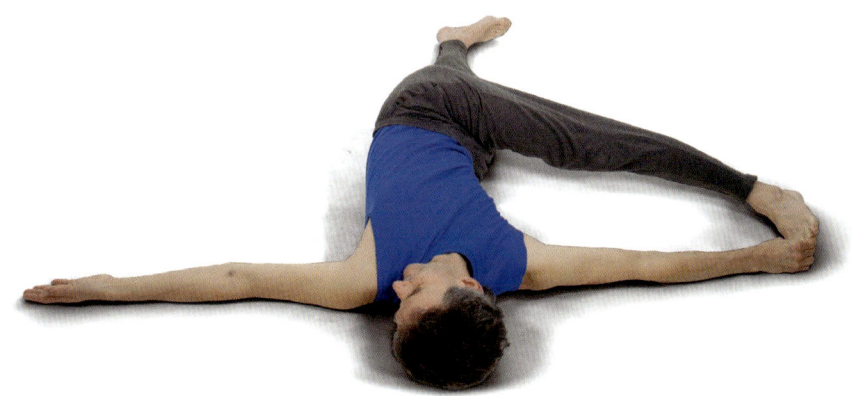

USTRASANA – DIE KAMELHALTUNG

Entspanne und verlängere dich in eine zunehmend tiefere Rückwärtsbeugung. Hebe dich durch die Vorderseite deines Oberkörpers während der gesamten Asana. Dich nach hinten durchsacken zu lassen, ist wirklich gefährlich für deine Wirbelsäule, ebenso wie es weniger vorteilhaft für das Ausmaß an Energie und Bewusstsein ist, die durch dich fließen. Hebe dich hoch und öffne dich besonders in deiner Herzregion – so, wie eine Blume sich der Sonne entgegenstreckt – und affirmiere innerlich:

„Mit ruhigem Vertrauen öffne ich mich Deinem Licht."

Technik:

Knie auf dem Boden (auch auf einem Kissen, wenn dies für deine Knie besser sein sollte), lass deine Knie und Füße hüftbreit auseinanderstehen und deine Zehen nach hinten zeigen. Setze die Handkanten auf die Rückseite deines Beckens, wobei die Finger nach unten und die Ellenbogen schulterbreit nach hinten zeigen.

Halte deine Position so unverändert und atme in eine Rückwärtsbeugung ein, hebe dein Herzzentrum hoch und nach hinten, um den Prozess zu leiten. Dann atme aus und entspanne dich in diese Haltung, ohne dass du nach hinten durchsackst. Drücke dich nach vorn und unten durch deine Hände, um deine Oberschenkel senkrecht zu halten und dich davor zu schützen, dass deine Lendenwirbelsäule sich zu weit nach hinten durchbiegt.

Mit den folgenden Atemzügen gehe weiter „nach oben und über die Spitze" in deine Rückwärtsbeuge, bis du deine Hände auf deine Fersen legen kannst. Setze deine Einatmungen ein, um mehr Länge, Halt und Offenheit im ganzen Körper zu erzeugen, besonders in der Wirbelsäule. Nutze deine Ausatmungen, um dich in deine derzeitige Position zu entspannen – mit Stabilität und ohne durchzuhängen.

Hebe dich immer weiter an, während du die Position hältst und gib nur ein minimales Gewicht in deine Hände. Halte deinen Nacken in derselben Rückwärtsbeuge geneigt wie den Rest deiner Wirbelsäule,

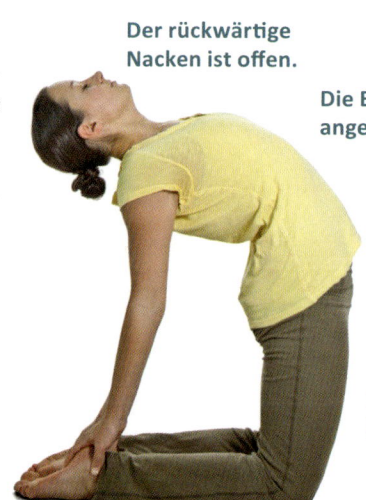

Der rückwärtige Nacken ist offen.

Die Brust ist angehoben.

Die Wirbeläsule ist gleichmäßig nach hinten gerundet.

Die Oberschenkel bleiben senkrecht.

lass deinen Kopf nicht einfach hängen. Wenn dein Nacken ermüdet, dann bringe dein Kinn auf deine Brust. Bleibe so offen wie möglich in der Brustwirbelsäule, auch wenn deine Schulterblätter dabei etwas zusammengedrückt werden.

Atme ruhig und entspannt und affirmiere innerlich: *„Mit ruhigem Vertrauen öffne ich mich Deinem Licht."*

Um die Asana zu verlassen, bringe dein Kinn auf deine Brust, dann atme ein, während du eine Hand nach vorn streckst und dich nach oben ziehst, dann atme aus und setze dich auf deine Fersen. Entspanne dich in Vajrasana (Fersensitz) oder in Balasana (Position des Kindes) und spüre nach.

Varianten:

- *Ardha Ustrasana (Das halbe Kamel):* Bringe wie oben deine rechte Hand zur rechten Ferse, aber greife mit deinem linken Arm nach oben und dann nach hinten. Lasse deinen Oberkörper so weit wie möglich nach vorn zeigen, versuche ihn nicht zu drehen. Nachdem du die Asana verlassen hast, mache deine Entspannung in Vajrasana oder Balasana, dann wiederhole auf der anderen Seite.
- *Leichter:* Halte deine Handkanten auf die Rückseiten deines Beckens gestützt und bleibe während der ganzen Asana so, drücke deine Hände nach vorn und nach unten.

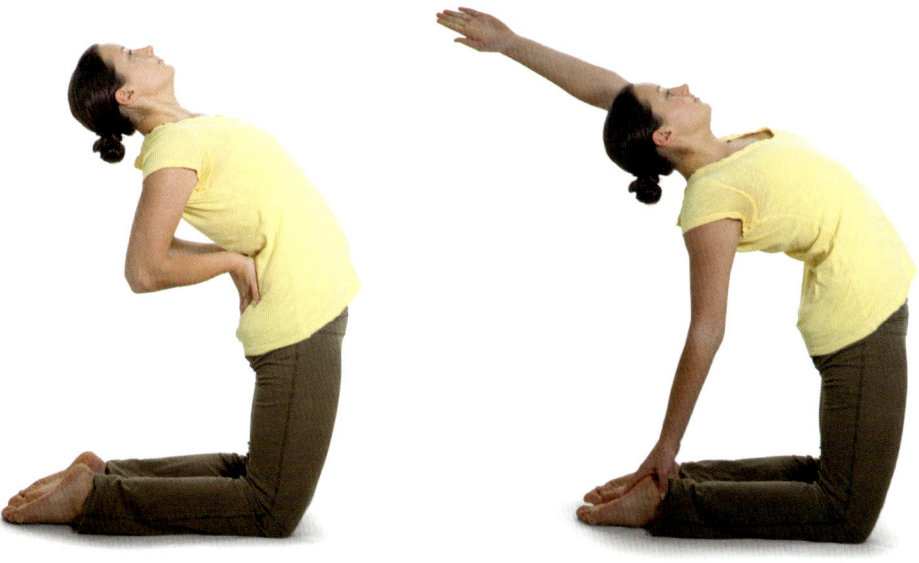

RAJAKAPOTASANA – DIE KÖNIGSTAUBE

Wenn deine Wirbelsäule sich aus der waagrechten Ebene erhebt, in der sich deine Beine befinden, wobei eins nach vorn zeigt, das andere nach hinten, hebe dein Bewusstsein hoch, über alle Ablenkungen der Vergangenheit hinaus, die schon verschwunden ist, und von der Zukunft fort, die noch ungewiss ist. Erhebe dich in die einzige Zeit, die wirklich ist: Das JETZT. Schmecke das Gefühl des dynamischen Erwachtseins in der Fülle dieses Augenblicks und öffne ihm vollständig dein Herz, während du innerlich affirmierst:

„Ich erhebe mich über alle Gedanken an die Vergangenheit
und die Zukunft in das ewige Jetzt.“

Technik:

Aus dem Vierfüßlerstand lasse dein linkes Knie nach vorn gleiten, in die Nähe deines linken Daumens, und kreise dein linkes Bein aus dem Hüftgelenk zur Seite, sodass der linke Fuß aus deiner rechten Seite herausragt. Je weiter dein linker Fuß aus der rechten Seite herauskommt, desto tiefer ist die Dehnung in deiner linken Hüfte, aber achte darauf, dabei nicht dein Knie zu verdrehen, ziehe die Zehe zurück zum Knie, um es weiter zu stabilisieren. Um jede zu starke Anspannung oder Dehnung im linken Knie zu vermeiden (die vielleicht auf einer Blockade in der linken Hüfte zurückzuführen ist), lege ein Kissen unter die linke Hüfte.

Gleite mit deinem rechten Bein nach hinten, wobei du das Knie strecken solltest, und bringe deinen vorderen Oberschenkel auf den Boden, wobei deine Zehen nach hinten zeigen sollten. Wenn dein Becken nach links ausweicht, sodass du ein Unbehagen oder Schmerzen in der Wirbelsäule bekommst, lege ein Kissen unter den linken Oberschenkel.

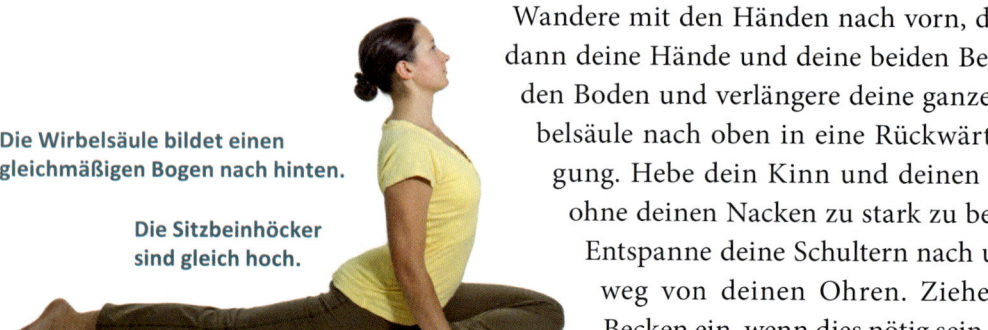

Die Wirbelsäule bildet einen gleichmäßigen Bogen nach hinten.

Die Sitzbeinhöcker sind gleich hoch.

Die Beine sind in den Boden gedrückt.

Knie und Knöchel sind nicht übermäßig angestrengt.

Wandere mit den Händen nach vorn, drücke dann deine Hände und deine beiden Beine in den Boden und verlängere deine ganze Wirbelsäule nach oben in eine Rückwärtsbeugung. Hebe dein Kinn und deinen Blick, ohne deinen Nacken zu stark zu beugen. Entspanne deine Schultern nach unten, weg von deinen Ohren. Ziehe dein Becken ein, wenn dies nötig sein sollte, um deine Lendenwirbelsäule davor zu bewahren, sich zu weit zurückzubeugen.

Atme ruhig und gleichmäßig und affirmiere innerlich: *„Ich erhebe mich über alle Gedanken an die Vergangenheit und die Zukunft in das ewige Jetzt."*

Verlasse die Asana, indem du in Balsana (Position des Kindes) oder in eine bequeme Sitzhaltung kommst. Spüre nach und wiederhole dann auf der anderen Seite.

Variante:

- *Fortgeschrittene:* Nachdem du in die oben beschriebene Haltung gekommen bist, beuge dein rechtes Knie und verschränke die Finger beider Hände um deinen rechten Knöchel. Drücke den rechten Fuß nach hinten von dir weg, damit deine Brust sich noch weiter öffnet und du die Rückwärtsbeugung intensivieren kannst, ohne sie zu forcieren, wenn du dich nach oben erhebst. Ziehe dein Nabelpunkt in Richtung Wirbelsäule, wenn dies nötig sein sollte, um deine Lendenwirbelsäule davor zu schützen, sich zu weit nach hinten zu biegen.

BHUJANGASANA – DIE KOBRAHALTUNG

Alle Rückwärtsbeugen energetisieren die Wirbelsäule, aber diese Grundversion der Kobrahaltung bringt die Energie der Wirbelsäule bis ins Gehirn und belebt den Willen. Der Schlüssel hier liegt darin, dass man sowohl mit der energetischen Wirklichkeit der Asana arbeitet – und nicht nur mit der Muskulatur – und sich gleichzeitig, während man die Asana übt, mit einer inneren Haltung eines ruhigen Enthusiasmus verbindet. Spüre darum, dass du mit deinem ganzen Willen wirklich bereit bist, dich jeder Herausforderung zu stellen, die dir begegnen wird, und affirmiere innerlich:

„Ich erhebe mich voll Freude, um jeder neuen Gelegenheit zu begegnen."

Technik:

Liege auf dem Bauch, deine Beine parallel zueinander, die Arme seitlich neben deinem Körper und den Kopf zu einer Seite gedreht. Verlängere deine Wirbelsäule, indem du mit deinen Füßen und Hüften weiter vom Körper wegwanderst. Dann bringe deine Stirn auf den Boden und setze deine Handflächen neben deiner Brust auf den Boden, die Ellenbogen nahe der Taille.

Du erhebst dich nun ganz langsam in die Asana, in drei Stufen, und im Verlauf mehrerer Atemzüge. Im ersten Stadium hebe deinen Kopf und spüre die Lebenskraft, wie sie deinen Nacken und die Muskeln deines Oberkörpers aktiviert, die dieses Heben ermöglichen. Im zweiten Stadium spüre, wie die Energie die Muskulatur des oberen und des mittleren Rückens aktiviert, um deine Brust zu heben. Und im dritten Stadium presse dein Schambein in den Boden und setze deinen unteren Rücken ein, um deinen ganzen Oberkörper anzuheben, wobei du erneut deine Aufmerksamkeit auf das Prana lenken solltest, das diese Muskeln aktiviert.

Setze deine Rückenmuskeln und nicht deine Arme ein, um dich so hoch wie möglich zu heben. Halte deine Ellenbogen so nahe wie möglich an deiner Taille, deine Schultern jedoch nach unten, weg von deinen Ohren, und deine Schulterblätter weit auseinander. Verlängere deinen Rücken durch deine Beine und presse die Beine und Füße in den Boden, um dir eine zusätzliche Hebekraft zu ermöglichen. Spüre die vibrierende Energie in deiner ganzen Wirbelsäule und deine Muskulatur, die in deiner ganzen Länge aktiviert wird.

Nun erst setze deine Arme ein, um dich noch höher zu strecken. Halte alle Muskeln aktiviert und biege deine Wirbelsäule auf keinen Fall weiter als das, was sich für dich sicher und bequem anfühlt. Ziehe dein Becken ein, um deine Lendenwirbelsäule davor zu schützen, dass sie sich zu weit nach hinten durchbiegt. Schaue sanft nach oben, dein Nacken ebenso anmutig geschwungen wie der Rest deiner Wirbelsäule.

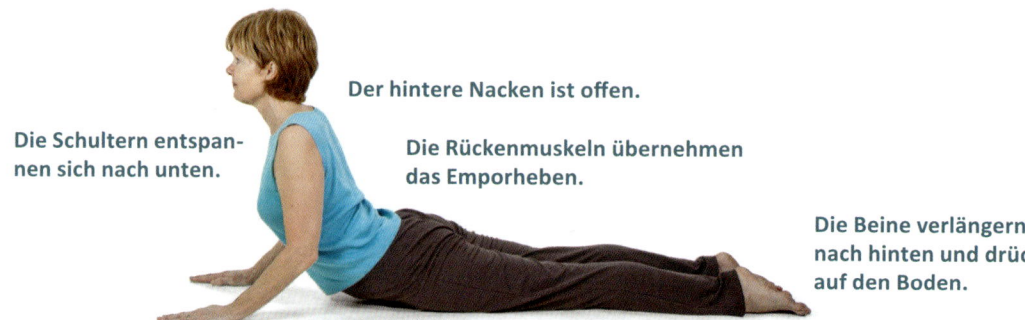

Die Schultern entspannen sich nach unten.

Der hintere Nacken ist offen.

Die Rückenmuskeln übernehmen das Emporheben.

Die Beine verlängern sich nach hinten und drücken auf den Boden.

Das Schambein wird in den Boden gedrückt.

Atme ruhig und gleichmäßig und affirmiere innerlich: „*Ich erhebe mich voll Freude, um jeder neuen Gelegenheit zu begegnen.*"

Wenn du ganz langsam mit einer Ausatmung die Asana verlässt, nimm wahr, wie sich die Energie zunächst aus dem unteren Rücken löst, dann aus dem mittleren Rücken und dann aus dem oberen Rücken und zuletzt aus dem Nacken. Spüre, wie diese ganze gelöste Energie zum Gehirn aufsteigt und es in Stärke und Lebendigkeit badet. Spüre nach in der Bauchlage (wobei der Kopf zur anderen Seite gedreht werden sollte) oder in der Position des Kindes (Balasana) oder in Savasana (Totenstellung).

Variante:

- *Leichter: Sphinx-Haltung.* Setze die Hände neben deinen Augen auf den Boden, die Ellenbogen auf dem Boden, nahe deiner Taille. Setze deine Rückenmuskeln ein, um dich auf deine Unterarme zu heben, sodass deine Oberarme senkrecht nach oben zeigen. Selbst wenn du auf deinen Armen aufgestützt bleiben könntest, ohne deine Rückenmuskeln überhaupt einzusetzen, benutze sie, so stark du kannst, um deine Wirbelsäule zu energetisieren. Das macht die Asana dynamischer und stärkt auch die Rückenmuskeln, sodass die Standard-Kobrahaltung leichter für dich wird.

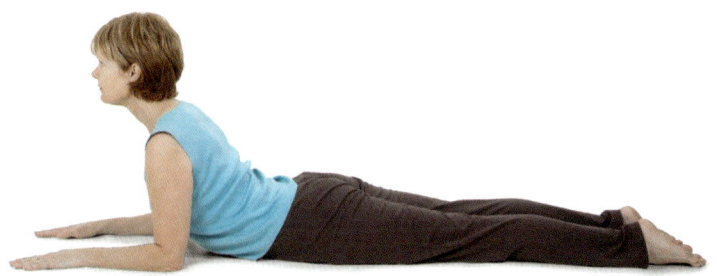

SETU BANDHASANA – DIE BRÜCKENHALTUNG

Diese Rückwärtsbeugung ist eine teilweise Umkehrhaltung, die eine Art Selbst-Darbringung darstellt und fördert. Sein Selbst darzubieten ist die erste der wichtigsten Eigenschaften, die die göttliche Gnade anzieht. Statt dass du dich in die Asana hineinschiebst, öffne dich und biete dich dem Göttlichen dar. Lade das höhere Bewusstsein in dein Herz ein, in deinen Geist und in dein Leben und affirmiere innerlich:

„Ich lasse jeden Gedanken zu einer Brücke zur göttlichen Gnade werden."

Technik:

Liege auf dem Rücken, deine Knie gebeugt und deine Füße in der Nähe deines Pos flach auf dem Boden aufgesetzt, die Knie und Füße sollten hüftbreit auseinander sein. (Probiere verschiedene Fußhaltungen aus, um die beste herauszufinden, bei der deine Waden in der vollständigen Asana senkrecht nach oben zeigen können). Vielleicht möchtest du auf einer zusammengefalteten Decke liegen, damit du deine oberen Wirbel schützen kannst, denn wenn du hoch in diese Asana kommst, könnte es sein, dass du auf einer oder mehr Decken liegen musst, um zu vermeiden, dass dein Nacken sich überstreckt. Vgl. die „Praxis-Tipps" in Abschnitt 4.5, um zu lernen, wie man eine Decke faltet und wohin man sie platziert.

Beim Einatmen schäle deine Wirbelsäule ganz langsam vom Boden, Wirbel für Wirbel, presse gleichzeitig durch deine Füße und die Rücken deiner Arme und dehne und weite die Vorderseite deines Oberkörpers nach oben. Während der gesamten Asana halte deine Oberschenkel und deine Füße parallel (oder wenigstens weitgehend) zueinander und ziehe dein Becken ein, wenn das nötig sein sollte, um deine Lendenwirbelsäule davor zu schützen, sich allzuweit nach hinten zu biegen.

Verschränke nun deine Finger im Rücken und rolle deine Schultern nach unten, eine nach der anderen, wobei du deine Brust öffnen solltest, ohne gleichzeitig die Rückseite deines Oberkörpers zu schließen. Komme so weit hoch, wie es dir angenehm ist, und drücke deine Füße und die Rückseiten deiner Arme sowie deine Schultern gegen den Boden. Fahre damit fort, dich nach oben mit der Vorderseite deines Oberkörpers zu öffnen. Drücke auch den Hinterkopf in den Boden, um dein Halschakra zu öffnen, denn dieses ist die Brücke zwischen dem Kopf und dem Herzen, lasse dabei den Kopf gerade.

Atme ruhig und gleichmäßig ein und aus und affirmiere innerlich: *„Ich lasse jeden Gedanken zu einer Brücke zur göttlichen Gnade werden."*

Die Oberschenkel sind parallel.

Die vorderen Hüften sind offen.

Die Brust und der Bauch sind offen.

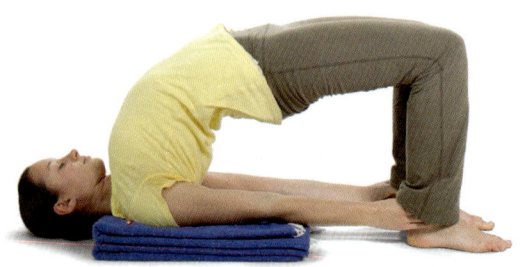

Die Rückseiten der Arme, Schultern und Kopf werden nach unten gedrückt.

Um die Asana wieder zu verlassen, atme aus und senke deine untere Wirbelsäule langsam auf den Boden ab, Wirbel für Wirbel. Ziehe deine Knie ganz kurz an die Brust und drücke sie in den Oberkörper, dann komme in Savasana (die Totenstellung) und spüre nach.

Variante:

Fortgeschrittene: Du kannst dich noch ein wenig weiter öffnen, wenn du erst einmal nach oben gekommen bist und deine Schultern nach unten gerollt hast, indem du nämlich dann deine Hände auseinandernimmst und deine Fußgelenke greifst. Um zu verhindern, dass du deine Knie dadurch zu sehr belastest, praktiziere diese Variante nur dann, wenn du in der Lage bist, deine Waden senkrecht zu halten (oder wenigstens fast senkrecht).

MATSYASANA – DIE FISCHPOSITION

Einfach, wie sie ist, kann diese Version der Fischposition dennoch eine große Öffnung ermöglichen. Der Schlüssel hier liegt darin, den gesamten Körper einzusetzen und nicht nur den Oberkörper. Dann werden sich die Vorderseite des Oberkörpers und auch der Nacken ganz leicht und natürlich wie eine Blume öffnen. Spüre deine Achtsamkeit in dieser Öffnung und in dieser Ausdehnung in alle Richtungen, während du innerlich affirmierst:

> *„Meine Seele schwebt auf Wellen kosmischen Lichts."*

Technik:

Liege auf deinem Rücken, die Beine parallel zueinander. Setze deine Hände, die Handflächen nach unten, unter deine Sitzbeinhöcker, lasse deine Arme gestreckt und deine Ellenbogen in der Nähe deiner Taille sein. (Wenn deine Hände mit ausgestreckten Armen über deine Sitzbeinhöcker hinausreichen, dann beginne mit gebeugten Ellenbogen, die vom Körper weg zeigen, und lasse die Ellenbogen zurück zur Schulterbreite wandern, während du hoch in die Asana kommst).

Beim Einatmen presse deine Ellenbogen in den Boden und deine Sitzbeinhöcker in deine Hände, hebe dich aus dem Herzen hoch und biege deinen Oberkörper in eine Rückwärtsbeuge. Lasse die obere Kante deines Hinterkopfes (nicht den obersten Punkt des Kopfes) ganz leicht auf dem Boden ruhen, sodass dein Nacken sich nicht zu stark nach hinten durchbiegt.

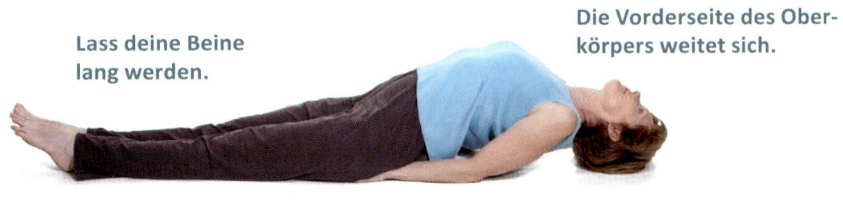

Lass deine Beine lang werden.

Die Vorderseite des Oberkörpers weitet sich.

Ellenbogen und Sitzbeinhöcker werden nach unten gedrückt.

Der Hinterkopf ruht sanft auf dem Boden.

Behalte diese dynamische Rückwärtsbeuge bei – und damit auch eine dynamische Öffnung des Bauches, der Brust und des Nackens –, indem du weiterhin deine Beine lang werden lässt, deine Sitzbeinhöcker in die Hände drückst und die Ellenbogen in den Boden. Hebe auch dein Herz weiterhin hoch.

Atme ruhig und gleichmäßig, spüre, wie sowohl dein Körper als auch dein Bewusstsein sich öffnen und sich ausdehnen, und affirmiere innerlich: „*Meine Seele schwebt auf Wellen kosmischen Lichts.*"

Um die Asana wieder aufzulösen, hebe dein Kinn und lasse langsam deinen Oberkörper auf den Boden nieder, in einer kontrollierten Bewegung. Spüre nach in Savasana (der Totenstellung).

Variante:

- *Fortgeschrittene:* Führe diese Variante nur aus, wenn du einen wirklich starken, gesunden Nacken hast und sei besonders vorsichtig, deinen Nacken nicht zu sehr zu biegen oder zu überstrecken: Mit gerade ausgestreckten Beinen (wie oben) oder mit gekreuzten Beinen (idealerweise in Padmasana, dem Lotussitz, aber auch jeder anderen Position mit gekreuzten Beinen) löse den Halt der Ellenbogen und lasse dein Gewicht auf dem Po, den Beinen und dem Hinterkopf ruhen. Drücke dich durch deine Beine nach unten und drücke auch deinen Hinterkopf gegen den Boden. Bringe deine Handflächen vor dem Herzen zusammen und hebe dein Herz, sodass es gegen die Handflächen drücken kann. Wenn du die Version mit den gekreuzten Beinen ausführst, kannst du auch stattdessen die Zehen des rechten Fußes mit deiner linken Hand greifen und die linken Zehen mit deiner rechten Hand.

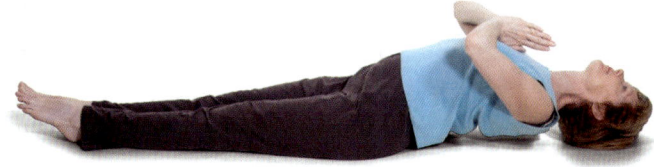

CHAKRASANA – DAS RAD

Man braucht Energie, um diese vitalisierende Asana zu üben, aber sie kann dir sogar noch mehr Energie schenken, als du aufwendest, um sie auszuführen. Um die größte Energiemenge zu wecken und um zu vermeiden, deine Gelenke zu sehr zu strapazieren, versuche, die Rückwärtsbeuge über die gesamte Länge der Wirbelsäule zu verteilen, ebenso durch deine Hüften und deine Schultern. Dann wirst du deine Körperhaltung, deinen Atem, deine Energie und deinen Geist spüren, wie sie einen Kreis voll stets zunehmender Lebenskraft bilden – einen Kreis, der dich energetisieren wird und der dich auch noch hinterher stützt, wenn du innerlich affirmierst:

„Ich bin erwacht! Energetisch! Enthusiastisch!"

Technik:

Liege auf dem Rücken, die Knie gebeugt und die Füße auf dem Boden in der Nähe deines Pos. Die Knie und die Füße sollten hüftweit auseinanderstehen. Setze die Handflächen auf den Boden unter oder auf einer Linie mit den Schultern, halte die Ellenbogen hoch und die Finger so, dass sie zu den Füßen hinweisen und gespreizt sind.

Drücke dich nun mit den Füßen in den Boden und hebe langsam dein Becken in die Höhe, wobei die Oberschenkel parallel zueinander bleiben sollten.

Bringe deine Ellenbogen so nahe wie möglich in eine schulterbreite Entfernung zueinander, halte sie so, während du in die Asana kommst, denn das wird deine Schultern stabilisieren und dein Gewicht gleichmäßig auf deine Handgelenke verteilen. Beim Ausatmen drücke deine Hände und Füße in den Boden und mache deine Arme lang, um deinen Oberkörper hochzuheben. Leite die Aufwärtsbewegung mit deinem Bauch und lass deine Ellenbogen und deine Knie nicht zur Seite fallen. Während du nach oben kommst, zieh dein Becken nach innen, um deine Lendenwirbelsäule davor zu schützen, sich zu weit nach hinten zu biegen.

Entspanne die Vorderseiten deiner Hüften und lasse deine Füße so nahe zu den Händen wandern wie möglich, wobei Knie und Füße hüftweit voneinander entfernt stehen (oder wenigstens nahezu). Idealerweise werden deine Schultern direkt über deinen Händen zum Stehen kommen und deine Knie direkt über deinen Füßen. Halte deinen Bauch oben und entspanne deinen Nacken, ohne ihn zu sehr zu beugen.

Während du die Asana hältst, achte besonders auf die Energie in deiner Wirbelsäule und auf deine gesamte Lebensenergie, nicht nur auf den Effekt in deinen Muskeln. Atme sanft und gleichmäßig und affirmiere innerlich: *„Ich bin erwacht! Energetisch! Enthusiastisch!"*

Um die Asana wieder zu verlassen, atme aus und beuge langsam – mit voller Kontrolle – deine Ellenbogen, lasse deine Schultern langsam zu Boden gleiten, wobei du nicht zulassen solltest, dass deine Ellenbogen zur Seite ausbrechen. Dann entspanne deinen Po auf den Boden und hebe deine Knie, drücke sie gegen deinen Oberkörper, um jede Spannung im unteren Rücken loszulassen. Spüre nach in Savasana.

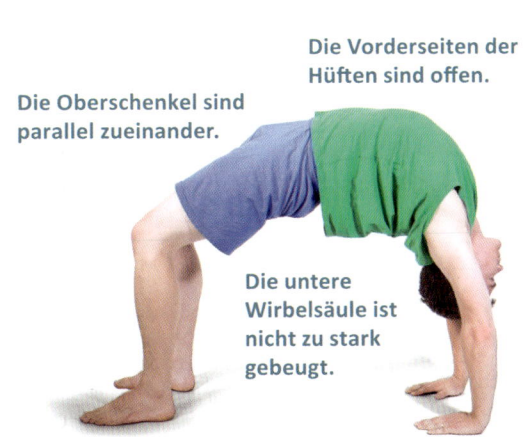

Die Oberschenkel sind parallel zueinander.

Die Vorderseiten der Hüften sind offen.

Die untere Wirbelsäule ist nicht zu stark gebeugt.

Die Hände sind schulterbreit voneinander entfernt.

Variante:

Leichter: Wenn du nicht genügend Schulterstärke hast, um die ganze Haltung einzunehmen, setze deine Hände auf etwas, was höher ist als deine Füße, beispielsweise einen Block oder die erste oder zweite Stufe einer Treppe. Aus Sicherheitsgründen achte darauf, dass dein Block nicht wegrutschen kann.

PAVANAMUKTASANA – DIE WINDBEFREIENDE HALTUNG

Obwohl Pavanamuktasana die Beine entspannt und die physische Wirbelsäule lockert, besteht ihr Hauptziel darin, die Energie in der unteren astralen Wirbelsäule zu befreien, sodass sie leichter ins Gehirn fließen kann. Umschließe mit deinen Armen fest deine Knie, um diesen Prozess zu verstärken, und affirmiere innerlich:

„Ich löse meine Wirbelsäulenenergie, damit sie sich erheben kann ins Licht."

Technik:

Komme in eine vollständige Hocke, die Oberschenkel zusammen und die Fersen flach auf dem Boden. Schlinge deine Arme um deine Knie und halte deine Brust fest gegen deine Knie gedrückt, um deine obere Wirbelsäule gut zu verankern. Dein Bauch, auch wenn er gegen deine Oberschenkel gehalten wird, sollte sich so unabhängig von den Beinen wie möglich anfühlen, sodass deine Lendenwirbelsäule sich in Richtung Boden entspannen kann. Halte auch deinen Nacken in voller Länge in Richtung der Wirbelsäule und schau nach vorne.

Deine einzige Anstrengung sollte in deinen Armen liegen, wenn sie die obere Wirbelsäule verankern. Atme ruhig und gleichmäßig und entspanne alles andere – besonders die Beine, den Oberkörper, den Po und den Beckenboden. Bei jedem Ausatmen lasse zu, dass deine untere körperliche Wirbelsäule sich entspannt und sich immer weiter verlängert, sodass immer mehr Energie in der astralen Wirbelsäule freigesetzt wird. Affirmiere still: *„Ich löse meine Wirbelsäulenenergie, damit sie sich erheben kann ins Licht."*

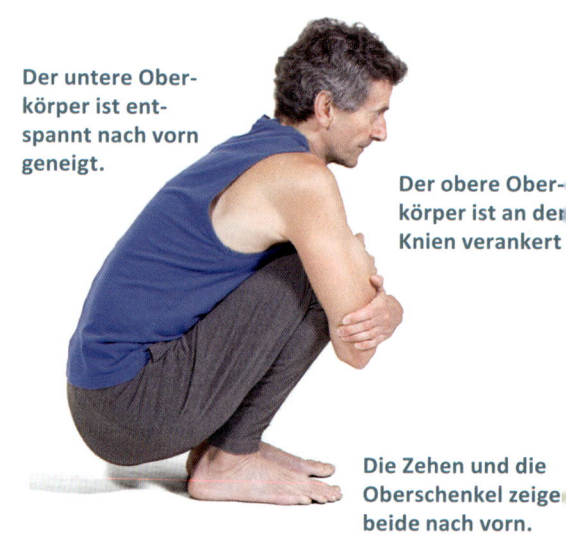

Der untere Oberkörper ist entspannt nach vorn geneigt.

Der obere Oberkörper ist an den Knien verankert

Die Zehen und die Oberschenkel zeigen beide nach vorn.

Um die Asana zu verlassen, setze dich zurück auf deinen Po und spüre in einer bequemen Sitzhaltung nach.

Variante:

- Wenn deine Bequemlichkeit erfordert, dass du deine Knie weiter öffnest, dann drehe deine Füße entsprechend nach außen. Vielleicht musst du dann jeden Arm einzeln um ein Knie schlingen oder ihn auf ein Knie legen, um deine obere Wirbelsäule gut zu verankern, sodass deine Lendenwirbelsäule sich, wie oben beschrieben, entspannen kann.
- *Leichter:* Wenn es dir schwerfällt, dich aufrecht zu halten und die Fersen flach auf den Boden zu setzen, dann lege eine zusammengefaltete Decke unter deine Fersen. Stelle sicher, dass dein Po die Decken nicht berührt, weil dies die Entspannung deiner Wirbelsäule einschränken würde.
- *Gegen Unbehagen in den Knien:* Liege auf dem Rücken, beuge deine Knie und hebe deine Beine zur Brust. Schlinge deine Arme hinter deinen Knien um die Beine und ziehe die Knie horizontal in Richtung auf dein Gesicht. Halte dein Steißbein auf dem Boden, sodass die untere Wirbelsäule relativ gerade bleiben kann.

BAKASANA – DER KRANICH

Diese Variante von Bakasana ermöglicht eine einzigartige, von der Schwerkraft unterstützte Streckung der unteren Wirbelsäule, die wiederum Energie aus der unteren astralen Wirbelsäule freisetzt. Da Bakasana auch teilweise eine Umkehrhaltung ist, wird die Kraft der feinstofflichen Schwerkraft dich dabei unterstützen, diese freigesetzte Energie zum Gehirn zu ziehen. Öffne also deinen Geist und empfange die ruhevolle Macht, die in dieser Energie zu finden ist, und affirmiere innerlich:

„Die stille Macht des Unendlichen dehnt sich in mir aus."

Technik:

Komme in die Hocke, die Füße nahe beieinander und deine Knie weit auseinander. Lehne dich mit deinen Armen zwischen deinen Oberschenkeln nach vorn, setze deine Handflächen auf den Boden, schulterbreit. Die Mittelfinger sollten nach vorn zeigen. Beuge deine Ellenbogen und bringe deine Oberarme unter deine Schienbeine.

Hebe dich auf deine Fußballen und lehne dich dann langsam nach vorn, verlagere dabei dein Gewicht auf die Rückseiten der Oberarme – so lange, bis du den Boden verlässt und im Gleichgewicht bist, deine Schienbeine ruhen dann auf den Rückseiten deiner Oberarme.

Strecke die Arme ein kleines bisschen und hebe dich jetzt weiter hoch, aber durch die Arme und nicht dadurch, dass mehr Gewicht auf den Armen ruht. Schaue nach unten und ganz leicht vorwärts.

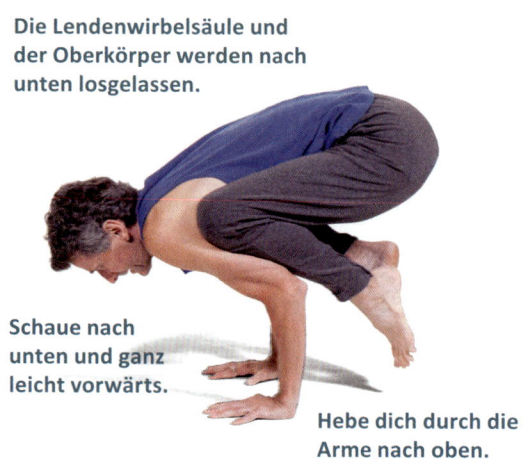

Die Lendenwirbelsäule und der Oberkörper werden nach unten losgelassen.

Schaue nach unten und ganz leicht vorwärts.

Hebe dich durch die Arme nach oben.

Finde deinen perfekten Mittelweg zwischen mehr Stabilität (die dadurch kommt, dass du deine inneren Oberschenkel leicht gegen deinen Oberkörper drückst) und größerem Loslassen in der Wirbelsäule (was dadurch geschieht, dass deine Beine entspannt bleiben, sodass ihr Gewicht auf ganz natürliche Weise die Lebendwirbelsäule streckt).

Atme ruhig und gleichmäßig und affirmiere innerlich: *„Die stille Macht des Unendlichen dehnt sich in mir aus."*

Um die Asana zu verlassen, bringe deine Füße ganz langsam auf den Boden und komme zurück in die anfängliche Hockstellung. Dann spüre nach in einer bequemen Sitzhaltung.

Variante:

- *Leichter:* Übe die Asana unmittelbar über einem stabilen Stapel Kissen, sodass du dich sowohl sicher wie auch innerlich behüteter fühlst, solltest du aus dem Gleichgewicht geraten. Es ist am besten, diese Asana zu lernen, indem du deinen Kopf auf einigen Kissen ruhen lässt, wie in der Abbildung hier.

BODENHALTUNGEN III

Energetisiere deine Wirbelsäule

Wenn du Yogahaltungen praktizierst, versuche das Bewusstsein zu erhalten, dass die gesamte Energie des Universums dir gehört und deinem Befehl gehorcht. Öffne dich innerlich dem Einströmen dieser Energie und lenke sie mit Hilfe deines Willens durch deinen Körper, wenn du die körperliche Übung durchführst. Strahle sie dann nach außen aus, im Gleichklang und als Segen für alle.

SWAMI KRIYANANDA

Wenn du deine astrale Wirbelsäule so geöffnet hast, dass sie mehr Energie aufnehmen und auch mehr Energie ins Gehirn weiterleiten kann, dann kannst du dich nun Asanas zuwenden, die die astrale Wirbelsäule mit Energie füllen und/oder die Energie dazu bringen, dass sie in der Wirbelsäule emporsteigt. Sieh diese Asanas als Vorbereitung für die Umkehrhaltungen an, die dazu beitragen werden, dass die Wirbelsäulenenergie vollständiger ins Gehirn gezogen wird.

Praktische Tipps:

- Bleibe mit der Energie verbunden, lasse deine körperlichen Anstrengungen nicht alle Aufmerksamkeit von diesem Bewusstsein abziehen.
- Achte darauf, dass dein Atem weiterhin sanft und gleichmäßig fließt. Das ist bei einigen Asanas nicht leicht, aber es ist wichtig und wird mit zunehmender Praxis einfacher. Dann wirst du auch mitten in einer körperlichen Anstrengung des Alltags ruhiger bleiben, und es wird leichter sein, dich auf die Energie selbst und nicht auf die Anstrengung zu konzentrieren.
- Setze, wie immer, die Asana-Varianten ein, wenn dies notwendig sein sollte. Wenn du dich verausgabst, wird dies die Menge an Energie begrenzen, die du in die Wirbelsäule ziehen kannst, und du wirst dies auch nicht in so starkem Maße bemerken können.

NAVASANA – DAS BOOT

In Navasana, ebenso wie in anderen anstrengenden Yogahaltungen, wirst du mehr Energie bekommen, je mehr du dich auf den Energiefluss statt auf die körperliche Anstrengung konzentrierst. Du wirst auch deine Erfahrung dadurch vertiefen und kräftigen. Sei dir besonders bewusst, wie sich die Energieströme in deiner Wirbelsäule beim Ein- und Ausatmen nach oben und nach unten bewegen und dabei den gesamten Körper vitalisieren. Halte die Vorderseite deines Oberkörpers offen und strecke dich darin nach oben. Affirmiere dabei innerlich:

„In jedem meiner Atemzüge liegt grenzenlose Macht."

Technik:

Sitze aufrecht mit gebeugten Knien, die Füße auf dem Boden. Verschränke deine Finger unter deinen Knien.

Atme ein und mache deine Wirbelsäule lang, dann, beim Ausatmen, strecke deine Knie (wobei deine Hände deine Beine halten). Lehne dich mit gerader Wirbelsäule zurück. Dein Körper wird ein „V" bilden. Es kann sein, dass du dein Kinn auf die Brust bringen musst, um das Gleichgewicht zu halten. Halte deinen Bauch und deine Brust offen und bleibe auf den Rückseiten deiner Sitzbeinhöcker sitzen – erlaube deiner Lendenwirbelsäule nicht, rund zu werden.

Wenn du deine Balance gefunden hast, dann lasse die Unterstützung der Hände los und hebe die Handflächen zu den Knien. Atme ruhig und gleichmäßig, konzentriere dich auf die Wirbelsäulenströme, wobei du innerlich affirmierst: *„In jedem meiner Atemzüge liegt grenzenlose Macht."*

Verlasse die Asana, indem du in eine bequeme Sitzhaltung kommst. Spüre nach.

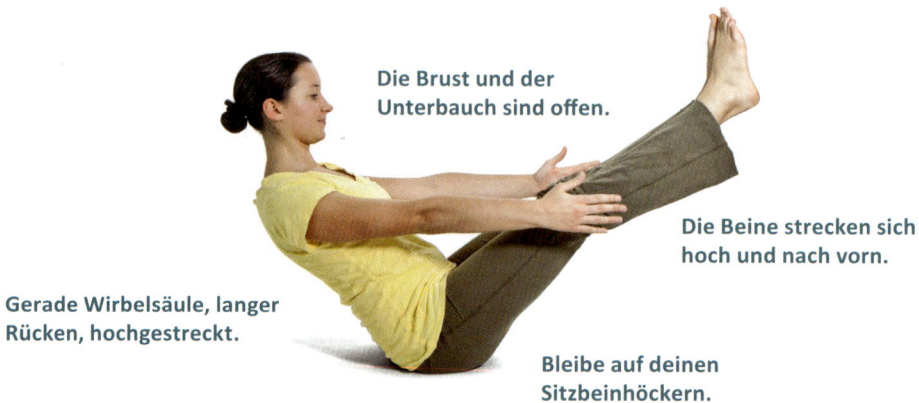

Die Brust und der Unterbauch sind offen.

Die Beine strecken sich hoch und nach vorn.

Gerade Wirbelsäule, langer Rücken, hochgestreckt.

Bleibe auf deinen Sitzbeinhöckern.

Varianten:

- *Leicher:* Beuge deine Knie leicht und/oder halte deine Beine weiterhin mit deinen Händen.
- *Leichter: (Ardha Navasana, die Halbboot-Haltung):* Hebe immer nur ein Bein hoch, während der andere Fuß auf dem Boden bleibt, das Knie gebeugt. Wenn du es brauchst, dann unterstütze das nach oben gehaltene Bein mit beiden Händen. Spüre nach in einer bequemen Sitzhaltung und übe dann mit dem anderen Bein.

AKARSHANA DHANURASANA – DER BOGENSCHÜTZE

Diese Haltung ist kraftvoll und vitalisierend: Körperlich (vor allem für den unteren Teil des Oberkörpers), energetisch (für die gesamte Wirbelsäule) sowie spirituell (für den Willen). Um diese Wirkungen zu erlangen, halte deine Wirbelsäule so aufrecht wie möglich und deine Bewusstheit so stark am Punkt zwischen den Augenbrauen wie möglich. Affirmiere innerlich:

„Mit den Pfeilen meines Willens durchdringe ich das Herz der Sorgen.“

Technik:

Sitze aufrecht, das linke Bein gerade vor dir ausgestreckt und das rechte Knie gebeugt, der rechte Fuß ist auf dem Boden. (Die meisten Menschen müssen sich auf die Vorderkante eines Kissens setzen, damit sie in dieser Asana ihre Wirbelsäule aufrecht halten können.) Umfasse mit den ersten beiden Fingern deiner rechten Hand den rechten großen Zeh oder halte den gesamten rechten Fuß, wenn dies angenehmer sein sollte.

Neige dich nun aus deinen Hüften heraus nach vorne, gerade genug, um die ersten beiden Finger deiner linken Hand um den linken großen Zeh zu legen. Beim Einatmen hebe nun den rechten Fuß und ziehe ihn zu deinem rechten Ohr zurück, als ob du einen Bogen spannen würdest. Halte das rechte Knie nahe bei deinem Oberkörper, die Wirbelsäule so gestreckt wie möglich und deine

Die Schultern entspannen sich nach unten.

Die Brust und der Unterbauch sind offen.

Die Wirbelsäule ist relativ gerade.

Die Kreisbewegung ist in der Hüfte, nicht im Knie.

Mache das Bein durch die Ferse lang.

rechte Schulter weg vom rechten Ohr, sodass die Schultern mehr oder weniger auf einer Höhe sind.

Schaue bewusst vorwärts, als ob du mit deinem Pfeil auf etwas zielen würdest. Oder schließe deine Augen und schaue intensiv auf das Dritte Auge. Atme ruhig und gleichmäßig und affirmiere innerlich: *„Mit den Pfeilen meines Willens durchdringe ich das Herz der Sorgen."*

Komme achtsam aus der Asana, spüre in einer bequemen Sitzhaltung nach. Dann wiederhole die Übung auf der anderen Seite.

Varianten:

- *Leichter:* Um zu verhindern, dass deine Wirbelsäule sich rundet, wenn du dich nach vorne neigst, kannst du ein Band um den Fuß ziehen, der weiter weg ist, und das Band halten und nicht den Zeh.
- *Fortgeschrittene (Überkreuz-Variante):* Greife den linken großen Zeh mit deiner rechten Hand und den rechten großen Zeh (oder den gesamten rechten Fuß) mit deiner linken Hand. Indem du dich aus deiner rechten Hüfte nach vorn drehst, lasse dein rechtes Knie auf deiner rechten Seite nach außen kommen und ziehe deinen rechten Fuß zu deinem linken Ohr. Um zu vermeiden, dass du dein rechtes Knie drehst, halte deine Zehen zum Knie zurückgezogen und konzentriere dich auf die Gelenkbewegung des rechten Beines im Hüftgelenk.

PURVOTTANASANA – DIE UMGEKEHRTE PLANKE

Statt dich nach oben in diese energetisierende Asana zu schieben, erzeuge in dir das Gefühl, dass du dich mit Hilfe deines Beckens, deines Bauches und deiner Brust nach oben öffnest und ausdehnst – mit einer Erkenntnis, dass du dich von ganzem Herzen dem Leben öffnest und nichts zurückhältst. Setze den fröhlichen Enthusiasmus der Affirmation ein, um dich ganz leicht nach oben zu bringen. Halte die Position mit der Affirmation:

„Mit einem Energieausbruch erhebe ich mich und grüße die Welt."

Technik:

Sitze mit ausgestreckten Beinen auf dem Boden, die Knie gebeugt und die Füße auf dem Boden. Setze deine Handflächen auf den Boden hinter deinen Hüften schulterbreit auseinander und lasse deine Finger in Richtung deiner Füße zeigen.

Beim Einatmen drücke deine Hände und Füße in den Boden und hebe deinen Körper hoch, bis dein Oberkörper und deine Oberschenkel waagrecht sind. Wandere mit deinen Füßen vorwärts oder rückwärts, bis deine Arme senkrecht sind. (Experimentiere so lange, bis du den Platz gefunden hast, an dem deine Hände und Füße sein sollen, damit du keine weitere Anpassung nötig hast.)

Strecke deine Beine, ohne deinen Oberkörper abzusenken, und, wenn möglich, setze deine Füße flach auf den Boden. Öffne deinen Oberkörper nach oben in eine Rückwärtsbeuge, so weit, wie es dir möglich ist. Obwohl die Körperkraft, um dich hochzuheben, auch aus deinen Armen, deinen Beinen und deinen Rückenmuskeln kommen wird, versuche dennoch zu fühlen, dass das Emporheben vor allem eine Folge der Öffnung durch die Vorderseite deines Oberkörpers ist.

Entspanne deinen Kopf, aber lasse ihn in einer Linie mit dem sanften Rückwärtsbogen der restlichen Wirbelsäule sein, lasse den Kopf nicht zurückfallen. (Wenn deine Nackenmuskeln ermüden, dann bringe dein Kinn auf deine Brust.)

Atme ruhig und gleichmäßig und affirmiere innerlich: *„Mit einem Energieausbruch erhebe ich mich und grüße die Welt."*

Verlasse die Asana mit einem Ausatmen und spüre nach in einer bequemen Sitzhaltung.

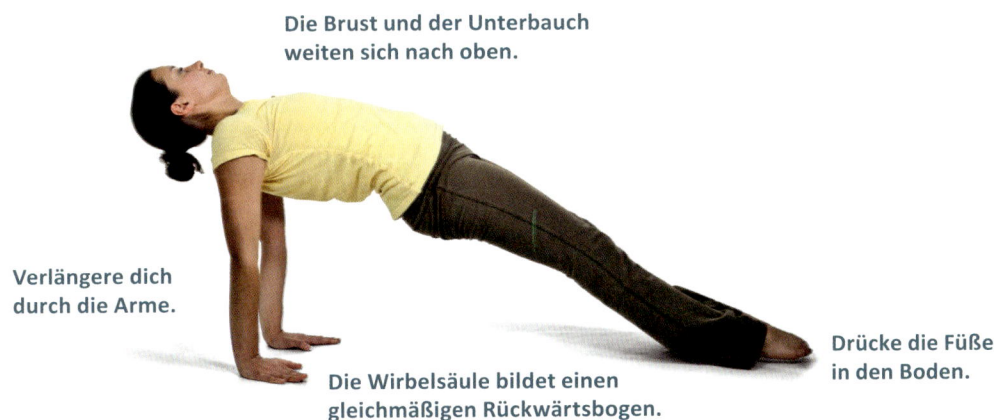

Die Brust und der Unterbauch weiten sich nach oben.

Verlängere dich durch die Arme.

Drücke die Füße in den Boden.

Die Wirbelsäule bildet einen gleichmäßigen Rückwärtsbogen.

Variante:

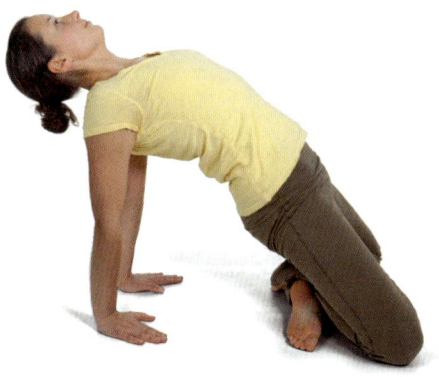

- *Leichter:* Beginne im Fersensitz (Vajrasana) oder in einer Einfachen Haltung mit gekreuzten Beinen im Sitzen, die Hände auf dem Boden hinter dir, wie oben beschrieben. Hebe das Becken an, drücke die Knie in den Boden und dehne dich nach oben in eine Rückwärtsbeuge. Das Becken und der Bauch heben sich nicht so hoch wie in der Standardhaltung, aber die Brust sollte sich heben.

SALABHASANA – DIE HEUSCHRECKENHALTUNG

Diese energetisierende Asana bringt die größten Wirkungen – und wird umso leichter – wenn du die Position mit einer Haltung des Emporschnellens und voll Freude beginnst – so, als wärest du ein Vogel. Dann, wenn du die Position hältst, spüre, wie du dich bei jedem Einatmen immer höher erhebst und dies immer leichter wird. Lasse deinen Geist immer tiefer davon erfüllt sein und affirmiere innerlich:

„Ich schnelle empor auf den Flügeln der Freude."

Technik:

Liege auf dem Bauch und lasse deine Beine parallel zueinander sein, die Arme an den Seiten und den Kopf zu einer Seite gedreht. Verlängere deine Wirbelsäule, indem du deine Füße und die Hüften immer weiter von deinem Kopf wegschiebst.

Bringe deine Stirn auf den Boden. Atme ein und drücke dein Schambein in den Boden. Hebe den Rest deines Körpers – die Beine, die Arme, die Brust und den Kopf

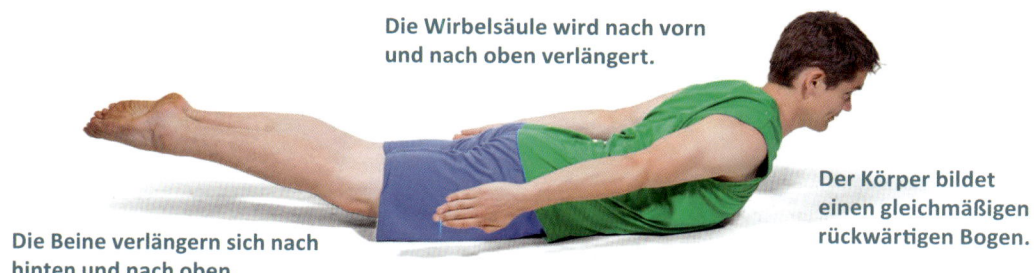

Die Wirbelsäule wird nach vorn und nach oben verlängert.

Der Körper bildet einen gleichmäßigen rückwärtigen Bogen.

Die Beine verlängern sich nach hinten und nach oben.

Die Finger strecken sich zu den Füßen.

– vom Boden weg und komme in eine Rückwärtsbeuge. Drehe deine Handflächen zum Körper oder nach oben und strecke deine Finger in Richtung Füße. Spüre, dass du deinen Körper nicht nur durch die Kraft deiner Muskeln oben hältst, sondern dass du dich vielmehr in der Asana aufwärts verlängerst: Nach vorn und nach oben durch deine Wirbelsäule und den obersten Punkt deines Kopfes und nach hinten und nach oben durch deine Beine. Halte die Rückseite deines Nackens offen, sodass er dieselbe sanfte Kurve wie der Rest deiner Wirbelsäule formt.

Atme ruhig und gleichmäßig und affirmiere innerlich: *„Ich schnelle empor auf den Flügeln der Freude.“*

Komme aus der Asana mit einem Ausatmen und spüre nach in der Bauchlage (der Kopf liegt auf der anderen Seite), in Balasana (Position des Kindes) oder in Savasana (Totenstellung).

Varianten:

- *Ardha Salabhasana (Halbe Heuschreckenhaltung):* Strecke deinen linken Arm über deinem Kopf am Boden entlang aus, der rechte Arm bleibt neben deinem Körper. Hebe beide Arme und das rechte Bein an, dazu die Brust und den Kopf. Führe diese Aufwärtsbewegung mit deinem linken Arm an, lass den Arm nicht hinterherhinken, wenn du Brust und Kopf hebst. Nach der Asana spüre in der Bauchlage nach, dann wiederhole die Übung mit dem rechten Arm über deinem Kopf, den linken Arm neben deinem Körper und dem linken Bein, das sich nach oben hebt.
- *Leichter:* Dieselbe Variante wie oben, aber bringe den rechten Arm über deinen Kopf am Boden entlang und presse den rechten Arm und das linke Bein in den Boden, um dich beim Anheben des Körpers zu unterstützen.
- *Fortgeschrittene:* Strecke die Arme zu den Seiten aus, wie ein Vogel, der seine Schwingen ausbreitet. Die Handflächen zeigen nach unten. Oder strecke die Arme unmittelbar vor dir aus, die Handflächen schauen sich an. Bei beiden Varianten führe die aufwärtsge-richtete Bewegung mit deinen Armen an, lass sie nicht eine Folge des Anhebens der Brust, des Kopfes und der Beine werden.
- *Fortgeschrittene (Volle Heuschreckenhaltung):* Lege deine Hände unter deinen Hüften auf den Boden, die Hand-flächen nach unten (oder mache Fäuste aus den Hän-den, die Handrücken am Boden, oder verschränke die Finger, die Daumen nach

unten gewandt). Die Arme sind gestreckt. Beim Einatmen drücke deine Arme fest in den Boden und hebe deine Beine und deinen Unterkörper so hoch wie möglich an. Vermeide, den Nacken zu weit durchzubiegen. (In der **halben Heuschrecken-position** dieser Variante ist alles ganz genauso, abgesehen davon, dass du nicht beide Beine, sondern nur ein Bein anhebst und das andere in den Boden drückst, um das Anheben zu unterstützen. Versuche, deine Wirbelsäule nicht allzu sehr zu drehen: Lass keine Seite des Beckens deutlich höher sein als die andere. Nachdem du dich in der Bauchlage entspannt hast, übe die Asana auf der anderen Seite.)

DHANURASANA – DIE BOGENPOSITION

Dhanurasana schenkt dir eine kraftvolle Wiederaufladung der Wirbelsäule. Obwohl die Beine und Arme viel dazu tun, um den Körper in der Bogenposition zu vitalisieren, lass auch deine Wirbelsäulenmuskeln aktiv sein, damit du deine Wirbelsäule mit noch mehr Energie auflädst und damit dein Bewusstsein dieser Energie vergrößerst. Um diese Wirkung zu verstärken, affirmiere innerlich:

> *„Ich rufe meine zerstreuten Kräfte zurück*
> *und lade meine Wirbelsäule wieder auf."*

Technik:

Liege in der Bauchlage, die Beine parallel zueinander und die Arme an den Seiten. Der Kopf ist zu einer Seite gedreht. Lasse deine Wirbelsäule länger werden, indem du mit deinen Füßen und deinen Hüften weiter vom Kopf wegwanderst.

Bringe deine Stirn auf den Boden. Halte deine Knie hüftweit auseinander und winkele die Knie an. Greife die Außenseiten deiner Knöchel. Um zu vermeiden, dass du deinen unteren Rücken zu sehr durchbiegst, presse dein Schambein während der gesamten Asana in den Boden.

Beim Einatmen hebe deine Beine und schiebe deine Füße hoch und nach hinten, damit du deinen gesamten Körper in eine Bogenform bringen kannst. Um die Beugung zu vertiefen, setze deine Muskulatur um die Wirbelsäule ein und ziehe sie mit Hilfe deiner Arme leicht in Richtung deiner Beine. Halte deine Schulterblätter weit gespreizt und deine Knie hüftweit auseinander (oder wenigstens weitgehend). Richte deinen Blick nach oben, sodass dein Nacken dieselbe rückwärts gerichtete Kurve bildet wie der Rest deiner Wirbelsäule.

Atme ruhig und gleichmäßig ein und aus und konzentriere dich darauf, wie die Energie in deine Wirbelsäule fließt. Affirmiere innerlich: *„Ich rufe meine zerstreuten Kräfte zurück und lade meine Wirbelsäule wieder auf."*

Verlasse die Asana und lege dich in die Bauchlage (drehe den Kopf nun andersherum) oder komme in Balasana (die Position des Kindes) und spüre nach.

Der hintere Nacken ist offen.

Die Beine strecken sich nach hinten und hoch.

Die Rückenmuskeln sind aktiviert.

Die Oberschenkel sind parallel zueinander.

Das Schambein wird in den Boden gedrückt.

Varianten:

- *Leichter:* Wenn du deine Fußknöchel nicht erreichen kannst, dann binde ein Band um deine Knöchel, bevor du dich auf den Bauch legst. Beginne damit, dass du das Band hinter deine Knöchel legst und die Enden des Bandes vorne um die Knöchel schlingst und dann zwischen deinen Knöcheln zurück. Halte nun beide Enden des Bandes in einer Hand und rolle dich auf die entgegengesetzte Seite und dann auf deinen Bauch. Teile die Enden des Bandes und nimm in jede Hand ein Ende und ziehe die Enden so nah wie möglich an deine Knöchel, wobei die Handflächen sich anschauen sollten. Halte die Ellenbogen gestreckt und deine Schultern weg von deinen Ohren und hebe dich dann hoch in Dhanurasana.

- *Ardha Dhanurasana (Halbe Bogenposition):* Statt beide Knöchel zu halten, ist es leichter, die Asana mit nur einem Knöchel zu üben. Schiebe dich hoch auf deinen rechten Unterarm, wobei der Unterarm einen rechten Winkel zur Wirbelsäule bilden sollte und der Oberarm senkrecht nach oben zeigt. Beuge dein linkes Knie und greife deinen Knöchel mit der linken Hand. Gehe dann weiter, wie oben beschrieben. Lass die Drehung in der Wirbelsäule so klein wie möglich sein, indem du dich mit der linken Brustseite nach vorne streckst. Gib kein Gewicht auf deinen rechten Ellenbogen, sondern drücke dich mit dem ganzen rechten Arm nach oben und strecke dich mit Hilfe des linken Beines nach oben und nach hinten. Um die Biegung zu vertiefen, setze deine

Wirbelsäulenmuskeln ein und ziehe sie leicht mit deinem linken Arm zum linken Bein. Aber überbeuge die Lendenwirbelsäule nicht! Nachdem du die Asana beendet und dich in der Bauchlage ausgeruht hast (wobei dein Kopf auf die andere Seite gedreht sein sollte), wiederhole die Asana auf der anderen Seite.

VASISHTHASANA – VASISHTHA-HALTUNG

Vasishthasana belebt den ganzen Körper, insbesondere die Wirbelsäule und den Oberkörper. Nimm die Asana nicht wahr als eine Möglichkeit, Muskeln zu bilden, sondern sieh sie als Chance, deine Konzentration auf die Energie zu verstärken, die deine Muskeln belebt, um die Streckung und Verlängerung des Körpers in dieser Haltung zu unterstützen. Wenn du dazu etwas Entspannung und Konzentration nimmst, dann wirst du eine Erfahrung einer kraftvollen, konzentrierten Stille nach der Asana machen – und, mit Übung, selbst während du in der Asana bist. Entfache das Feuer deiner Fähigkeit zur Konzentration und affirmiere innerlich:

„Das ruhige Feuer meiner Konzentration
brennt alle Unruhe und Ablenkung weg.“

Technik:

Beginne in der Plankenhaltung: Dein Körper ist in einer geraden Linie, ruht auf Händen und Zehen, die Hände sind unter den Schultern. Bringe deine Füße zusammen.

Beim Einatmen verlagere dein Körpergewicht auf deinen linken Arm, schwinge deinen rechten Arm nach außen über die Seite und nach oben und drehe deinen Körper um 90 Grad nach rechts, sodass dein rechtes Bein auf dem linken ruht.

Dein Körper sollte eine gerade Linie bilden, von den Füßen bis zum obersten Punkt deines Kopfes – weder nach unten in Richtung Boden einsacken, noch sich zu sehr zum Himmel strecken. Deine Arme sollten senkrecht sein und sich in entgegengesetzte Richtun-

Die Arme sind senkrecht, verlängert in entgegengesetzte Richtungen.

Die Wirbelsäule ist gerade.

Die Beine bilden eine Linie mit der Wirbelsäule.

gen verlängern. Lass dein Gewicht nicht in deine linke Schulter sinken, sondern hebe dich mit Hilfe des linken Arms hoch, während er dein Gewicht unterstützt.

Richte deinen Blick gerade nach vorn oder drehe deinen Kopf und schaue über deine rechte Hand nach oben. Atme ruhig und gleichmäßig und affirmiere innerlich: *„Das ruhige Feuer meiner Konzentration brennt alle Unruhe und Ablenkung weg."*

Komme aus der Asana und entspanne dich in Balasana (der Position des Kindes) oder in einer bequemen Sitzhaltung. Spüre nach und wiederhole die *Asana* auf der anderen Seite.

Varianten:

- *Leichter:* Wenn es schwer sein sollte, das Gleichgewicht zu halten, bringe deinen rechten Fuß nach vorn auf den Boden, statt ihn auf deinem linken Fuß ruhen zu lassen.
- *Leichter:* Halte dein Gewicht mit dem linken Unterarm und deinem linken Knie, wobei du beide Knie um 90 Grad anwinkelst und das rechte Bein auf dem linken ruhen lässt. Achte besonders darauf, dass du dein Gewicht nicht in deine linke Schulter sinken lässt.

MAYURASANA – DIE PFAUENHALTUNG

Mayurasana ist in besonderem Maße vitalisierend für den gesamten Körper und ebenso für den Geist. Es macht Spaß zu „fliegen", wenn du erst einmal eine Variante der Pfauenposition gefunden hast, die bei dir funktioniert. Mache einfach deinen Körper ganz lang, halte ihn gerade und im Gleichgewicht – verlängere ihn mit deiner Energie, nicht nur mit Muskelkraft. Konzentriere dich auf diese Energie, die dich länger werden lässt, und erfreue dich an der erwachten Energie selbst als Affirmation der Asana.

Technik:

Halte im Knien die Hände zwischen deinen Knien, die Handflächen auf dem Boden, die Finger nach hinten, sodass sie in Richtung deiner Füße zeigen. Halte die Hände nahe beieinander, spreize deine Finger weit. Beuge die Ellenbogen auf etwa 90 Grad und bringe sie dann direkt über deine Hände (oder wenigstens mehr oder weniger) und lasse deinen Bauch auf deine Ellenbogen sinken, wobei die Wirbelsäule gerade bleiben sollte.

Gehe mit deinen Füßen langsam nach hinten, sodass dein Körper von den Händen und Zehen gehalten wird und sich in einer geraden Linie befindet – von den Füßen bis zum obersten Punkt deines Kopfes. Der größte Teil deines Gewichts wird nun auf den Ellenbogen ruhen, die du möglichst nahe beieinander halten solltest. Hebe dich durch die Rückseiten deiner Oberschenkel an. Richte deinen Blick nach vorn und ein wenig nach unten, halte dein Offensein im rückwärtigen Nacken aufrecht. Diese Haltung nennt man *Ardha Mayurasana* – die Halbe Pfauenhaltung.

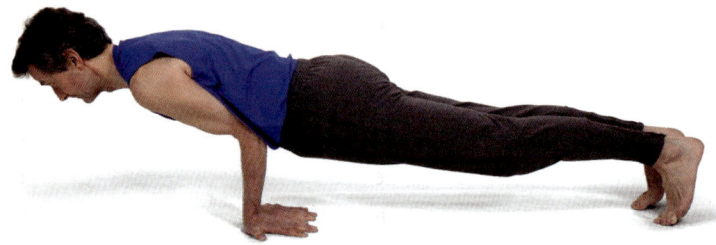

Wenn du nun in die volle Pfauenhaltung kommen möchtest, dann gehe mit den Füßen langsam weiter nach hinten, bis deine Beine sich vom Boden abheben und dein gesamtes Gewicht von den Händen getragen wird. Hebe dich weiterhin durch die Rückseiten deiner Oberschenkel nach oben. Dein Körper sollte nun waagrecht sein. Richte deinen Blick nach unten und ein wenig nach vorn.

Halte die waagrechte Position, indem du deinen ganzen Körper mit deiner Energie lang werden lässt, mehr als es mit reiner Muskelkraft möglich wäre. Atme so gleichmäßig wie möglich, während du im Gleichgewicht bleibst, aber atme wirklich! Lasse die Erfahrung vibrierender Energie in dieser Haltung – besonders in deiner Bauchregion und entlang deines ganzen Rückens – die Affirmation dieser Asana sein.

Komme anmutig aus der Asana in Balasana (Position des Kindes) oder in eine bequeme Sitzhaltung und spüre nach.

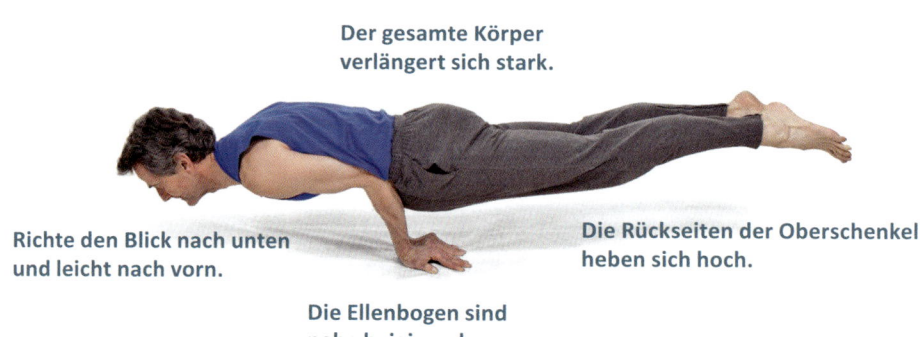

Der gesamte Körper verlängert sich stark.

Richte den Blick nach unten und leicht nach vorn.

Die Rückseiten der Oberschenkel heben sich hoch.

Die Ellenbogen sind nahe beieinander.

Varianten:

- *Leichter:* Wenn dein Oberkörper zwischen deine Ellenbogen rutscht, dann mache eine Schlaufe aus einem Band und lege es um die Oberarme nahe deinen Ellenbogen, um die Ellenbogen nahe zusammenzuhalten. Wenn dein Wohlbefinden erfordert, dass deine Ellenbogen weiter voneinander entfernt sind (z.B., weil die Brüste bei einer Frau ansonsten unangenehm zusammengedrückt würden, wenn man die Ellenbogen nahe beieinander sein lässt und das gesamte Körpergewicht auf den Ellenbogen ruht), dann nimm deine Hände weiter auseinander und binde das Band um deine Arme.

- *Leichter:* Aus *Ardha Mayurasana (der Halben Pfauenhaltung)* bringe deine Knie auf den Boden und beuge sie, sodass deine Füße hinter dir nach oben kommen. Es könnte sein, dass du dich stabiler fühlst, wenn du die Knöchel überkreuzt. Dann gehe weiter, wie oben beschrieben. Es könnte auch sein, dass du dich stabiler fühlst, wenn du deine Beine in die Padmasana (die Lotushaltung) bringst, weit dies die Beine fester werden lässt. Die Lotushaltung ist, für sich genommen, schon nicht leicht, aber wenn du sie einnehmen kannst, dann nutze sie hier, denn mit dem Lotussitz wird die Haltung leichter als in der Standardvariante, weil sie deinen Körper kompakter macht und es dadurch leichter wird, das Gleichgewicht und die waagrechte Position beizubehalten.

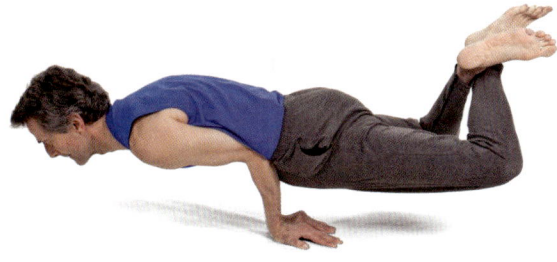

SIMHASANA – DIE LÖWENPOSITION

Jeder Aspekt dieser *Asana* – die Körperhaltung, die Bewegung, der Atem und die Kontrolle der Energie, die Ausrichtung des Blicks, das Objekt der Konzentration und der Einsatz des Willens – unterstützen dich darin, deine Energie in das fünfte Chakra *(bishuddha chakra* im Sanskrit) zu bringen. Dieses Chakra ist wichtig für eine klare Kommunikation, für eine Verbindung zwischen Geist und Herz und vor allem dafür, Eigenschaften wie Ruhe und Bewusstseinserweiterung zu entwickeln. Die Fülle der Energie in der Kehle wird diese Eigenschaften in dir verstärken, wenn du innerlich affirmierst:

„Ich reinige meine Gedanken, meine Sprache und alle meine Handlungen.“

Technik:

Sitze in Vajrasana (der Festen Haltung, dem Fersensitz), die Handflächen auf deinen Knien, die Finger weit gespreizt. Wenn die Energie beim Einatmen in deiner Wirbelsäule nach oben steigt, dann hebe deine Brust an. Dann hältst du den Atem an, öffnest weit deine Brust und deine Augen, streckst die Zunge heraus und nach unten, so weit, wie es dir möglich ist, und schaust intensiv nach unten. Spanne dann ganz leicht den gesamten Körper an, als wärest du ein Löwe, der gleich losspringen würde. Dieses Gefühl des Losspringens sollte jedoch nur innerlich sein, ohne einen Gedanken oder eine vorbereitende Handlung, wirklich zu springen.

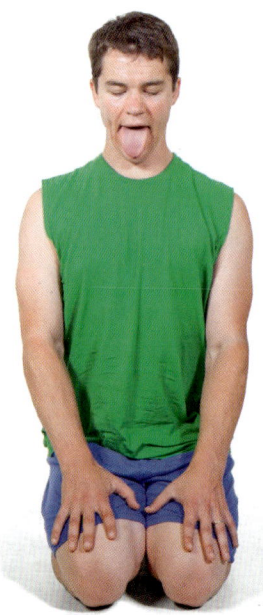

Die Zunge und der Blick sind nach unten gerichtet.

Die Energie und die Aufmerksamkeit sind in der Kehle.

Der Körper ist leicht angespannt.

Halte den Atem an.

Halte den Atem an und konzentriere deine Energie und deine Achtsamkeit in deiner Kehle, wiederhole dabei innerlich die Affirmation: *„Ich reinige meine Gedanken, meine Sprache und alle meine Handlungen.“*

Komme aus der Asana, wenn du es brauchst, und wiederhole den gesamten Prozess mit dem nächsten Atemzug. Wiederhole diese Sequenz so oft, wie du möchtest. Spüre dann im Fersensitz (Vajrasana) nach.

Varianten:

- *Leichter:* Statt die Rückseiten der Zehen auf dem Boden zu halten, ziehe die Zehen nach innen. Wenn diese Haltung bequem für dich ist, dann kann sie dieser Asana ein stärkeres Gefühl von Lebendigkeit geben.
- *Leichter:* Statt den Atem anzuhalten, lass ihn normal fließen. Halte die Brust hoch, die Zunge weit nach außen gestreckt und den ganzen Körper leicht angespannt. Richte deinen Blick bewusst und während der gesamten Asana nach unten.
- *Leichter:* Wenn deine Knöchel und deine Knie dir Unbehagen bereiten, dann setze Hilfsmittel ein, wie sie bei Vajrasana beschrieben werden.

YOGA MUDRA – DAS SYMBOL DES YOGA

Yoga Mudra ist die höchste Position der Hingabe des Selbst: Die tiefe Beugung nach vorn hält die ganze Medulla Oblongata offen (den Sitz des Ego), das Mudra der Hände lenkt die Energie die Wirbelsäule hinauf, durch die Medulla Oblongata, und der sanfte Druck der Stirn auf den Boden unterstützt dabei, das Bewusstsein (und damit die Energie) zum Dritten Auge zu lenken. Bringe deine ganze Hingabe und Andacht in die Asana, schenke dich selbst vollständig dem inneren Licht des Dritten Auges, wenn du innerlich affirmierst:

„Ich bin Dein, nimm mich an!"

Technik:

Sitze in einer bequemen Sitzhaltung. Padmasana (die Lotushaltung) wird als die beste Haltung betrachtet, Swastikasana (die Einfache Haltung) und Siddhasana (die Vollkommene Haltung) sind ebenfalls gute Alternativen.

Bringe deine Handflächen hinter deinem Rücken zusammen, die Finger zeigen die Wirbelsäule hinauf nach oben.

Atme ein und mache deine Wirbelsäule lang, dann atme aus und beuge dich aus den Hüften so weit wie möglich nach vorn,

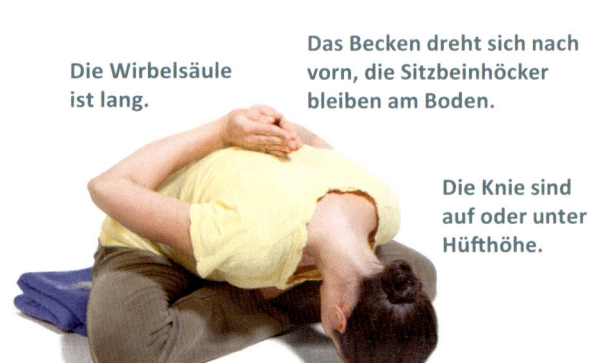

Die Wirbelsäule ist lang.

Das Becken dreht sich nach vorn, die Sitzbeinhöcker bleiben am Boden.

Die Knie sind auf oder unter Hüfthöhe.

Die Drehung geschieht in den Hüften, nicht in den Knien oder Knöcheln.

ohne deine Wirbelsäule rund werden zu lassen. Dann entspanne die Wirbelsäule und bringe deine Stirn zu Boden, halte die Wirbelsäule dabei so lang wie möglich. Schließe die Augen und richte deinen Blick auf das Dritte Auge.

Spüre die Kombination der Einflussfaktoren, die auf die Asana wirken: Die subtile Schwerkraft, den sanften Druck der Stirn, der auf dem Boden ruht, und die Anziehungskraft deiner Hände und Finger, die helfen, deine Energie – und besonders die der Medulla Oblongata – zum Dritten Auge zu bringen. Verbinde diese Einflussfaktoren mit deinem eigenen, nach oben gerichteten Streben, deiner Hingabe. Atme ruhig und gleichmäßig und affirmiere innerlich: *„Ich bin Dein, nimm mich an!"*

Um die Asana zu verlassen, atme ein und richte dich auf, dann löse deine Hände und lege sie in deinen Schoß und spüre nach.

Anmerkung: Weil sie die Energie direkt zum Dritten Auge lenkt, kann Yoga Mudra auch sehr nützlich nach einer Tiefenentspannung in Savasana sein, bevor du dich zur Meditation zurechtsetzt.

Varianten:

- *Leichter:* Wenn eine Sitzhaltung mit gekreuzten Beinen zu ungemütlich ist, kannst du stattdessen in Vajrasana (dem Fersensitz), auf einem Meditationsbänkchen oder auf einem Stuhl sitzen. Wenn du dich auf einen Stuhl setzt, dann nimm einen weiteren Stuhl, setze ihn vor dich und lass deine Stirn auf dem Sitz dieses Stuhls ruhen.
- *Leichter:* Wenn du nicht in der Lage bist, deine Hände hinter dem Rücken aneinanderzulegen, dann lege sie vor deiner Brust gegeneinander.
- *Leichter:* Wenn deine Stirn den Boden nicht erreicht, dann lege ein Kissen vor dich, das hoch genug ist, dass deine Stirn darauf abgelegt werden kann und du deinen Kopf nicht in der Luft hängenlassen musst.

PARVATASANA – BERGHALTUNG IM SITZEN

Die Einfachheit der Parvatasana maskiert ihre Kraft: das Atemmuster hebt die Energie, das sanfte Bandha im Bauch schiebt die Energie von unten nach oben, die nach oben gerichteten Augen lenken die Energie nach oben und die natürliche Anziehungskraft des Handmudras zieht die Energie von oben noch weiter hoch. Bringe dazu noch ein weiteres Kraftelement, nämlich das deines Geistes, indem du affirmierst:

„Meine Gedanken und meine Energie heben sich, um den Himmel zu berühren."

Technik:

Sitze in Padmasana (der Lotushaltung) oder in einer anderen bequemen Sitzhaltung – auf einem Kissen, wenn du das benötigst, um deine Wirbelsäule gerade zu halten.

Beim Einatmen beschreibe mit deinen Händen eine Kreis zu den Seiten und nach oben; lege die Handflächen aneinander, wobei die Finger nach oben zeigen. Wenn du ausatmest, entspanne deine Schultern nach unten und winkele deine Ellenbogen ein wenig an. Halte die Augen geschlossen und richte innerlich deinen Blick auf dein Drittes Auge. Bleibe während der gesamten Asana in dieser Haltung.

Nach deiner nächsten Einatmung ziehe deinen Unterbauch sanft nach innen, um deine Energie auf den oberen Oberkörper zu konzentrieren (vollziehe dies fest, aber sanft). Halte deine Brust und deine Schultern offen.

Halte deinen Atem so lange an, wie es für dich problemlos möglich ist, und affirmiere innerlich: *„Meine Gedanken und meine Energie heben sich, um den Himmel zu berühren."* Atme aus, wenn du es brauchst.

Wiederhole dieses Atemmuster, das Bandha und die Affirmation so viele Atemzüge lang, wie du möchtest. Verlasse die Asana, indem du mit einer Ausatmung in deine ursprüngliche Sitzhaltung kommst, und spüre nach.

Schultern und Ellenbogen bleiben entspannt.

Deine Wirbelsäule ist gerade.

Deine Knie sind auf derselben Höhe wie die Hüften oder darunter.

Deine Knie und deine Knöchel sind nicht überbeansprucht.

Anmerkung: Da Parvatasana die Energie so wirkungsvoll anhebt, kann sie auch in hohem Maße nützlich sein, wenn man sie nach einer Tiefenentspannung in Savasana und unmittelbar vor einer Meditation übt.

Varianten:

- *Leichter:* Wenn verspannte Schultern es unmöglich machen, dass deine Hände über dem Kopf sind und sie stattdessen vor deinem Körper schweben, oder wenn du aus diesem Grund deine Wirbelsäule in eine Rückwärtsbeuge biegst, dann winkele deine Ellenbogen mehr an, damit es leichter für dich wird, die Hände über deinem Kopf zu halten, ohne dich durchzubiegen. Eine andere Möglichkeit ist, die Handflächen vor dem Herzzentrum aneinanderzulegen und die natürliche Anziehungskraft der Hände und Finger einzusetzen, um die Energie nach oben zu lenken (im Gegensatz zum Versuch, diese Energie anzuziehen, um sie nach oben zu lenken, wie in der Standardasana.)

UMKEHRHALTUNGEN

Bringe die Energie in dein Gehirn

> *Der höchste Sinn des Yoga besteht darin, dich in eine Haltung zu bringen, in der du das Herabströmen der Energie vollständig empfangen kannst. Wenn die Gnade Gottes im durchschnittlichen Leben eines Menschen nicht erfahren werden kann, dann liegt das nicht daran, dass Gott gleichgültig ist, sondern daran, dass die Energie des Menschen und seine Aufmerksamkeit durch andere Dinge abgelenkt werden.*
>
> SWAMI KRIYANANDA

Deine Abfolge von Übungen hat dir bisher geholfen, deine Wirbelsäule zu öffnen und deine Energie und dein Bewusstsein in der Wirbelsäule zu konzentrieren. Sie hat dir wahrscheinlich auch ein wenig mehr Energie ins Gehirn gebracht, da viele der bisher beschriebenen Asanas dies bewirken – besonders diejenigen, die eine teilweise Umkehrhaltung beinhalten wie Sasamgasana (die Hasenhaltung) oder Chakrasana (das Rad), die beide in gewisser Weise mit der Kraft subtiler Schwerkraft spielen. Nun aber wirst du dich mit dieser Kraft intensiver auseinandersetzen, um mehr Energie in dein Gehirn zu bringen. Dies geschieht durch vollständige Umkehrhaltungen, das heißt Asanas, in denen die gesamte – oder beinahe die ganze – Wirbelsäule vollständig umgekehrt wird.

Praktische Tipps:

- Setze Hilfsmittel ein, wenn du sie für deine Stabilität, deine Sicherheit und die Vermeidung von Unbehagen in deinem Nacken und Hals brauchst. Beispielsweise wird für die ersten vier Asanas empfohlen, sie mit einer oder mehreren gefalteten Decken zu üben, um deine Wirbel zu unterstützen und zu vermeiden, dass deine Halswirbelsäule (dein Nacken) sich übermäßig streckt, was dich verletzungsanfälliger machen würde. Um eine durchschnittliche Asanadecke zu falten (dabei handelt es sich um eine mexikanische Decke für ein Doppelbett aus Baumwolle), halte sie vollständig geöffnet, nimm ein Ende in jede Hand, wobei die lange Seite waagrecht sein sollte. Bringe dann deine Hände zusammen, um die Decke waagrecht zu falten, dann falte sie ein zweites Mal, dieses Mal senkrecht, dann ein drittes Mal, diesmal wieder waagrecht. (Eine größere Decke braucht vielleicht ein oder zwei weitere Falt-Schritte). Lege dich dann mit deinen Schultern und Armen auf die Decke. Die gefalteten Ecken sind unter deinem Nacken, etwa zehn Zentimeter über deinen Schultern und dein Kopf ist auf dem Boden.

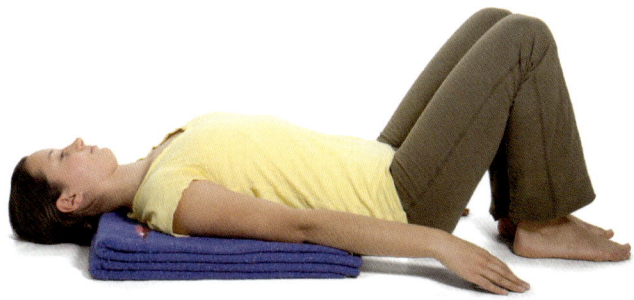

- Lasse dich nicht in deine Unterlage sinken. Setze die Körperteile, die den Boden berühren, auf dieselbe Weise ein wie deine Füße in den Asanas im Stehen: als feste Grundlage für deine Stabilität und als Punkt, von dem aus du dich durch deinen gesamten Körper hindurch verlängern kannst. Drücke diese Körperbereiche in den Boden – ja, presse sogar den Hinterkopf bei solchen Asanas wie Sarvandasana (den Schulterstand) oder Halasana (die Pflugposition) in den Boden – und verlängere dich durch alle Körperteile hindurch, die senkrecht sind. Dies wird dir in der Asana ein Gefühl von Leichtigkeit vermitteln, von Länge, von Hochheben – ein Gefühl von Lebendigkeit.
- Bewege dich langsam, kontrolliert. Deinen Körper hochzuschnellen – oder am Ende der Asana kollabieren zu lassen – kann nicht nur schädlich für dein Bewusstsein sein, es kann dich auch verletzen.
- Mache dich nicht allein von der subtilen Schwerkraft abhängig, um die Energie in dein Gehirn zu bringen. Setze auch dein Fühlen ein, um dich mit der Energie zu verbinden, und nutze auch deinen Willen und deine Vorstellungskraft, um dich darin zu unterstützen, mehr Energie in dein Gehirn fließen zu lassen. Die Asana-Beschreibungen enthalten Tipps, wie du das bewerkstelligen kannst.
- Lasse deinen Körper wieder zum Normalzustand zurückkehren, nachdem du eine Umkehrhaltung geübt hast, komme dazu in Savasana (der Totenstellung) oder in Balasana (der Position des Kindes) und nimm einige entspannte Atemzüge, bevor du dich wieder aufsetzt. Wenn du sofort wieder nach oben kommen würdest, dann würde dies deinen Körper und deinen Geist aufwühlen und könnte dir Kopfschmerzen, Schwindel oder sogar eine Ohnmacht bescheren.

SARVANGASANA – DER SCHULTERSTAND

Der Schulterstand schenkt deinem Gehirn Energie und übt einen friedlichen, harmonisierenden Einfluss auf den gesamten Körper und den Geist aus. Ziehe diese Eigenschaften zu dir, indem du die Asana in einer inneren Haltung des Friedens und der Harmonie übst. Je mehr du das tust, umso mehr Frieden und Harmonie wirst du empfangen. Halte die Asana ruhig und leicht und hebe nicht nur deinen Körper, sondern auch dein Bewusstsein an, wie einen Kelch, der den Segen des göttlichen Friedens empfängt. Affirmiere innerlich:

„Gottes Frieden durchflutet mein Sein."

Technik:

Liege auf dem Rücken auf einer oder mehreren gefalteten Decken (s. auch dazu den ersten praktischen Tipp in diesem Abschnitt). Hebe deine Beine senkrecht hoch und, indem du dich mit deinen Armen und Händen nach unten drückst, hebe auch deinen Po hoch und bringe deine Knie über dein Gesicht. Dann strecke deine Beine nach oben, indem du dich durch deine Hüftgelenke streckst. Bewege dich kontrolliert, sowohl aus Sicherheitsgründen als auch, um deine Erfahrung zu vertiefen.

Setze deine Hände auf jeder Seite deiner Wirbelsäule auf, um dich besser abzustützen, und zwar so nahe bei den Schulterblättern wie möglich, deine Ellenbogen sind schulterbreit voneinander entfernt. Rolle deine Schultern unter deinen Körper, eine nach der anderen, und bringe deine Beine und deinen Oberkörper so senkrecht wie möglich nach oben. Während der gesamten Asana drücke dich mit den hinteren Teilen deiner Arme und Schultern in den Boden und in die Decken. Drücke auch deinen Hinterkopf in den Boden, um deinen Nacken davor zu schützen, sich zu sehr zu überstrecken und sich gleichzeitig offen zu halten, um die Energie hindurch zum Gehirn strömen zu lassen. Drehe deinen Kopf auf keinen Fall!

Atme ruhig und gleichmäßig und affirmiere innerlich: *„Gottes Frieden durchflutet mein Sein."*

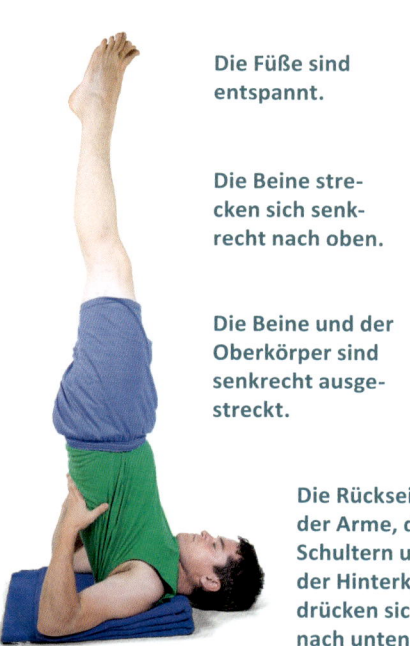

Die Füße sind entspannt.

Die Beine strecken sich senkrecht nach oben.

Die Beine und der Oberkörper sind senkrecht ausgestreckt.

Die Rückseiten der Arme, der Schultern und der Hinterkopf drücken sich nach unten.

Um aus der Asana zu kommen, winkele deine Knie an und bringe sie herunter über dein Gesicht, dann entspanne deine Hände auf den Boden und setze die Kraft deiner Arme und deiner Bauchmuskeln ein, um langsam in die Rückenlage zu kommen. Lege die Decken beiseite und spüre nach in Savasana (der Totenstellung).

Variante:

- *Leichter (an einer Wand):* Liege auf den Decken, deinen Po an einer Wand, die Beine nach oben. Winkele deine Knie an, wenn dies nötig sein sollte, um deinen Po wirklich mit der Wand in Berührung zu bringen. Beuge nun die Knie, setze deine Füße flach an die Wand und drücke gegen die Wand, um dein Becken hoch und vorwärts zu heben, bis dein Oberkörper und deine Oberschenkel senkrecht nach oben zeigen. Um diese senkrechte Position zu erreichen, kann es sein, dass du deine Füße nach oben wandern lassen musst, bis deine Schienbeine waagrecht sind, es kann auch sein, dass du dich mit deinen Zehen abstützen musst. Verschränke deine Finger und rolle deine Schultern unter deinen Körper, zuerst die eine und dann die andere. Löse deine Hände und setze sie auf eine Seite der Wirbelsäule auf, um dich aufrecht zu halten, setze sie so nahe an den Schulterblättern auf wie möglich. Halte deine Ellenbogen schulterbreit voneinander entfernt und drücke mit den Rückseiten deiner Arme, Schultern und deinem Hinterkopf nach unten.

  Strecke ein Bein hoch, bis es senkrecht ist, weg von der Wand. Dann strecke das andere Bein, um in die vollständige Asana zu kommen. Oder halte ein Bein hoch, dann kehre zur Wand zurück und wiederhole mit dem anderen Bein.

  Um aus der Asana zu kommen, beuge deine Knie und bringe deine Füße erneut auf die Wand, einen nach dem anderen. Dann senke dein Becken langsam zu Boden. Spüre nach, während deine Beine noch an der Wand lehnen, die Arme neben dir ausgestreckt.

VIPARITA KARANI – DIE EINFACHE UMKEHRHALTUNG

Zusätzlich zu der Tatsache, dass es sich hier um eine vollständige Umkehrhaltung handelt, bezieht Viparita Karani ihren Nutzen aus der natürlichen Fähigkeit deiner Hände, die Kundalini-Energie[7] zu stimulieren und zu erwecken, die an der Basis der Wirbelsäule eingeschlossen ist. Dann kann die Kraft der subtilen Schwerkraft – zusammen mit deiner Fähigkeit, die Energie zu spüren und zu bewegen – dieser Energie zum Gehirn ziehen. Setze deine Willenskraft und deine Vorstellung ein, um diesen Prozess zu fördern, wenn du voll Enthusiasmus affirmierst:

„Erwacht, meine schlafenden Kräfte, erwacht!"

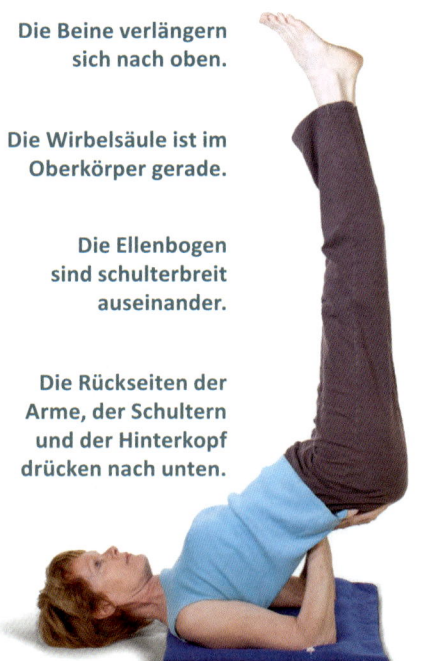

Die Beine verlängern sich nach oben.

Die Wirbelsäule ist im Oberkörper gerade.

Die Ellenbogen sind schulterbreit auseinander.

Die Rückseiten der Arme, der Schultern und der Hinterkopf drücken nach unten.

Technik:

Lege dich auf den Rücken (mit einer Decke, wenn du willst, vgl. dazu den ersten praktischen Tipp am Anfang dieses Abschnitts). Hebe deine Beine senkrecht nach oben. Dann, während du dich mit deinen Händen und Armen nach unten drückst, hebe auch deinen Po und strecke die Beine gleichmäßig und sanft nach oben. Lasse die Bewegung kontrolliert sein, sowohl aus Sicherheitsgründen, als auch, um deine Erfahrung zu vertiefen.

Setze deine Handkanten auf die obere rückwärtige Beckenkante und rolle die Schultern unter deinen Körper, eine nach der anderen. Halte deine Ellenbogen schulterweit voneinander entfernt, auf dem Boden. Setze deine Fingerspitzen auf dein Steißbein. Dein Oberkörper

---

7   Kundalini (wörtlich: Die Gerollte) ist ein Energiereservoir an der Basis der astralen Wirbelsäule. Sie ist das energetische Ergebnis einer Geisteshaltung, in der man sein inneres Wesen vom Geist getrennt hält: Die Betonung des kleinen Selbst schließt die Energie an der Wirbelsäulenbasis ein. Egozentrierte Gedanken und Handlungen verstärken dieses Reservoir und verstärken das Gefühl von Getrenntsein. Etwas von dieser Energie zu befreien und sie die Wirbelsäule hinaufsteigen zu lassen, hilft dem Menschen dabei, sein Einsamkeitsgefühl zu überwinden und das Bewusstsein zu erweitern. Um die höchste Selbstverwirklichung zu erlangen, muss man die gesamte Kundalini-Energie befreien und sie die Wirbelsäule hoch zum Gehirn schicken.

sollte nun einen 45-Grad-Winkel im Verhältnis zum Boden bilden und deine Beine sollten sich senkrecht (oder beinahe senkrecht) nach oben strecken, sodass eine Linie, die gerade von deinen Zehen nach unten führt, deinen Unterbauch berühren würde.

Während der gesamten Asana presse dich mit den Rückseiten deiner Arme und Schultern in deine Decke oder auf den Boden. Drücke auch deinen Hinterkopf in den Boden, während du dich durch beide Beine nach oben verlängerst. Aber drehe dabei nicht deinen Kopf. Um zu verhindern, dass deine Handgelenke Schaden nehmen, presse deine Finger fest in dein Steißbein.

Atme ruhig und gleichmäßig und affirmiere innerlich: *„Erwacht, meine schlafenden Kräfte, erwacht!"*

Um die Asana wieder zu verlassen, beuge die Beine und bringe die Knie über dein Gesicht, dann löse deine Hände und lege sie auf den Boden und setze deine Arme und die Kraft deiner Bauchmuskeln ein, um in einer kontrollierten Bewegung in die Rückenlage zu kommen. Lege die Decke zur Seite und spüre in Savasana (der Totenstellung) nach.

Varianten:

- *Leichter:* Übe die Asana an einer Wand, wie in Sarvangasana (dem Schulterstand) unter dem Begriff Variante beschrieben.
- *Leichter:* Wenn die Standardasana zu viel Gewicht auf deine Arme und deine Handgelenke legt, dann kannst du etwas Erleichterung finden, indem du deine Zehen über dein Gesicht bringst. Du wirst dennoch immer noch viel von der energetischen Wirkung dieser Asana erfahren. Wenn du jedoch deine Füße weiter über dein Gesicht bringen musst, wirst du die Kraft der Asana verlieren, deshalb übe sie lieber an einer Wand. Im Laufe der Zeit wirst du nach und nach die Stärke bekommen, die notwendig ist, um die vollständige Viparita Karani zu praktizieren.

HALASANA – DIE PFLUGPOSITION

Halasana streckt und öffnet die obere Wirbelsäule und schüttet einen starken Energiestrom ins Gehirn aus – einen Strom, der alte Denk- und Verhaltensmuster wegwaschen und dich für neue, bessere Wege öffnen kann. Die Ergebnisse dieser Asana hängen davon ab, wie sehr – und mit wie viel Anziehung – du dich für diesen Strom öffnest und nicht nur die Kraft der subtilen Schwerkraft einsetzt. Affirmiere dazu innerlich:

„Neues Leben, neues Bewusstsein, fließen nun in mein Gehirn!"

Technik:

Liege auf dem Rücken auf zwei oder mehr gefalteten Decken (vgl. dazu den ersten praktischen Tipp am Anfang dieses Abschnitts). Hebe deine Beine senkrecht nach oben. Dann, während du dich mit deinen Händen und Armen nach unten abdrückst, hebe deinen Po und bringe deine Beine gleichmäßig und sanft über dein Gesicht. Lass dies eine kontrollierte Bewegung sein, sowohl aus Sicherheitsgründen als auch, um deine Erfahrung zu vertiefen.

Senke deine Zehen ganz langsam auf den Boden hinter deinem Kopf, lasse deine Beine und deine Wirbelsäule dabei gerade sein. Verschränke deine Finger hinter dir und rolle deine Schultern nach unten, eine nach der anderen, um dich in die Lage zu versetzen, deine Wirbelsäule zu strecken und sie senkrecht nach oben zu bringen. Drücke während der gesamten Asana deine Arme und Schultern in deine Decken, um deine Wirbelsäule relativ gerade und senkrecht zu halten (abgesehen vom Nacken natürlich). Drücke auch den Hinterkopf in den Boden, um deinen Nacken davor zu schützen, sich zu überstrecken, und gleichzeitig deinen Nacken zu öffnen, sodass die Energie zum Gehirn fließen kann. Drehe deinen Kopf nicht!

Atme ruhig und gleichmäßig und affirmiere innerlich: *„Neues Leben, neues Bewusstsein, fließen nun in mein Gehirn!"*

Um die Asana wieder zu verlassen, löse deine Hände und setze die Kraft deiner Arme und deiner Bauchmuskeln ein, um langsam und kontrolliert in die Rückenlage zu kommen. Lege die Decken zur Seite und spüre in Savasana (der Totenstellung) nach.

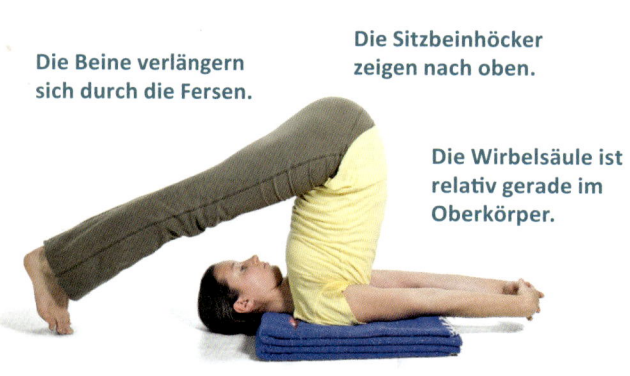

Die Beine verlängern sich durch die Fersen.

Die Sitzbeinhöcker zeigen nach oben.

Die Wirbelsäule ist relativ gerade im Oberkörper.

Die Rückseiten deiner Arme, Schultern und dein Kopf drücken nach unten.

Variante:

- *Leichter:* Wenn du nicht in der Lage bist, mit deinen Füßen hinter deinem Kopf auf den Boden zu kommen und die Knie dabei gerade zu halten, lass deine Füße auf einem Kissen, auf einem Stuhl oder auf einem Block hinter dir ruhen (gut gegründet, sodass sie nicht wegrutschen können).

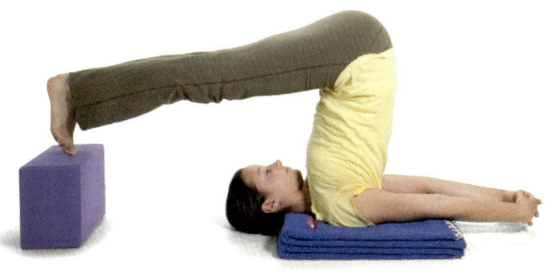

KARNAPIRASANA – DIE OHRENVERSCHLIESSENDE HALTUNG

Obwohl sie optisch der Halasana ähnelt, hat Karnapirasana Wirkungen, die sich sehr von Halasana unterscheiden: Während Halasana dynamisch ist, ist Karnapirasana sowohl für den Körper als auch für das Gehirn entspannend, da sie dich in größere Stille führt. Wenn du nach Halasana in Karnapirasana kommst, kannst du damit vibrierende Energie in diese Stille bringen. Lasse deine Stille immer tiefer werden, indem du innerlich affirmierst:

„Mein Lebensboot gleitet leicht auf den Wellen des Friedens."

Technik:

Liege auf dem Rücken auf zwei oder mehr zusammengefalteten Decken (vgl. den ersten praktischen Tipp am Anfang dieses Abschnittes). Hebe deine Beine senkrecht in die Höhe. Dann, während du mit deinen Armen und Händen gegen den Boden drückst, hebe sanft deinen Po hoch und beuge deine Beine über dein Gesicht. Bewege dich kontrolliert, sowohl aus Sicherheitsgründen wie auch, um deine Erfahrung zu vertiefen.

Indem du deine Wirbelsäule lang machst, erlaube deinen Knien, sich auf jeder Seite deines Kopfes in Richtung Boden zu beugen und sich dabei zu entspannen. Es ist möglich, dass deine Wirbelsäule sich dabei etwas rundet – lass es geschehen, wenn es sich bequem für dich anfühlt und du sie nicht zwingst,

Die Wirbelsäule ist im Oberkörper nicht übermäßig gerundet.

Die Rückseiten der Arme, die Schultern und der Kopf drücken nach unten.

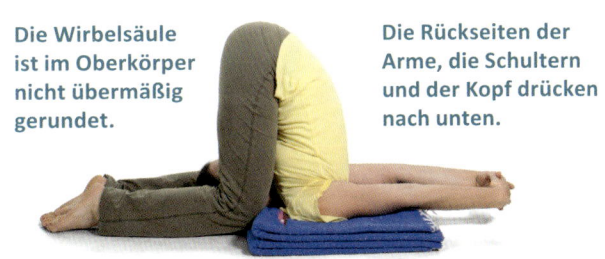

Die Knie entspannen sich zum Boden.

sich zu runden. Senke deine Füße auf den Boden, mit den Fußrücken (und nicht nur den Zehenspitzen) auf dem Boden.

Verschränke deine Finger hinter deinen Schultern und rolle deine Schultern unter deinen Körper, eine nach der anderen, um deine Wirbelsäule in die Lage zu versetzen, sich zu strecken und mehr in die Senkrechte zu kommen. Drücke die Rückseiten deiner Schultern und Arme in den Boden, um deine Wirbelsäule lang zu halten, während du weiterhin deine Knie in Richtung Boden entspannst. Drücke dich mit dem Hinterkopf in den Boden, um deinen Nacken davor zu bewahren, sich zu überstrecken. Halte ihn gleichzeitig offen, sodass die Energie zum Gehirn fließen kann. Drehe deinen Kopf nicht.

Atme ruhig und gleichmäßig und affirmiere innerlich: *„Mein Lebensboot gleitet sanft auf den Wellen des Friedens."*

Um aus der Asana zu kommen, hebe deine Beine hoch, nimm die Hände auseinander und setze deine Stärke in den Armen und im Bauch ein, um kontrolliert und langsam in die Rückenlage zurückzukommen. Lege die Decken zur Seite und spüre in Savasana (der Totenstellung) nach.

Varianten:

- *Leichter:* Wenn du nicht in der Lage bist, deine Füße die ganze Strecke bis zum Boden zu bringen, während du deine Knie gestreckt hältst, lass die Fußrücken auf einem Kissen hinter deinem Kopf ruhen.
- *Fortgeschrittene:* Um sowohl die Dehnung in der oberen Wirbelsäule als auch deine innere Stille zu vertiefen, lege deine Hände über deine Ohren, die Handrücken gegen die inneren Knie gedrückt.

SIRSHASANA – DER KOPFSTAND

Dies ist die höchste Umkehrhaltung: Der Körper ist vollkommen umgekehrt, die Kraft der subtilen Schwerkraft kann so ganz leicht eine Fülle an Energie ins Gehirn bringen. Setze deine Eigenschaften wie Willenskraft und Vorstellungskraft sowie eine freudvolle innere Einstellung ein, um diesen Fluss zu verstärken, und konzentriere dich am Punkt zwischen den Augenbrauen. Dies wird deine höheren Fähigkeiten beleben – deine Kreativität, deine Freude, deine Konzentration und deine spirituelle Empfänglichkeit, deine Willenskraft und vieles mehr – sodass du stärker mit deiner Wahrnehmung deiner göttlichen Essenz in Berührung kommst. Unterstütze diesen Prozess, indem du diese Essenz affirmierst:

„Ich bin Du! Ich bin Du! Seliger Geist, ich bin Du!"

Technik:

ACHTUNG: Sirshasana ist nichts für Anfänger! Bevor du die vollständige Asana ausprobierst, meistere die leichteren Varianten, die weiter unten beschrieben werden, bis du die Stärke entwickelst, stabil zu bleiben und deinen Nacken nicht überzustrapazieren.

Knie, die Unterarme vor dir auf dem Boden, deine Ellenbogen schulterbreit auseinander und die Finger verschränkt. Setze den obersten Punkt deines Kopfes auf den Boden und lege deinen Hinterkopf in die Schale, die deine verschränkten Finger geformt haben.

Phase 1: Strecke deine Zehen nach unten, hebe deine Knie und lasse deine Füße zum Kopf wandern, bis dein Oberkörper senkrecht nach oben zeigt (oder beinahe). Dein Gewicht liegt nun in erster Linie auf deinen Unterarmen und deinen Ellenbogen. Stabilisiere deine Schultern, indem du die Oberarmknochen in die Schultergelenke zurückziehst und dich durch die Ellenbogen nach unten drückst. Während der gesamten Asana drücke dich stark mit deinen Schultern nach unten, halte deine Wirbelsäule gerade und deine Schultern so weit vom Boden entfernt wie möglich und lasse nur ein Minimum deines Gewichts auf dem obersten Punkt deines Kopfes ruhen.

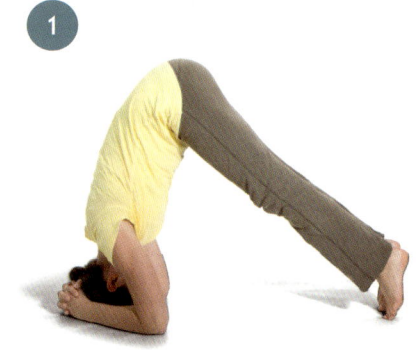

Phase 2: Beuge deine Knie und lasse deine Füße näher zum Körper wandern, bis deine Oberschenkel gegen deinen Oberkörper drücken. Dann verlagere dein Gewicht auf deine Arme und deinen Kopf – beinahe das ganze Gewicht sollte auf deinen Armen ruhen – und beuge deine Knie langsam immer mehr, bis deine Füße den Boden verlassen. Pausiere einen Augenblick, um deine Haltung zu stabilisieren und sicherzustellen, dass deine Wirbelsäule gerade ist, bevor du weitermachst.

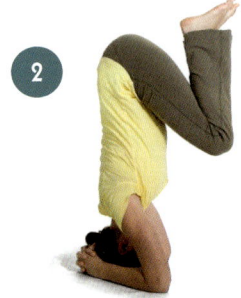

Phase 3: Halte deine Knie gebeugt, während du deine Hüften streckst, bis deine Oberschenkel senkrecht nach oben zeigen.

Phase 4: Strecke nach und nach deine Knie in die vollständige Asana und verlängere dich nach oben durch deine Beine. Der sanfte Druck auf den obersten Punkt deines Kopfes auf dem Boden unterstützt dich darin, dein Bewusstsein (und damit deine Energie) zurück zum Gehirn zu lenken, und die subtile Schwerkraft wird dann deine Energie zum Gehirn lenken. Bringe immer mehr Energie zum Gehirn, mit Hilfe deiner Willenskraft, deiner Vorstellungskraft und einer Haltung von Fröhlichkeit. Konzentriere diese Energie auf dein Drittes Auge.

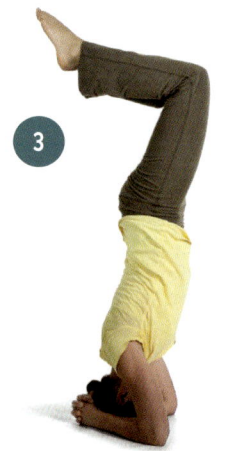

Atme ruhig und gleichmäßig und affirmiere innerlich die höchste Wahrheit deines Seins: *„Ich bin Du! Ich bin Du! Seliger Geist, ich bin Du!"*

Bleibe in der Asana nur so lange, wie du in der Lage bist, den größten Teil deines Gewichts auf deinen Unterarmen und Ellenbogen zu halten.

Um die Asana wieder zu verlassen, kehre die Schritte um: Beuge deine Knie, dann beuge deine Hüften, dann entspanne die Zehen auf den Boden. Verlagere das Gewicht auf deine Beine, lass deine Knie weich zu Boden gleiten und spüre nach in Balasana (Position des Kindes).

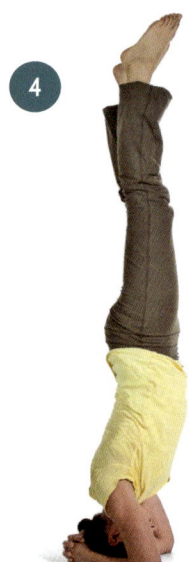

Der gesamte Körper ist senkrecht.

Verlängere dich hoch durch deine Schultern und deine Beine.

Deine Wirbelsäule ist gerade.

Beinahe das gesamte Gewicht ruht auf Armen und Schultern.

Die Ellenbogen sind schulterbreit auseinander.

Varianten:

- *Leichter:* Statt in die vollständige Asana zu gehen, bleibe in Phase 1 (oder 2 oder 3) und übe, im Gleichgewicht zu bleiben und dein Gewicht vor allem mit Hilfe deiner Schulterstärke zu halten, statt dass du eine größere Masse deines Gewichts von deinem Kopf und deinem Nacken tragen lässt.
- *Leichter:* Hebe, aus Phase 1 kommend, einen Fuß nach dem anderen auf eine stabile Unterlage (einen Stuhl oder einen großen Block, gut verankert, um nicht wegzurutschen). Diese Position wird deine Schultern stärken und dir schon viele der positiven Wirkungen der vollständigen Asana vermitteln. Wenn du dich in dieser Haltung sicher fühlst, dann hebe ein Bein so hoch, wie du kannst, und lasse den anderen Fuß noch auf dem Stuhl liegen. Halte die Position eine Zeitlang, dann bringe das gestreckte Bein wieder nach unten. Wiederhole mit dem anderen Bein.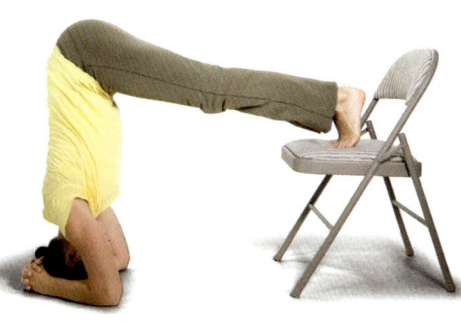
- *Erleichterung:* Wenn du zusätzliche Unterstützung und Sicherheit brauchst, während du die vollständige Asana übst – besonders, wenn du dies zum ersten Mal machst – übe Sirshasana mit deinem Rücken gegen eine Wand oder – was sogar noch besser ist – in einer Zimmerecke, sodass du nicht nach hinten oder zur Seite fallen kannst.

PINCHA MAYURASANA – DIE PFAUENFEDERHALTUNG

Diese Asana, bei der du das Gleichgewicht auf den Unterarmen hälst, ist keineswegs nur akrobatisch: Sie verbindet eine volle Umkehrhaltung mit einer energetisierenden Rückwärtsbeuge ohne Überanstrengung deiner Halswirbelsäule. Wenn du die Asana hältst, dann öffne dich der Fülle der Lebenskraft, die durch deine Wirbelsäule zum Dritten Auge fließt und deinen Willen stärkt, das Höchste in dir zu verwirklichen:

„Das unendliche Licht stürzt wie ein Wasserfall durch meine Wirbelsäule."

Technik:

ACHTUNG! Pincha Mayurasana ist nichts für Anfänger. Bevor du die vollständige Asana versuchst, meistere die leichteren Varianten, die weiter unten beschrieben werden, um deine Schultern zu stärken, damit sie flexibel genug sind, die vollständige Position zu halten.

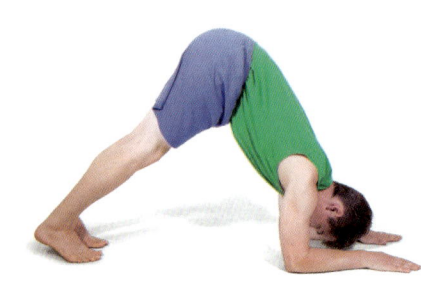

Komme auf deine Unterarme und deine Knie, Ellenbogen und Hände sind schulterbreit voneinander entfernt.

Strecke deine Wirbelsäule, ziehe deine Oberarmknochen in deine Schultergelenke, um deine Schultern zu stabilisieren, und drücke dich durch deine Ellenbogen nach unten. Hebe deine Knie vom Boden und lasse deine Zehen vorwärtswandern, um deinen Oberkörper mehr in die Senkrechte zu bringen. Während der gesamten Asana drücke dich fest mit den Schultern nach unten und halte sie gleichzeitig so weit wie möglich vom Boden entfernt.

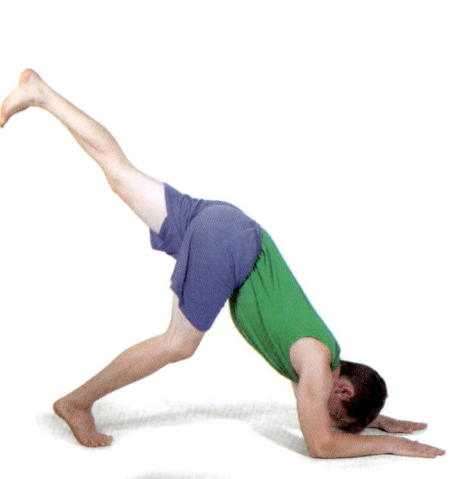

Hebe ein Bein und strecke es so hoch, wie du kannst. Mit dem anderen Bein schiebe dich stark vom Boden weg und bringe dann in einer kontrollierten Bewegung deine beiden Beine über deinen Kopf.

Hebe leicht deinen Kopf, sodass deine Nase zum Boden zeigt, und richte deinen Blick auf das Dritte Auge. Stabilisiere deinen Körper, indem du dich durch deine Schultern nach unten drückst.

Dein gesamter Körper (von den Füßen bis zum Kopf) sollte nun in einem anmutigen Rückwärtsbogen gebeugt sein. Wenn das Gewicht deiner Beine deine untere Wirbelsäule dazu bringt, sich zu überdehnen, dann strecke dich stärker durch deine Beine nach oben und/oder ziehe deinen Nabelpunkt in Richtung Wirbelsäule, um den Bogen ein wenig flacher zu machen.

Atme ruhig und gleichmäßig ein und aus und affirmiere innerlich: *„Das unendliche Licht stürzt wie ein Wasserfall durch meine Wirbelsäule."*

Um die Asana wieder zu verlassen, bringe ein Bein nach unten, dann das andere und spüre in Balasana (der Position des Kindes) nach.

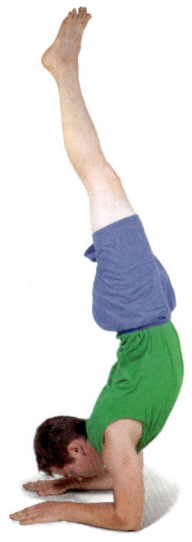

Verlängere dich nach oben durch deine Beine.

Die Wirbelsäule bildet einen gleichmäßigen Rückwärtsbogen.

Verlängere dich nach oben durch deine Schultern.

Hände und Ellenbogen sind schulterbreit voneinander entfernt.

Varianten:

- *Leichter:* Wenn deine Ellenbogen sich auseinanderspreizen, dann binde ein Band um die Oberarme, unmittelbar über den Ellenbogen. Oder lege ein Buch oder einen Block ins Innere der „L"-Form zwischen den gespreizten Daumen und den Zeigefingern.
- *Leichter:* Aus der Haltung auf Unterarmen und Knien hebe deine Füße, einen nach dem anderen, auf eine stabile Unterlage (einen Stuhl oder einen großen Block, fest verankert, damit er stabil ist). Halte diese Position, ebenso wie deine Schultern, die so gestärkt werden, bis sie stark genug sind, dein gesamtes Körpergewicht zu halten. Zu versuchen, Pincha Mayurasana ohne ausreichende Stärke oder Flexibilität in den Schultern zu halten, kann deine Schultern verletzen oder dich stürzen lassen. Diese Variante zu praktizieren, ist die sicherste Art und Weise, Pincha Mayurasana zu lernen. Wenn du dich sicher in dieser Haltung fühlst, dann hebe ein Bein so hoch, wie du kannst, und lasse den anderen Fuß auf dem Stuhl liegen. Halte einige Atemzüge lang, dann bringe das Bein wieder hinunter. Übe erneut mit dem anderen Bein.
- *Leichter:* Wenn du die ersten Male die vollständige Asana hältst, dann praktiziere Pincha Mayurasana aus Sicherheitsgründen zu Anfang mit dem Rücken gegen eine Wand. Setze deine Fingerspitzen unten an der Wand auf. Deine Fersen werden an der Wand ruhen, wenn du nach oben in die Asana kommst.

ENTSPANNUNGSHALTUNGEN: ENTSPANNE DICH AUF ALLEN EBENEN

Es ist unmöglich, wahre Selbst-Erkenntnis zu üben, ohne zunächst zu lernen, wie man sich entspannt. Energie, die gebunden bleibt, kann nicht zu göttlichen Höhen aufsteigen. Die Wissenschaft des Yoga könnte auch definiert werden als ein Prozess zunehmender Entspannung. Zunächst Entspannung von äußeren Anhaftungen, dann von Anhaftungen an den Körper, an die Gedanken, an die Persönlichkeit, an das Ego – bis du dich zuletzt im Strom unendlichen Lebens wiederfindest.

SWAMI KRIYANANDA

Entspannung ist in allen Asanas wichtig, selbst in jenen, die eine Menge körperlicher Anstrengung erfordern. Die beiden Asanas, die in diesem Abschnitt vorgestellt werden, erfordern dagegen nicht nur das völlige Fehlen jeder körperlichen Anstrengung, sondern auch die Abwesenheit jeglicher körperlichen Spannung – sogar einer Spannung, die du unbewusst in dir festhältst. Diese körperlichen Aspekte der Entspannung können schon für sich genommen herausfordernd genug sein. Vollständige Entspannung jedoch, wie auch Kriyananda in dem oben zitierten Text betont, kann sich nur durch Entspannung auf einer Ebene jenseits der körperlichen einstellen. Hier einige Tipps, wie man dies erreichen kann:

Praktische Tipps

- Fange immer mit den „Hot Spots" an: Entspanne bewusst alle Bereiche, in denen du gewöhnlich Spannung festhältst, ebenso alle Körperteile, die in den vorangegangenen Asanas besonders beansprucht worden sind. Eine Art und Weise, dies zu tun, besteht darin, diese Körperbereiche einige Male anzuspannen und sie dann bewusst zu entspannen.
- Atme ruhig und gleichmäßig. Spüre bei jedem Ausatmen ein Gefühl des Rückzugs: Die Energie zieht sich aus dem Körperteil zurück, der gerade hart gearbeitet hat. Andererseits ein Gefühl des Rückzugs deiner Ablenkung durch äußere Reize, körperliche Anhaftungen, Sorgen, Bedauern, Gedanken und Verlangen – und gleichzeitig ein Angezogensein von deiner wahren Wirklichkeit des göttlichen Bewusstseins.
- Hebe deinen Blick hoch zum Dritten Auge. Wenn die meisten Menschen sich entspannen, dann tendieren sie durch die bisherigen Gewohnheiten dazu, in

eine Art unterbewussten Schlaf zu verfallen, bei dem die Augen sich gewöhnlich nach unten richten. Deshalb halte deine Augen eher nach oben gerichtet, hinter geschlossenen Augenlidern – nicht nur, um wach zu bleiben, sondern auch, um dir zu helfen, ein Gefühl überbewusster Entspannung in dir zu fördern.

- Gib deiner Entspannung eine Richtung: nach innen aus der Peripherie in deine Wirbelsäule und aufwärts zum Dritten Auge.

BALASANA – DIE POSITION DES KINDES

Balasana beruhigt auf natürliche und beinahe automatische Art und Weise und bringt dein Bewusstsein nach innen. Nutze dazu alle Hilfsmittel, die du benötigst, damit du dich besser und noch tiefer entspannen kannst und so die positiven Wirkungen dieser Asana erfährst. Bleibe aufmerksam, indem du deinen Blick nach oben zum Dritten Auge lenkst, dann kannst du dich leichter mit deiner Energie und Bewusstheit von deiner Umgebung lösen und dich ganz entspannen, sodass du dich in dein Zentrum bringen kannst, während du innerlich affirmierst:

„Ich entspanne mich in meinen inneren Friedenshafen
und lasse meine äußeren Ablenkungen hinter mir."

Technik:

Komme in Vajrasana (die Feste Haltung, den Fersensitz) und entspanne deine Hände, sodass sie neben deinem Körper ruhen. Atme ein und verlängere deine Wirbelsäule, dann, wenn du ausatmest, beuge dich aus deinen Hüften nach vorn und bringe deine Stirn auf den Boden. Lege deine Hände neben deinen Füßen auf den Boden, die Handflächen nach oben.

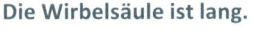
Die Wirbelsäule ist lang.

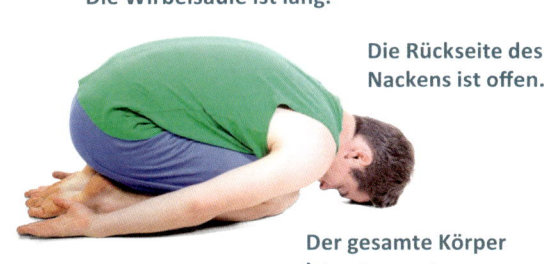
Die Rückseite des Nackens ist offen.

Der gesamte Körper ist entspannt.

Entspanne vollständig deinen Körper, atme ruhig und gleichmäßig ein und aus und spüre, wie dein Atem deinen Bauch massiert und deinen Rücken und deine Schultern öffnet.

Affirmiere innerlich: *„Ich entspanne mich in meinen inneren Friedenshafen und lasse meinen äußeren Ablenkungen hinter mir."*

Um die Asana wieder zu verlassen, atme ein und richte den Oberkörper langsam auf, spüre nach in Vajrasana.

Varianten:

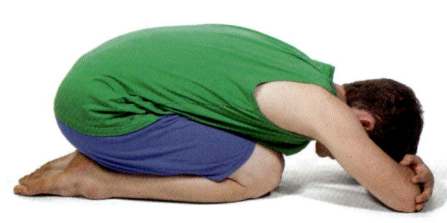

- Wenn dir dein Nacken Unbehagen bereitet: Verlängere die Rückseite deines Nackens, indem du dein Kinn auf die Brust drückst oder indem du dich ein wenig mit Hilfe deiner Ellenbogen nach oben bringst – halte dazu die beiden entgegengesetzten Ellenbogen fest und lasse deine Stirn auf den Unterarmen ruhen.
- Wenn deine Knie dir Unbehagen bereiten: Lege ein Kissen zwischen Po und Fersen. Oder nimm die Beine auseinander und sitze auf einem hohen Kissen, das du zwischen deine Beine legst.
- Wenn dir die Knöchel Unbehagen bereiten: Lege ein zusammengerolltes Handtuch oder eine zusammengerollte Decke unter die Fußrücken.

SAVASANA – DIE TOTENSTELLUNG

Wenn du sie vollkommen beherrschst, dann kann Savasana dir auf jeder Ebene deines Seins Entspannung bringen. Sie unterstützt dich auch dabei, eine tiefe Empfänglichkeit zu entwickeln, die für das gesamte Yoga lebensspendend ist. Obwohl vollkommene Entspannung auch trügerisch sein kann, ist die zu Savasana gehörende Affirmation eine große Hilfe. Gehe von einem Satz zum anderen und lasse bewusst los – auf körperlicher Ebene, dann auf emotionaler, dann auf mentaler und schließlich auf spiritueller – bevor du zur nächsten Ebene übergehst:

> *„Knochen, Muskeln und Bewegung – ich lasse jetzt alles gehen.*
> *Angst, Stolz und Depression, kreisende Gedanken –*
> *ich gebe sie alle in die Hände des Friedens.“*

Technik:

Liege auf dem Rücken und strecke deine Beine vom Kopf weg, um deine Wirbelsäule zu verlängern. Lass deine Füße ein wenig weiter als hüftbreit auseinander sein und lasse sie dann nach außen rollen.

Strecke deine Schultern nach unten, weg von den Ohren. Lass deine Schulterblätter den Rücken hinuntergleiten und halte sie weit voneinander entfernt. Lege deine Arme neben den Körper, aber weit genug von ihm weg, um ein offenes Gefühl in den Achselhöhlen zu behalten. Drehe die Innenseite deiner Arme sowie deine Handflächen nach oben. Verlängere dich durch die Rückseite deines Nackens und schiebe deine Ohren von den Schultern weg. Deine gesamte Wirbelsäule sollte neutral sein. Für Menschen mit ausladenden Schultern könnte das bedeuten, dass sie ein schmales Kissen unter den Kopf legen sollten.

Lasse die Augen geschlossen und schaue innerlich zum Dritten Auge.

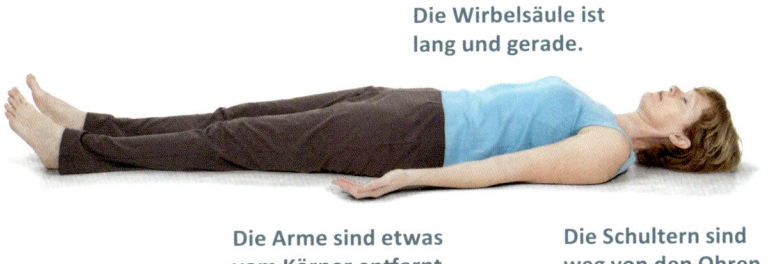

Die Wirbelsäule ist lang und gerade.

Die Arme sind etwas vom Körper entfernt.

Die Schultern sind weg von den Ohren.

Savasana zwischen zwei aktiven Asanas

Liege wie oben, so lange, bis alle Energie, die durch die vorangegangene Asana aufgewühlt worden ist, sich wieder beruhigt hat oder, wenn die vorangegangene Asana eine Umkehrhaltung war, bis sich dein Körper wieder so weit normalisiert hat, dass es entspannend ist, sich wieder aufzurichten. Wenn du in der vorangegangenen Asana einen Körperteil besonders gefordert hast – ihn gedehnt hast oder ihn vielleicht besonders bearbeitet hast – dann konzentriere dich zunächst darauf, diesen Körperteil zuerst zu entspannen und dann erst entspanne den restlichen Körper.

Nach einer kurzen Pause in Savasana gehe weiter zur nächsten aktiven Asana.

Savasana als Tiefenentspannung

Um eine tiefere Entspannungsebene zu erreichen, solltest du nicht nur die Spannungen loslassen, derer du dir bewusst bist, sondern auch die Spannungen, die unterhalb der bewussten Ebene deiner Achtsamkeit lauern. Eine Art und Weise, dies zu tun, besteht darin, den gesamten Körper anzuspannen, während du den Atem anhältst. Dann atme aus und entspanne den gesamten Körper. Wiederhole dies 2 – 3-mal, setze dazu einen Doppel-Atem ein (vgl. Abschnitt 5.2), wenn du magst.

Als Nächstes lasse den Atem ganz los und nimm einfach nur noch wahr, wie er durch deine Nasenlöcher ein- und ausströmt. Wenn nun dein Geist ruhiger und dein

Atem entspannter wird, dann spüre, wie dein Bewusstsein sich zunehmend und ganz natürlich am Punkt zwischen den Augenbrauen zentriert.

Nun strebe nach einer wirklich tiefen Entspannung. Spüre, wie dein Körper von einem unendlichen Raum in allen Richtungen umgeben ist. Stelle dir diesen Raum vor, wie er durch deine Poren der Haut in deine Füße eindringt, bis deine Füße zu Raum werden. Gehe so langsam durch deinen Körper und lasse jeden Körperbereich für sich zu Raum werden: deine Waden, deine Oberschenkel, deine Hüften, deinen Unterbauch, deinen Oberbauch, deine Hände, deine Unterarme, deine Oberarme, deine Schultern, deine Brust, deinen Nacken, deinen Kiefer, deine Zunge, deine Lippen, deine Wangen, deine Augen, deine Ohren, deine Kopfhaut und dein Gehirn.

Lasse in diesem unendlichen Raum alle Sorgen und alle Trauer über deine Vergangenheit los, alle Sorgen und Ängste über deine Zukunft. Lasse zu, dass sie sich in der Unendlichkeit auflösen. Ruhe in der Vollkommenheit der ewigen Gegenwart. Nichts anderes als der gegenwärtige Augenblick existiert. Die tröstliche, liebende, göttliche Gegenwart durchdringt diesen Moment ganz.

Affirmiere innerlich: *„Knochen, Muskeln und Bewegung – ich lasse jetzt alles gehen. Angst, Stolz und Depression, kreisende Gedanken – ich gebe sie alle in die Hände des Friedens."*

Bleibe in dieser Stille, solange du möchtest, hebe deinen inneren Blick beständig zum Dritten Auge, tauche mit deinem ganzen Sein in den göttlichen Frieden ein.

Bevor du zu einer Sitzposition nach oben kommst, bewege deine verschiedenen Körperteile langsam und sanft, um sie wieder mit deinem Bewusstsein zu durchdringen. Dann ziehe deine Knie an, drücke sie in den Oberkörper und rolle nach rechts und nach links über deine Wirbelsäule. Wiederhole dies einige Male. Rolle dich dann auf deine rechte Seite und bleibe einige Atemzüge lang hier liegen. Dann komme langsam nach oben, indem du dich mit deiner linken Hand und deinem rechten Ellenbogen aufstützt, sodass du nach oben kommst.

Varianten:

- Wenn deine Lendenwirbelsäule angestrengt ist: Lege ein Kissen oder eine zusammengerollte Decke unter deine Knie.
- Wenn du ausladende Schultern hast: Wenn dein Nacken nicht in einer Linie mit dem Rest deiner Wirbelsäule ist (wenn beispielsweise dein Kopf hart auf den Boden aufschlägt), dann lege ein kleines Kissen unter deinen Kopf, um deinen Nacken zu strecken.

ASANAS IM SITZEN:
BRINGE DEIN BEWUSSTSEIN NACH INNEN

Versuche in der Meditation deine Energie und dein Bewusstsein nach oben durch deine Wirbelsäule zum Punkt zwischen den Augenbrauen zu bringen. Diesem Prinzip solltest du während deiner gesamten Yogapraxis folgen. Versuche, mit Hilfe der Yogahaltungen die Energie nach oben zum Gehirn zu lenken. Lasse nicht zu, dass sie in körperlicher oder geistiger Anspannung oder in ruheloser Bewegung verschwendet wird.

SWAMI KRIAYANANDA

Wenn du deine anderen Asanas beendet hast, dann hast du dadurch eine Fülle an Energie aus deiner Umgebung nach innen gebracht und sie nach oben zum Gehirn gelenkt. Nun ist es an der Zeit, diese Energie für Pranayama oder besonders für die Meditation zu nutzen. Die Asanas in diesem Abschnitt sind für diesen Zweck ideal: Yogis sagen, dass diese Asanas dazu beitragen, eine große körperliche und geistige Stabilität zu erreichen, da sie einen positiv wirkenden Druck auf bestimmte Nerven ausüben und – da die Füße am Körper entlang nach oben gekehrt sind – es leichter für das Bewusstsein ist, sich zu erheben (die Fußsohlen sind empfindliche Energieempfänger). Diese Asanas können auch als neutrale Asanas eingesetzt werden, wenn man aktive Bodenasanas übt.

Praktische Tipps

- Halte deine Wirbelsäule gerade. Das wird leichter sein, wenn du so sitzt, dass deine Knie ein wenig tiefer sind als deine Hüften. Um dies in einer Asana mit gekreuzten Beinen zu erreichen, kann es notwendig sein, dass du dich auf ein Kissen setzt, sodass deine Sitzbeinhöcker an der Vorderkante des Kissens ruhen.
- Achte deine Grenzen. Du könntest deine Knie oder deine Knöchel verletzen, wenn du versuchst, deine Beine in einige dieser Asanas zu zwingen, bevor deine Hüften sich genug gelockert haben. Das kann Monate dauern, selbst Jahre des Dehnens, bevor du das Maß an Flexibilität erlangst, was dazu nötig ist, also habe Geduld.
- Wenn keins deiner Knie den Boden erreichen kann, dann lege ein Kissen darunter, ohne dass dein Knie jedoch weiter angehoben wird.

- Ein Yogi braucht in keiner dieser Asanas zu sitzen – niemals! Ja, bei einer Meditation wird es als ideal angesehen, auf dem Boden und vorzugsweise auch in einer Haltung mit gekreuzten Beinen zu sitzen, aber es ist nicht ausschlaggebend. Wenn du also all diese Asanas unbequem findest, sogar mit Kissen, dann setze dich auf einen Stuhl oder auf ein Meditationsbänkchen (vgl. Abschnitt 6.1). Du kannst dennoch zu höheren Bewusstseinsebenen vorstoßen.

SUKHASANA – DIE EINFACHE HALTUNG

Sukhasana ist die einfache Schneidersitzform, bei der man einfach die Beine übereinanderschlägt. Sie ist gut als kurze Pause in einer neutralen Haltung. Wenn du länger sitzen möchtest – wenn du beispielsweise ein Pranayama oder eine Meditation übst – dann kannst du Hilfsmittel einsetzen, wie sie weiter unten beschrieben werden. Wenn jedoch eine der anderen Sitzpositionen für dich bequemer ist, dann solltest du diese vorziehen.

Technik:

Sitze mit gebeugten Knien, die Füße sind flach auf dem Boden. Entspanne deine Knie nach außen zu den Seiten, wobei dein rechter Fuß unter dem äußeren linken Unterschenkel liegt und dein linker Fuß unter deinem äußeren rechten Unterschenkel. Lass beide Beine entspannt sein. Da die Füße unter den Unterschenkeln liegen, werden die Knie etwas vom Boden entfernt sein und höher als deine Hüften. Das ist okay, wenn du die Haltung nicht längere Zeit einnimmst, aber wenn du länger sitzen willst (wie bei einem Pranayama oder einer Meditation), dann setze dich besser auf ein oder mehrere Kissen, damit deine Knie niedriger sind als deine Hüf-

ten. So wird es leichter, längere Zeit mit einer geraden Wirbelsäule zu sitzen. Noch besser ist es, eine der anderen Asanas im Sitzen zu wählen.

Setze deine Hände auf die Oberschenkel, die Handflächen nach oben, dorthin, wo die Oberschenkel und der Bauch zusammentreffen. Öffne deine Brust und entspanne deine Schultern. Schließe die Augen und halte deinen Blick auf den Punkt zwischen den Augenbrauen gerichtet.

Die Wirbelsäule is[t] aufrecht.

Alle Drehung findet in den Hüften statt, nicht in den Knien oder Knöcheln.

Die Knie sind auf gleicher Höhe mit den Hüften oder darunter.

Die Knie und die Knöchel sind nicht überbeansprucht.

Variante:

- Wenn du Sukhasana regelmäßig praktizierst, dann wechsele ab und zu die Position deiner Beine, sodass deine Hüften sich im Laufe der Zeit symmetrisch dehnen.

SWASTIKASANA – DIE GLÜCKVERHEISSENDE HALTUNG

Weil die Beine miteinander verschränkt sind, bietet diese Haltung mit gekreuzten Beinen mehr Stabilität als Sukhasana; es ist auch leichter, die Knie tiefer zu positionieren als die Hüften, was dir helfen kann, mit einer aufrechten Wirbelsäule zu sitzen. Diese Faktoren – zusätzlich zu der Tatsache, dass es eine relativ leichte Asana ist – machen Swastikasana zu einer idealen Wahl, wenn man Pranyama oder Meditation üben möchte.

Technik:

Sitze mit gebeugten Knien, die Füße flach auf dem Boden. Entspanne deine Knie nach außen zu den Seiten. Setze deinen linken Fuß unter die Linie zwischen dem rechten Oberschenkel und Unterschenkel und entspanne das linke Knie auf den Boden. Lasse den rechten Fuß auf der Linie zwischen dem linken Oberschenkel und dem Unterschenkel ruhen. Achte darauf, keines der beiden Knie zu drehen, wenn du die Haltung beginnst. Lasse das linke Knie, wenn möglich, auf dem Boden ruhen, wenn es nicht bequem ist, dann lege ein Kissen darunter, um das Knie etwas anzuheben. Wenn du eine längere Zeit sitzen willst, dann wirst du vielleicht auf der Vorderkante eines Kissens sitzen müssen, um sicherzustellen, dass deine Knie niedriger sind als deine Hüften und dass deine Wirbelsäule so aufrecht bleiben kann.

Setze deine Hände auf die Oberschenkel, die Handflächen nach oben, dorthin, wo die Oberschenkel auf deinen Bauch treffen. Öffne deine Brust und entspanne deine Schultern. Schließe deine Augen und hebe deinen Blick zum Punkt zwischen den Augenbrauen.

Die Wirbelsäule ist gerade.

Alles Kreisen vollzieht sich in den Hüften, nicht in den Knien oder Knöcheln.

Die Knie sind auf Hüfthöhe oder niedriger.

Die Knie und die Knöchel sind nicht überbeansprucht.

Variante:

- Wenn du Swastikasana regelmäßig praktizierst – und besonders, wenn du sie für eine längere Zeit hältst – dann wechsele gelegentlich die Position der Knie ab, sodass deine Hüften sich im Laufe der Zeit symmetrisch dehnen.

VAJRASANA – DIE FESTE HALTUNG, DER FERSENSITZ

Im Fersensitz vermittelt das Gewicht des Oberkörpers auf die Beine dem Geist ein Gefühl körperlicher Schwere – davon, dass der Körper von deinem Bewusstsein getrennt wird und nach unten wegsinkt. Dies ist eine der wenigen Asanas, bei denen ein solches Schweregefühl hilfreich sein kann, denn der Geist wird so auf natürliche Weise dazu gezwungen, auf subtileren Ebenen als nur der körperlichen zu funktionieren: Du wirst dir bewusster, dass es innere Energien gibt, die sich frei bewegen, selbst wenn der physische Körper ganz still ist. Identifiziere dich mehr und mehr mit diesen Energien als deiner wahren Wirklichkeit und weniger und weniger mit dem physischen Körper und affirmiere dabei:

„In der Stille berühre ich meine innere Stärke."

Technik:

Sitze auf deinen Fersen, deine Oberschenkel sind parallel und die Zehen zeigen hinter dir von dir weg. Überkreuze mit dem rechten großen Zeh deinen linken großen Zeh (wenn das bequem für dich ist) und entspanne deine Beine vollständig.

Lege deine Hände auf deine Oberschenkel, die Handflächen nach oben, dorthin, wo die Oberschenkel auf den Bauch treffen. Lasse deine Beine entspannt, während du die Wirbelsäule streckst, öffne deine Brust und entspanne deine Schultern. Schließe die Augen und schaue innerlich auf das Dritte Auge.

Atme ruhig und gleichmäßig und affirmiere innerlich: *„In der Stille berühre ich meine innere Stärke."*

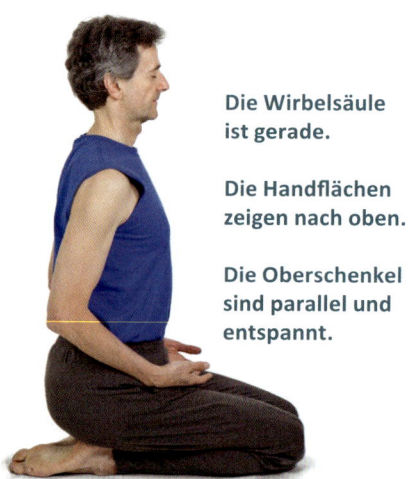

Die Wirbelsäule ist gerade.

Die Handflächen zeigen nach oben.

Die Oberschenkel sind parallel und entspannt.

Der rechte große Zeh bedeckt den linken großen Zeh.

Varianten:

- Für mehr Bequemlichkeit der Knie: Lege ein Kissen zwischen deinen Po und die Rückseiten deiner Knöchel. Oder nimm die Beine auseinander und sitze auf einem hohen Kissen, das du zwischen deine Beine gelegt hast. Oder sitze auf einem Meditationsbänkchen (vgl. Abschnitt 6.1)
- Für mehr Bequemlichkeit der Knöchel: Lege eine zusammengerollte Decke oder ein zusammengerolltes Handtuch unter die Vorderseiten deiner Knöchel.

SIDDHASANA – DIE VOLLKOMMENE HALTUNG

In der vollkommenen Haltung wird dein Körper sehr stabil, weil deine Beine ineinander verschränkt werden. Wenn deine Fersen gegen die Basis deiner Wirbelsäule drücken, dann wird die Energie von den unteren Extremitäten zur Basis der Wirbelsäule gepresst, dann nach oben und ins Gehirn, wodurch dein Bewusstsein sich weitet. Um diese Wirkung zu verstärken, strebe danach, mehr Energie nach oben zu schicken, indem du deine inneren Eigenschaften der Energiewahrnehmung und Imagination – begleitet von einer Einstellung der Freude – anwendest und affirmierst:

„Ich setze das Feuer meiner inneren Freude in Brand.“

Technik:

Sitze mit gebeugten Knien, die Füße flach auf dem Boden. Indem du aus dem Hüftgelenk kreist, lasse dein linkes Knie auf den Boden sinken und gleite mit deiner linken Ferse zu deinem Schoß.

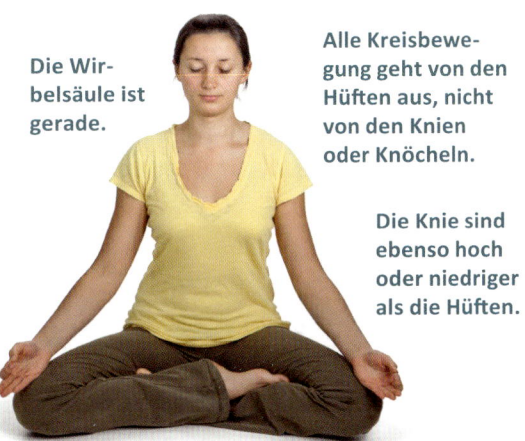

Die Wirbelsäule ist gerade.

Alle Kreisbewegung geht von den Hüften aus, nicht von den Knien oder Knöcheln.

Die Knie sind ebenso hoch oder niedriger als die Hüften.

Knie und Knöchel sind nicht überbeansprucht.

Mache dasselbe mit deinem rechten Knie und lasse deinen rechten Knöchel auf dem linken liegen. Ziehe deinen rechten Fuß zwischen deinen linken Unterschenkel und den Oberschenkel. Greife zwischen deine rechte Wade und den Oberschenkel und ziehe den linken Fuß hoch zwischen sie.

Wenn deine Knöchel nun auf unbequeme Weise gegeneinander drücken, lege ein Polster dazwischen. Wenn es dir schwerfällt, deine Wirbelsäule aufrecht zu halten, dann sitze auf der Vorderkante eines Kissens. Lege ein Kissen unter das rechte Knie, wenn es weit vom Boden entfernt ist.

Lasse deine Hände auf deinen Oberschenkeln in der Nähe deiner Knie ruhen, die Handflächen nach oben, im Gyan Mudra (dem Symbol der Weisheit): Forme einen Kreis aus den Daumenspitzen und den Zeigefingerspitzen jeder Hand und strecke die übrigen drei Finger. Verlängere deine Wirbelsäule, öffne deine Brust und entspanne deine Schultern. Schließe die Augen und hebe deinen Blick zum Dritten Auge.

Spüre, wie deine Körperhaltung sowohl deine Stabilität fördert wie auch deinen Energien einen Schub nach oben verleiht. Atme ruhig und gleichmäßig und arbeite mit diesem Schub nach oben zusammen, indem du innerlich affirmierst: *„Ich setze das Feuer meiner inneren Freude in Brand.“*

Varianten:

- *Leicher (Ardha Siddhasana, die halbe vollkommene Haltung):* Dieselbe Haltung wie oben, nur dass dein rechter Fuß auf dem Boden bleibt, vor deinem linken.
- Wenn du Siddhasana oder Ardha Siddhasana regelmäßig übst, dann wechsele die Haltung der Beine ab, sodass deine Hüften sich im Laufe der Zeit symmetrisch dehnen.

PADMASANA – DIE LOTUSHALTUNG

Dies ist die ideale Haltung für Pranayama und Meditation. Jeder ihrer Aspekte fördert einen natürlichen Energieaufstieg und ein erweitertes Bewusstsein: körperliche Stabilität (die Beine sind miteinander verschränkt), die nach oben offenen Handflächen und Fußsohlen (die beide überaus empfindliche Energieempfänger sind), die aufrechte Wirbelsäule, der nach oben gerichtete Blick. Füge dem noch deine inneren Kräfte der Imagination, des Enthusiasmus und deine Bereitschaft zur Selbst-Hingabe hinzu und affirmiere innerlich:

„Ich sitze heiter, emporgehoben zu Deinem Licht.“

Technik:

ACHTUNG! Die meisten Menschen brauchen Monate, wenn nicht Jahre der Dehnung von Muskeln um ihre Hüften, um die Lotushaltung in einer Art und Weise einzunehmen, die sicher für ihre Knie und Knöchel ist. Habe darum Geduld, wenn du dich zu dieser Asana vorarbeiten willst und erinnere dich: Hatha-Yoga bietet dir auch viele andere Sitzmöglichkeiten!

Für die Sicherheit deiner Knie und Knöchel in Padmasana sollten die Bewegungen deiner Beine vor allem aus den Bewegungen deiner Hüftgelenke resultieren und nicht aus den Knien und Knöcheln. Halte außerdem immer deine Wirbelsäule aufrecht und gerade, wenn du in Padmasana kommst und sie hältst.

Sitze aufrecht, deine Beine gerade vor dir ausgestreckt. Beuge das rechte Knie und gleite mit dem rechten Fuß in die Nähe deiner linken Hüfte, dann drehe die Hüfte, um dein rechtes Knie auf (oder fast auf) den Boden zu bringen. Entspanne die rechte

Hüfte und hebe mit beiden Händen dein rechtes Bein hoch und lasse dein rechtes Hüftgelenk sich noch weiter öffnen. Dann bewege das Bein weiter nach links und setze deinen rechten Fuß auf den linken Oberschenkel, nahe der Hüftlinie. Drücke die Seite des kleinen Zehs des rechten Fußes in deinen linken Oberschenkel, um ihn davon abzuhalten, deinen Fuß zu schädigen (d.h., achte darauf, dass sich dein Knöchel nicht zu sehr zur Seite dreht).

Beuge nun dein linkes Knie und lass deinen linken Fuß nach innen zu dir gleiten, dann drehe dein linkes Hüftgelenk, um das linke Knie auf (oder beinahe auf) den Boden zu bringen. Hebe mit beiden Händen dein linkes Bein und öffne das linke Hüftgelenk noch weiter, halte beide Beine entspannt. Wenn das linke Bein ausreichend weit über dem rechten liegt, dann bringe es nach rechts und setze den linken Fuß auf den rechten Oberschenkel, nahe der Hüftlinie. Drücke die Seite des kleinen Zehs des linken Fußes in den rechten Oberschenkel.

Wenn es schwer ist, deine Wirbelsäule aufrecht zu halten, wenn du in Padmasana kommst oder die Asana hältst, sitze auf der Vorderkante eines Kissens. Wenn eins oder beide Knie weit vom Boden weg sind, dann würde es besser sein, dass du einige Zeit damit verbringst, deine Hüften zu öffnen, bevor du versuchst, in Padmasana zu sitzen.

Setze deine Hände auf deine Oberschenkel, die Handflächen nach oben, wo die Oberschenkel auf den Bauch treffen. Verlängere deine Wirbelsäule, öffne deine Brust und entspanne deine Schultern. Schließe die Augen und hebe deinen Blick innerlich zum Dritten Auge.

Atme ruhig und gleichmäßig und affirmiere innerlich: *„Ich sitze heiter, emporgehoben zu Deinem Licht."*

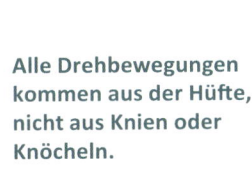

Alle Drehbewegungen kommen aus der Hüfte, nicht aus Knien oder Knöcheln.

Die Wirbelsäule ist gerade.

Die Knie sind auf Hüfthöhe oder leicht darunter.

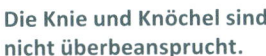

Die Knie und Knöchel sind nicht überbeansprucht.

Varianten:

- *Leichter (Ardha Padmasana, die Halbe Lotushaltung):* Statt das linke Bein über das rechte zu kreuzen, lass den linken Fuß auf dem Boden und setze ihn unter dem rechten Bein auf.
- Wenn du Padmasana oder Ardha Padmasana regelmäßig übst, wechsele deine Beinhaltung von Zeit zu Zeit, damit sich deine Hüften im Laufe der Zeit symmetrisch dehnen!

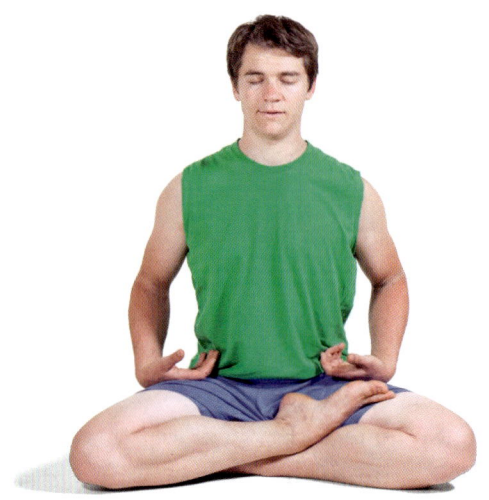

5

Pranayama

Transzendenz ist das Ziel des Lebens. Ruhe ist das Ziel der Handlung. Ohne Atem
zu sein, ist das höchste Ziel aller Atemübungen. Ohne Atem zu sein, bedeutet, den
Tod zu überwinden.

SWAMI KRIYANANDA

Für die meisten Menschen ist „ohne Atem sein" gleichbedeutend mit: „Ich kann nicht atmen". Für den Yogi bedeutet es dagegen: „Ich brauche nicht zu atmen". So gesehen ist es ein Durchgang zum höheren Bewusstsein, denn ebenso wie der Wind die Oberfläche eines Sees aufwühlt und so die Spiegelung des Mondes darüber durcheinanderbringt, so wühlt auch der Atem den Geist auf und hält ihn davon ab, sich selbst als vollkommene Widerspiegelung des Geistes zu erkennen.

Pranayama (die yogische Atemkontrolle) ist eine Möglichkeit, den atemlosen Zustand zu erreichen. Du wirst nicht dorthin gelangen, wenn du einfach nur versuchst, den Atem anzuhalten – ein Ansatz, den Paramhansa Yogananda als „unwissenschaftlich" und „nicht nur unnatürlich, sondern auch entschieden unangenehm" beschrieb. Nein, das Atemanhalten wird dein Bewusstsein ganz gewiss nicht anheben. Deshalb erfordert die Praxis des Pranayama auch eine fein abgestimmte Kontrolle des Atems, sodass er „geformt" wird und nicht gezwungen. Dies wird nach und nach auf ganz natürliche Weise dein Herz beruhigen, deinen Atem und deinen Geist, und es kann sogar den Körper von seinem Bedürfnis, zu atmen, heilen und dich so befreien, sodass du zum Gottesbewusstsein aufsteigen kannst.

Glücklicherweise muss man nicht in diesem atemlosen Zustand sein, wenn man sein Bewusstsein erheben will (was für ein Glück!). Denn ebenso, wie die Körperhaltungen dir helfen können, deine Energie zum Gehirn aufsteigen zu lassen, so kann dies auch der Atem tun. Tatsächlich geschieht das Aufsteigen der Energie zum Gehirn jedes Mal, wenn du einatmest, und kehrt sich jedes Mal um, wenn du ausatmest. Wie ich schon in

Kapitel 1 angemerkt habe, beeinflussen dieses Energiebewegungen auf ganz natürliche Weise deinen Geisteszustand.

Gewöhnliches Atmen beeinflusst deinen Geisteszustand nicht sehr – glücklicherweise, sonst würde jeder Atemzug einer Achterbahnfahrt ähneln! – aber gewisse Atemmuster, die man mit konzentrierter Achtsamkeit ausführt, können sehr wohl diesen Einfluss ausüben. Beispielsweise kann eine Folge starker Einatmungen dich energetisieren, dich wacher machen und sogar deine Laune anheben – aber wenn du sie zu lange übst, dann kann sie dich auch aufregen und unruhig machen. Wiederholte starke Ausatmungen können dich beruhigen, wenn du sie aber zu lange übst, dann können sie dich deprimieren oder wenigstens deine Stimmung deutlich dämpfen. Gleichmäßiges, tiefes, sanftes Atmen kann dich dabei unterstützen, dich zu entspannen, und Spannung, Ängste und Stress vermindern, schnelles, flaches und/oder unregelmäßiges Atmen kann diese unerwünschten Zustände geradezu hervorrufen.

Das Zusammenspiel zwischen Atem, Energie und Geist ist bei der Wirkweise der unterschiedlichen Pranayamas im Hatha-Yoga zentral. Jedes unterstützt dich darin, deine Energie auf eine ganz spezifische Art und Weise zu kontrollieren. Mehr Kontrolle über deine Energie wiederum wird dich in die Lage versetzen, dein Herz zu beruhigen, deine Stimmungen zu balancieren, deinen Geisteszustand anzuheben und dich auf jenen atemlosen Zustand zuzubewegen, der tiefe innere Stille hervorruft, in der du den wahren Seelenfrieden erkennen kannst.

ANLEITUNGEN FÜR DIE PRANAYAMA-PRAXIS

Die folgenden Anleitungen sind auf alle Pranayamas anwendbar, mögliche Ausnahmen sind angegeben:

Sitze aufrecht

Um eine wirklich tiefgehende Erfahrung zu machen – und einen mühelosen Übergang in die Meditation sicherzustellen – sitze aufrecht, mit gerader Wirbelsäule, den Körper entspannt, die Augen geschlossen und den Blick nach oben auf das Dritte Auge gerichtet. Du kannst dazu eine Asana im Sitzen einnehmen (vgl. dazu Abschnitt 4.7) oder einen Stuhl oder ein Meditationsbänkchen zur Hilfe nehmen, die einem beinahe dieselbe Haltung verleiht wie Vajrasana (der Fersensitz). Lege deine Hände auf die Oberschenkel, die Handflächen nach oben, an die Stelle, wo die Oberschenkel auf den Bauch treffen. Vgl. Abschnitt 6.1, um mehr Details zu diesen Sitzmöglichkeiten zu lesen.

Verwende wirksame Atemtechniken

Die Wirksamkeit aller Pranayamas ist abhängig von einer guten Atemtechnik. Atme natürlich: Der Bauch dehnt sich aus, wenn du einatmest, und kommt zurück in die Entspannung, wenn du ausatmest. Wenn du dieses Atemmuster für dich nicht sowieso anwendest, dann sollte dein erster Übungsschritt im Pranayama sein, dich damit vertraut zu machen.

Atme durch die Nase, nicht durch deinen Mund. (Dazu gibt es Ausnahmen: Um bestimmte Ergebnisse zu erzielen, erfordern einige Techniken das Atmen durch den Mund). Die Atmung durch die Nase filtert Staub und andere Unreinheiten, die ansonsten die Lungen verunreinigen könnten. Die Nasenatmung wärmt und befeuchtet auch die Luft, bevor sie die empfindlichen inneren Schleimhäute des Atmungstraktes erreichen. Auf einer tieferen Ebene kühlt die Luft, die durch die Nasendurchgänge in den Körper eintritt, deinen ganzen Körper, sie beruhigt und erfrischt das Gehirn. Mit der Nasenatmung wirst du klarer denken können, als wenn du durch den Mund atmest.

Lass die Eintamungen und die Ausatmungen gleichlang sein

Das hilft dir, die aufsteigenden und absteigenden Energieströme in der Wirbelsäule ins Gleichgewicht zu bringen. Einige wenige Pranayama-Techniken erfordern ungleiche Einatmungen und Ausatmungen, sie haben besondere Zwecke wie körperliche oder emotionale Reinigungsprozesse, das Überwinden von Ängsten, Depression oder Schlaflosigkeit. Für spirituelle Zwecke jedoch ist die gleichlange Atmung die beste, deshalb stelle ich sie hier vor. Wenn du nach und nach erfahrener in diesen Techniken wirst, dann verlängere die Einatmungen und Ausatmungen, aber halte sie immer gleichlang und strenge dich dabei nicht an.

Eine Art und Weise, diese gleichlange Atmung zu erreichen, besteht darin, geistig zu zählen, während du einatmest und ausatmest. Das wird dir auch dabei helfen, auf den Atem konzentriert zu bleiben. Setze eine Zählart ein, die dir richtig erscheint, etwa 4, 6, 8 oder mehr.

Mache deine Atermpausen mühelos

Vieler der Pranayamas arbeiten mit einem Anhalten des Atems: innerlich (nach dem Einatmen) oder äußerlich (nach dem Ausatmen). Beginne mit einer Serie internaler Atempausen nach dem Einatmen, die jeweils genauso lang sein sollten wie das Ein- und das Ausatmen, dann verlängere die Zeitdauer, wenn du erfahrener bist. Überanstrenge dich niemals – nur durch Entspannung, Konzentration und inneres Bewusstsein kannst du eine solche innere Ruhe finden, dass dein Geist sich auf ganz natürliche Weise den höheren Bewusstseinszuständen öffnet.

Ich werde mich im Folgenden hauptsächlich auf die innere Atempause konzentrieren, denn sie ist für die meisten Menschen einfacher zu praktizieren. Die äußere Atempause (nach dem Ausatmen) ist eine fortgeschrittene Praxis, sie kann sich anfangs sehr seltsam anfühlen, sogar aufwühlend. Wenn die innere Atempause sich einmal ganz natürlich anfühlt, dann kannst du damit beginnen, auch eine äußere Atempause zu üben, die den Atem und den Geist stärker beruhigen kann als eine innere Atempause. Atemlosigkeit an sich ist ein Zustand der mühelosen äußeren Atempause. Und auch die Affirmation ist wirkungsvoller während einer äußeren Atempause.

Kultiviere deine Atemlosigkeit

Ja, kultiviere ein längeres Einatmen, ein längeres Ausatmen und dann längere Atempausen – aber all das ist nicht das Ziel dieser Praxis, sondern nur das Mittel zum Erreichen dieses Ziels: die Atemlosigkeit und die daraus resultierende innere Ruhe, die eine tiefe Meditation ermöglichen kann.

Praktiziere deshalb Pranayama so, dass jeder Atemzug deinen Geist beruhigen kann: Atme sanft und gleichmäßig, aber voll konzentriert. Folge den Anweisungen, aber versuche, tiefer zu gehen, in den natürlichen, intuitiven Fluss jeder Übung. Forciere deinen Atem nie, sondern achte ihn und arbeite mit ihm zusammen. Nimm wahr, wie die Praxis auf deinen Geisteszustand wirkt und reguliere sie – oder unterbrich sie sogar – wenn dein Geist zu aufgeregt wird.

Dein Körper und dein Geist verändern sich von Tag zu Tag und deine Praxis sollte sich darauf einstellen: Manchmal ist eine Technik die beste, manchmal eine andere, manchmal sind längere Eintamungen und Ausatmungen besser, manchmal kürzere, manchmal ist es ein guter Tag für Atempausen, manchmal nicht.

Mache deine Praxis so einfach wie möglich

Es ist nicht notwendig und auch nicht einmal wünschenswert, alle Pranayamas aus dem Hatha-Yoga gleichzeitig zu praktizieren. Es ist wesentlich besser, nur eine oder zwei zu üben, aber damit in die Tiefe zu gehen und dich so achtsam in den Fluss der astralen Energie-Atmung einzuschwingen. So wirst du den größten Nutzen daraus ziehen.

Praktiziere nicht zu viele unterschiedliche Pranayamas in einer Sitzung, denn deine Praxis wird sich so mehr vertiefen, als wenn du zu vieles auf einmal willst. Eine bis drei Techniken sind wirklich ausreichend. Wähle außerdem Techniken, die dich in ähnliche, nicht in verschiedene Richtungen bringen. Beispielsweise praktiziere nicht eine Technik, die anregt wie Surya Bheda Pranayama (den ausdehnenden Sonnenatem) unmittelbar vor oder nach einer beruhigenden Technik wie Sitali Pranayama (den kühlenden Atem). Entgegengesetzt wirkende Pranayamas solltest du wirklich nicht in einer Sitzung üben – jedenfalls nicht für eine längere Zeit. Ein paar Minuten einer solchen Technik machen nichts aus, wenn du guten Grund hast, sie zu praktizieren, aber praktiziere sie dann mit gutem Abstand voneinander, nicht unmittelbar hintereinander.

Lasse deine Nasenlöcher gleich offen sein

Unsere Nasenlöcher sind normalerweise nicht beide gleichmäßig offen, vielmehr ist es natürlich, dass eins unserer Nasenlöcher die Atmung lenkt, d.h., es ist offener als das andere. Diese Vorherrschaft eines Nasenloches wechselt normalerweise alle 90 bis 120 Minuten. In der Pranayama-Praxis jedoch – besonders bei Techniken, in denen man das Vishnu Mudra einsetzt (s. Abschnitt 5.3) – ist es am besten, wenn die beiden Nasenlöcher gleichermaßen offen sind. Das hat etwas mit der Leichtigkeit zu tun, mit der wir atmen können, und ebenso mit der Anhebung unseres Bewusstseins. Wenn du nicht gerade unter einer verstopften Nase wegen Schnupfen leidest, dann kannst du die Offenheit beider Nasenlöcher herstellen, indem du dich 30 – 60 Sekunden auf eine Körperseite legst, und zwar auf die Seite des gerade vorherrschenden Nasenloches.

Wie lange solltest du Pranayama üben ?

Wenn du ganz neu anfängst, Pranayama zu üben, dann solltest du deine Praxis relativ kurz halten, etwa 6 bis 12 Atemzüge lang. Das solltest du nicht so sehr aus Sicherheitsgründen tun, sondern aus zwei Gründen, die wichtig für eine wirkungsvolle Praxis sind: einmal die richtige Art und Weise, mit der du atmest, und dann die vollständige Konzentration während der geamten Übungszeit.

Wenn es dir erst einmal leichtfällt, die Technik auszuführen, dann praktiziere sie so lange, wie es dir leichtfällt, eine volle, entspannte Konzentration aufrechtzuerhalten und so lange es angenehm für dich ist. Manchmal wirst du an einem Punkt merken, dass du einen inneren Impuls verspürst, die Pranayama-Praxis zu beenden und stattdessen zu meditierten. Folge dann dieser Eingebung.

Richte deinen Geist auf die Praxis aus

Ebenso wie beim Üben der Asanas wirst du die positiven Wirkungen der Übung verstärken, wenn du deinen Geist mit der besonderen Wirkung des Pranayamas – Entspannung, Vitalität, Beruhigung des Nervensystems, Ausrichtung der Konzentration, Anhebung des Bewusstseins usw. – verbindest.

Deshalb erfülle deine Praxis mit dem, was du durch sie erreichen möchtest. Beispielsweise ist Chandra Bhada Pranayama (der ausdehnende Mondatem) eine entspannende Technik. Praktiziere sie deshalb mit innerer Ruhe. Dirgha Pranayama I (der volle yogische Atem) dagegen ist eine belebende Technik, deshalb praktiziere sie voll ruhigem Enthusiasmus.

Mit Pranayama kannst du sogar mehr ausrichten als mit Asanas, weil die Pranayamas das Herz und den Atem beruhigen, was sich wiederum beruhigend auf den Geist auswirkt. Je ruhiger aber der Geist ist, desto kraftvoller ist er auch. Der Geist ist am kraftvollsten, wenn der Atem still ist: wenn du also den Atem nach dem Einatmen oder besonders nach dem Ausatmen anhältst, ohne dich dabei anzustrengen. Wenn du das tust, dann kann eine stille Affirmation dich kraftvoll dabei unterstützen, eine spezielle Eigenschaft zu entwickeln. Und selbst wenn der Atem sich dann wieder bewegt, kann es sehr wirkungsvoll sein, die entsprechende Affirmation beim Einatmen weiter auszusprechen – spüre dabei, dass du dich mit dieser Eigenschaft ebenso wie mit der Luft füllst – und spüre dann beim Ausatmen, dass du zusammen mit der Luft die entgegengesetzte Eigenschaft ausstößt.

Wenn du weitere Quellen für Affirmationen brauchst, dann schaue dich im Anhang B: Weitere Erläuterungen, um.

Vorsichtsmaßnahmen:

Da Pranayamas unsere Energie bewegen und nicht nur die Luft in unserem Körper, können sogar einfache Pranayamas starke Wirkungen auslösen. Deshalb solltest du mindestens zwei Grundregeln beherzigen, die auf dem gesunden Menschenverstand basieren:

- Praktiziere immer im vollen Bewusstsein. Wenn du merkst, dass du unruhig wirst, dich irgendwie leicht im Kopf fühlst, nervös, emotional, überhitzt oder rastlos, dann hast du entweder die falsche Technik für dich zu diesem speziellen Zeitpunkt gewählt oder du hast sie zu lange geübt oder du hast sie falsch geübt. Auf jeden Fall unterbrich hier deine Praxis, wenigstens für diese Sitzung und atme einfach ganz normal weiter.

- Bestimmte körperliche Erkrankungen wie beispielsweise eine Herz-Kreislauf-erkrankung oder aber eine Schwangerschaft erfordern eine eher konservative Pranayama–Praxis: Halte den Atem, wenn überhaupt, nur ganz kurze Zeit an und verlängere die Einatmungen und Ausatmungen nicht zu sehr. Wenn du Zweifel hast, dann sprich mit deinem behandelnden Arzt.

GRUNDLAGEN DER PRANAYAMA-TECHNIKEN

Ein Geiger mag vielleicht viel Inspiration in sich tragen, aber wenn er die Techniken nicht richtig lernt, die durch die Erfahrung vieler großer Musiker entwickelt worden sind, dann wird er nie mehr werden als ein sehr inspirierter Amateur. Yogatechniken sind auf dieselbe Weise notwendig, um dir zu helfen, die innere Stille zu erreichen.

Paramhansa Yogananda

ZWERCHFELLATMUNG (AUCH: BAUCHATMUNG GENANNT)

Die Zwerchfellatmung ist nicht so sehr eine Pranayama-Technik als vielmehr das natürliche Muster eines gesunden, entspannten Atems – ein Muster, das leider nur sehr wenige Menschen praktizieren (meist aufgrund von Stress). Dennoch ist es hier sinnvoll, ihr einen besonderen Namen zu geben, damit man weiß, was gemeint ist.

Tatsächlich nämlich nutzen alle Atemtechniken das Zwerchfell: Es bewegt sich nach unten, wenn man einatmet, und schiebt den Bauch dabei nach außen, und es entspannt sich nach oben beim Ausatmen und erlaubt dem Bauch, sich nach innen zurückzuziehen (s. Zeichnung). Ich benutze hier die Bezeichnung Zwerchfell, um zu betonen, wie wichtig es ist, diese Zwerchfell-Bewegung wirklich zu spüren. Obwohl dieses Spüren für die meisten Pranayamas nicht ausschlaggebend ist, kann es dennoch hilfreich sein, es zu beherrschen.

Technik:

Sitze oder stehe aufrecht, oder liege in der Rückenlage. Schließe deine Augen und hebe deinen Blick nach oben zum Dritten Auge. Lege eine Hand auf deinen Nabelpunkt, als Hilfe zum Lernen. Wenn du einatmest, dann spüre, wie dein Bauch sich gegen deine Hand drückt. Wenn du ausatmest, dann spüre, wie sich dein Bauch zurückentspannt. Nimm so einige Atemzüge, die Hand auf dem Nabel, dann nimm die Hand weg und atme weiter, in derselben Art und Weise wie vorher. Tue dies einige Minuten lang.

Dein Brustkorb wird sich zusammen mit dem Bauch ausdehnen und wieder zusammenziehen, wenn du so atmest, aber konzentriere dich im Moment mehr auf die Ausdehnung und Entspannung deines Bauches. Achte darauf, dass deine Einatmungen und Ausatmungen gleich lang sind.

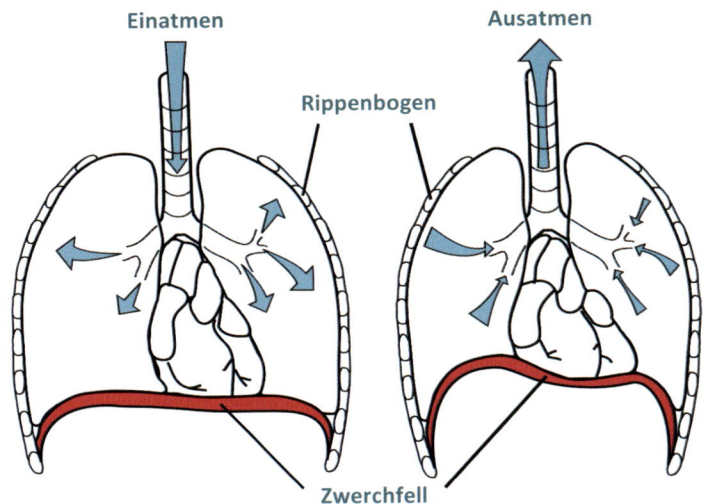

Einatmen

Ausatmen

Rippenbogen

Zwerchfell

Wenn nicht andere Anweisungen gegeben werden, dann atme mit dieser Zwerch-fellatmung in allen Asanas, allen Pranayamas, während deiner Meditation und den ganzen Tag lang.

Die Zwerchfellatmung wird zu einer Pranayama-Technik, wenn du anfängst, deine Einatmungen und Ausatmungen zu verlängern (wobei du sie immer gleich lang halten solltest) und nach und nach, ohne dich anzustrengen, den Atem auszuhalten beginnst (meist nach dem Einatmen).

DIRGHA PRANAYAMA I – DER VOLLE YOGA-ATEM

Obwohl der volle Yoga-Atem eine energetisierende Praxis ist, beruhigt sie auch, wenn du deine Grenzen nicht überschreitest. Wenn deine Praxis sich vertieft, werden die Wellen der Ausdehnung und Entspannung deines Oberkörpers dir wie das natürliche Ergebnis des Ansteigens und Absteigens der Energieströme vorkommen, die in deiner Wirbelsäule fließen – was sie auch wirklich tun, denn es sind ihre Energiebewegungen, die den Körper überhaupt dazu veranlassen, zu atmen. Der volle Yoga-Atem wird dir helfen, diese Energieströme klarer wahrzunehmen und zu lernen, mit ihnen wirkungs-voller zu arbeiten.

Technik:

Sitze aufrecht, schließe deine Augen und hebe deinen Blick nach oben zum Dritten Auge. Beginne den vollen Yoga-Atem, indem du langsam mit dem Zwerchfell einatmest und spürst, wie dein Bauch sich ausdehnt. Während du weiter einatmest, nimm wahr, wie auch der untere Brustkorb sich in die Seiten hinein dehnt und auch ein wenig nach hinten. Wenn du deine Einatmung abschließt, dann dehnt sich auch der obere Brustkorb (der obere Brustbereich). Atme dann langsam in umgekehrter Richtung aus: Der obere Brustbereich entspannt sich, dann der untere Rippenbogen, dann schließlich auch der Bauch.

Die gesamte Einatmung – Bauch, unterer Rippenbogen, Brust – sollte ohne Unterbrechungen erfolgen, eine nach oben ansteigende Welle, die deinen Oberkörper dehnt. Genauso sollte auch deine Ausatmung ohne Unterbrechungen erfolgen, eine nach unten strömende Welle der Entspannung. Lasse deine Einatmung und deine Ausatmung gleich lang sein und strenge dich nicht dabei an.

Anmerkung: Wenn du beim Ausatmen die Brust nicht entspannen kannst, ohne gleichzeitig den ganzen Körper mit zu entspannen, dann halte deinen Bauch nach außen gedrückt, wenn du mit der Ausatmung beginnst. Du kannst diesen Druck lösen, wenn die Entspannungswelle sich nach unten durch den Oberkörper bewegt. Diese Praxis ist jedoch lediglich zum Lernen gedacht. Arbeite daran, diese besondere Hilfe nicht zu brauchen.

Im Laufe der Zeit verlängere deine Einatmungen und deine Ausatmungen und füge das Atemanhalten dazu (meist nach dem Einatmen). Verlängere das Atemanhalten, wie es dir möglich ist. Wenn du willst, dann chante OM am Dritten Auge, während du den Atem anhältst.

Varianten:

- *Fortgeschrittene:* Wenn deine Praxis sich vertieft, konzentriere dich beim Einatmen mit der aufwärts gerichteten Welle der körperlichen Ausdehnung auf die Energiebewegung in deiner astralen Wirbelsäule: nach oben in Richtung auf dein Drittes Auge. Konzentriere dich ebenso beim Ausatmen mit der nach unten fließenden Welle der körperlichen Entspannung auf die Energiebewegung nach unten zur Basis der Wirbelsäule. Versuche irgendwann, den Astralatem zu deinem vorrangigen Fokus zu machen, während du diese Technik praktizierst. Lasse deine geschlossenen Augen nicht der Energiebewegung folgen, so, als ob sie den Energieströmen folgen würden, sondern halte deinen Blick weiterhin auf das Dritte Auge gerichtet, auch hinter geschlossenen Augenlidern.
- *Fortgeschrittene:* Kombiniere den vollen Yoga-Atem mit dem Ujjayi Pranayama (dem Siegeratem), mit irgendeinem der Pranayama-Techniken, die mit dem Vishnu Mudra (dem Symbol Vishnus) praktiziert werden sollen oder mit den Bandhas.

DIRGHA PRANAYAMA II – DER VOLLE YOGA-ATEMFLUSS

Dieser vitalisierende und reinigende Atem ist besonders wirkungsvoll, um Launen, Selbstzentriertheit und Lethargie zu beseitigen und stattdessen Ausdehnung und Bewusstseinsanhebung zu fördern. Mache die Bewegungen und die Atmung langsam und gleichmäßig und spüre, dass der Atem – oder, genauer gesagt, das Prana – deinen Körper bewegt. Setze deinen Willen, deine Konzentration und deine Vorstellungskraft ein, um Energie durch deinen Körper zu schleusen, unterstützt von deinem Atem und dem natürlichen Magnetismus deiner Hände.

Technik:

Stehe in Tadasana, dann beuge dich nach vorn in eine Vorwärtsbeuge und atme dabei aus, beende die Ausatmung, wenn du am untersten Punkt angekommen bist.

Dann beginne mit einer vollen yogischen Einatmung und spüre, wie der Atem dich aufrichtet, so, als ob dein Körper wie ein Ballon aufgeblasen würde. Gleite mit deinen Händen dabei den Körper hoch, aber berühre ihn nicht ganz, die Handflächen zeigen zum Körper und ganz leicht nach oben, die Ellenbogen nach außen zu den Seiten gerichtet. Versuche dabei den Magnetismus der Hände zu spüren, wie er die Energie nach oben durch den Körper lenkt.

Beende deine Einatmung mit einem anmutigen Strecken deiner Arme über deinen Kopf, so, als ob du die Lebenskraft zurück zu ihrer Quelle bringen wolltest. Halte die Streckung und den Atem einen Augenblick lang.

Mit einer vollen yogischen Ausatmung kehre dann zurück in die Vorwärtsbeuge, und während du das tust, lasse deine Hände die Körpervorderseite entlang nach unten gleiten, ohne ihn ganz zu berühren. Die Handflächen zeigen zum Körper und ein wenig nach unten, die Ellenbogen zeigen zu den Seiten.

Übe so weiter, 3 – 5 Atemzüge lang. Bei jedem Einatmen spüre, dass du nicht nur Energie nach oben zum Gehirn bringst, sondern auch Stärke, Vitalität und Freude in jede Zelle deines Körpers fließen lässt, von den Zehen bis zum obersten Punkt deines Kopfes. Bei jedem Ausatmen spüre, dass du jede Schwäche, jede Erschöpfung, jede Spannung und jede Negativität von dir wegwischst. Achte darauf, dass deine Einatmungen und deine Ausatmungen gleich lang sind.

Nach deiner letzten Einatmung und der dazu gehörenden Streckung und Öffnung nach oben atme langsam aus und kreise deine Hände nach außen, an deinem Oberkörper entlang und weiter nach unten. Spüre nach in Tadasana.

Anmerkung: Wenn es für deinen Rücken nicht angenehm ist, dann beuge leicht die Knie während der Bewegungen – besonders, wenn du vorher keine Aufwärmübungen gemacht hast. Wenn du eine gesunde Wirbelsäule hast, kannst du auf- und niederrollen, Wirbel für Wirbel, und dabei die Beine weiter leicht gebeugt halten. Wenn es für deine Wirbelsäule jedoch sicherer ist, dann halte die Wirbelsäule während des größten Teils der Übung gerade, wie du es auch tust, wenn du Padahastasana (das Klappmesser) beginnst und wieder verlässt.

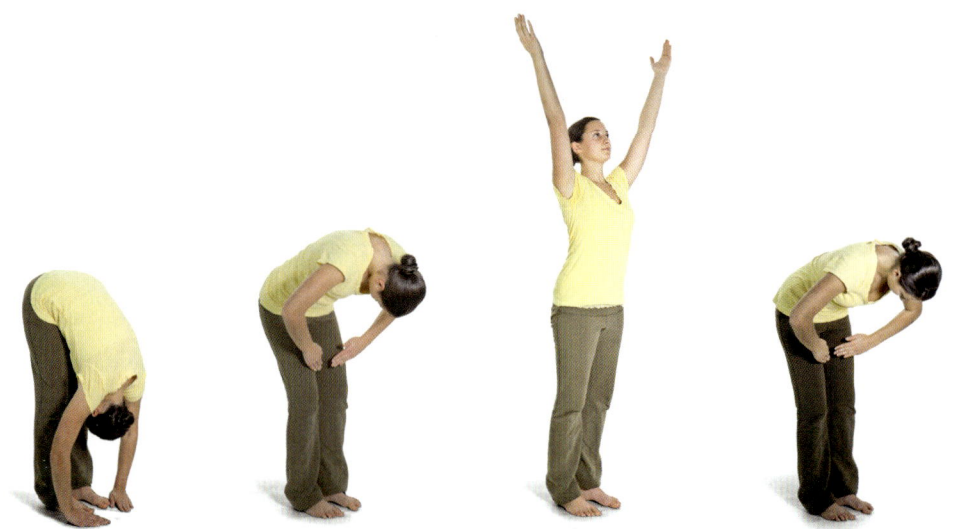

Variante:

Leichter: Wenn du es schwierig findest, diese Serie von körperlichen Bewegungen mit vollen yogischen Einatmungen und Ausatmungen zu verbinden, dann atme einfach während der Praxis mit deinem Zwerchfell.

DOPPELATMUNG

Wenn du sie mit Enthusiasmus und tiefen, intensiven Atemzügen praktizierst, dann schenkt dir die Doppelatmung eine doppelte Dosis Lebenskraft in deinem Körper. Sie klärt den Geist und löst Spannungen sowohl aus dem Körper als auch aus dem Geist auf. Setze sie ein, um dich für eine dynamische, nach außen gerichtete Aktivität vorzubereiten, um Stress oder körperliche Spannung abzubauen, um dich vorzubereiten, wenn du eine schwierige Situation vor dir hast, um dich auf Meditation vorzubereiten oder zu jeder anderen Zeit, wenn du eine Stärkung brauchst. Diese Praxis sollte immer nur kurz sein, aber selbst in dieser kurzen Zeit versuche ganz bei dir zu bleiben. Höre auf, wenn du dich leicht benommen fühlst.

Technik:

Stehe oder sitze aufrecht. Beginne mit einer zweifachen Einatmung durch deine Nase: eine kurze, scharfe Einatmung, dann eine lange, starke Einatmung. Es ist eine volle Yoga-Atmung, keine Brustatmung, deshalb beginne diese Atmung mit einem Ausdehnen deines Bauches, genau wie bei der Zwerchfellatmung. Dann atme sowohl durch die Nase wie auch durch den Mund in zwei Teilen aus: eine kurze, scharfe Ausatmung, gefolgt von einer langen, starken Ausatmung – wobei du einen hauchigen, stimmlosen Laut ausstoßen solltest: „HA, HAAAHHHH!" (Die meiste Luft wird natürlich durch den Mund mit hinausströmen. Zwinge sie nicht durch die Nase, sondern halte die Nase einfach entspannt offen)

Der Doppelatem sollte insgesamt ziemlich stark und sehr voll sein. Achte darauf, dass deine Einatmung und deine Ausatmung in etwa gleich lang sind.

Variante:

- Wenn du doppelt atmest, dann spanne deinen Körper nach und nach stark an, von einem relativ entspannten Zustand zu einem hoch angespannten Zustand. Halte den Atem kurz an und lasse den ganzen Körper in dieser Spannung vibrieren. Dann, wenn du doppelt ausatmest, entspanne nach und nach den ganzen Körper, von der Hochspannung bis zur vollständigen Entspannung. Diese Variante entspannt dich und hilft dir, Spannung loszulassen, einschließlich unbewusst gehaltener Spannung.

UJJAYI PRANAYAMA – DER SIEGERATEM

Ujjayi Pranayama verlangsamt deine Einatmung und deine Ausatmung und bringt deinen Geist nach innen, wodurch du auf ganz natürliche Weise in einen Zustand der Meditation eintreten kannst. Sie erhöht außerdem deine Achtsamkeit für deinen Astralatem und unterstützt dich dadurch darin, mehr Kontrolle über die Wirbelsäulenenergie im Allgemeinen zu bekommen.

Technik:

Sitze aufrecht und schließe deine Augen. Hebe deinen Blick nach oben zum Dritten Auge. Atme langsam mit Hilfe deines Zwerchfells durch die Nase ein und halte dabei deine Kehle am Kehldeckel leicht zusammengezogen, sodass dein Atem ein leichtes Geräusch macht. Dieses Geräusch wird dir helfen, den Durchgang des Atems in deiner Kehle zu spüren. Es ist ähnlich einem Geräusch, das du ausstößt, wenn du auf einen Spiegel hauchst – „haaaa" – obwohl deine Lippen beim Ujjayi-Atem geschlossen bleiben, sodass das Geräusch mehr ein innerliches ist. Es könnte sein, dass dich dieses Geräusch an Wellen erinnert, die auf ein Meeresufer zurauschen, oder an einen Wasserfall in der Ferne.

Atme auf dieselbe Weise dann wieder aus, halte deine Lippen geschlossen und deine Kehle leicht zusammengezogen. Konzentriere dich auf das Gefühl des Atems, der in der Kehle ein- und ausströmt. Da deine Kehle zusammengezogen ist, wird der Atem langsamer sein und deshalb wird jeder Atemzyklus länger dauern. Genieße diese Verlangsamung und achte darauf, dass deine Einatmung und deine Ausatmung sanft und gleichlang ist.

Im Laufe der Zeit verlängere deine Einatmungen und deine Ausatmungen und füge auch eine Zeit des angehaltenen Atems dazu (meistens als Atemverhaltung nach dem Einatmen). Verlängere die Atempause nach und nach, wenn du dazu in der Lage bist. Wenn du magst, chante innerlich OM am Dritten Auge, während du den Atem anhältst.

Varianten:

- *Fortgeschrittene:* Wenn deine Praxis sich vertieft, dann verlagere deine Konzentration auf die Wirbelsäule in der Nähe der Kehle: Versuche, den Astralatem wahrzunehmen, wie er durch deine Kehle fließt. Nach und nach vergrößere deine Achtsamkeit: von der Wahrnehmung des Astralatems an diesem einen Punkt zu einer Achtsamkeit auf den Astralatem in seinem ganzen Verlauf: wenn du einatmest, konzentriere dich darauf, wie er an der Wirbelsäulenbasis beginnt und den ganzen Weg nach oben zum Dritten Auge strömt, und wenn du ausatmest, konzentriere dich darauf, wie die Energie zurück zur Basis deiner Wirbelsäule strömt.

    Spüre, dass das Geräusch, das du beim Ujjayi-Atem machst, sowohl von der Bewegung des Astralatems erzeugt wird wie auch von deinem physischen Atem. Lasse deine Augen nicht mit nach oben und nach unten wandern und so dem Astralströmen folgen, halte vielmehr deinen Blick auf das Dritte Auge gerichtet und die Augen geschlossen.

- *Fortgeschrittene:* Kombiniere den Ujjayi-Atem mit dem Dirgha Pranayama I (dem vollen Yoga-Atem), mit irgendeiner Pranayama-Technik im Vishnu-Mudra (dem Symbol des Vishnu) oder mit den Bandhas.

SITKARI PRANAYAMA – DER ZISCHENDE ATEM

Sitkari kühlt den Körper, beruhigt dein Nervensystem und erzeugt eine körperliche und geistige Entspannung. Konzentriere dich auf dieses kühlende Gefühl, das sich im Laufe der Praxis einstellt, und stelle dir vor, dass sich dieses Gefühl über den ganzen Körper ausbreitet.

Technik:

Sitze mit aufrechter Wirbelsäule, schließe deine Augen und hebe den Blick hoch zum Dritten Auge. Setze deine Zähne im Oberkiefer und im Unterkiefer aufeinander oder beinahe aufeinander, halte deinen Kiefer dabei weich und entspannt. Lege deine Zunge sanft an deine Zähne und atme weich durch deinen Mund mit einem zischenden Laut ein. Konzentriere dich auf die Kühle des Atems, der so in deinen Mund strömt. Halte deine Zunge, deinen Mund und deine Lippen entspannt, wenn du einatmest, ziehe keine Grimasse.

Schließe dann deine Lippen und halte den Atem an. Genieße das Gefühl der Kühle. Dann atme mit geschlossenen Lippen durch deine Nase aus und spüre, wie die Ausatmung der Kühle hilft, nach oben in dein Gehirn weiterzuströmen und von dort in dein gesamtes Nervensystem fließt.

Achte darauf, dass deine Einatmung und deine Ausatmung gleich lang sind, halte deinen Atem so lange aus, wie es angenehm für dich ist, genieße das Gefühl der Kühle.

SITALI PRANAYAMA – DER KÜHLENDE ATEM

Sitali Pranayama kann sogar noch wirkungsvoller sein als Sitkari Pranayama, wenn es um den kühlenden Effekt auf den Körper geht. Er beruhigt außerdem das Nervensystem und versetzt dich in eine körperliche und geistige Entspannung. Konzentriere dich auf das Gefühl der Kühle – und stelle dir vor, dass das kühlende Gefühl sich über deinen gesamten Körper verteilt. Um Sitali Pranayama zu praktizieren, musst du in der Lage sein, deine Zunge zu einem „U" zu rollen. Wenn du nicht in der Lage dazu bist, praktiziere stattdessen Sitkari Pranayama.

Technik:

Sitze aufrecht und mit geschlossenen Augen, hebe deinen Blick zum Dritten Auge. Lege deine Zunge zwischen die Lippen (nicht darüber hinaus) und runde sie zu einem „U". Atme langsam durch den entstandenen Tunnel der Zunge ein und konzentriere dich auf die Kühle, die du an der Zungenspitze und an deinem Gaumen fühlst. Dann ziehe die Zunge wieder nach innen, schließe deine Lippen und halte den Atem an, während du das kühlende Gefühl genießt. Dann atme langsam durch deine Nase aus und spüre, wie die Kühle nach oben in dein Gehirn zieht und sich von dort aus in dein gesamtes Nervensystem verteilt. Lasse deine Einatmungen und deine Ausatmungen gleich lang sein und halte den Atem so lange an, wie es für dich angenehm ist.

Deine Einatmungen sollten sanft sein, nicht gezwungen, sodass der größte Teil der Kühle an der Zungenspitze wahrgenommen werden kann. Das Gefühl der Kühle in der Kehle wird vor allem dadurch erzeugt, dass du die Kühle an der Zungenspitze über die Zunge nach hinten in die Kehle leitest, und erst in zweiter Linie dadurch, dass die Luft über die Zunge in den Hals strömt. Die Kehle liegt sehr nahe bei der Wirbelsäule und die Kühle dort zu spüren, wird dir helfen, sie über das gesamte Nervensystem zu verteilen.

PRANAYAMA MIT DEM VISHNU-MUDRA

Wenn du einatmest, spüre, dass du Stärke, Mut und Freude die Wirbelsäule empor in dein Gehirn ziehst. Während du den Atem anhältst, affirmiere innerlich den positiven Bewusstseinszustand, den du zu entwickeln versuchst. Und während du ausatmest, spüre, dass du alle entgegenstehenden Kräfte – wie Schwäche, Entmutigtsein oder Sorgen – aus deinem Körper entfernst. Wenn du ein besonderes Problem hast, sei es nun körperlich oder geistig, kannst du diese Technik einsetzen, um die entgegengesetzten Eigenschaften des Wohlbefindens zu affirmieren und die negativen Zustände oder Krankheiten aus deinem gesamten System zu entfernen.

Swami Kriyananda

Die nächsten drei Techniken erfordern das Atmen nur durch jeweils ein Nasenloch, während das andere Nasenloch zugehalten wird. In der Yoga-Tradition übt man das gewöhnlich mit einer besonderen Handhaltung, die Vishnu-Mudra (das Siegel des Vishnu) genannt wird, wie es in den Fotos auf der nächsten Seite dargestellt ist.

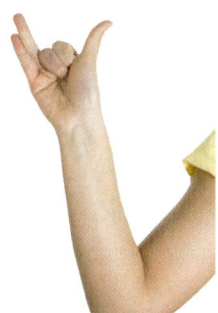 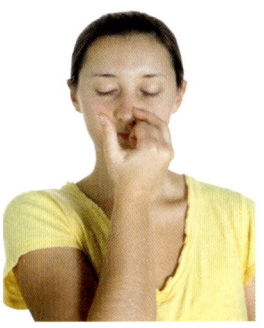 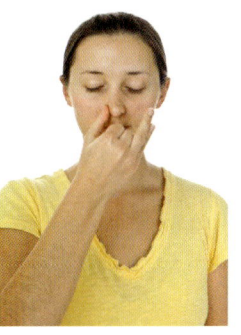 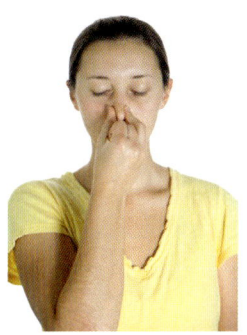

Vishnu-Mudra: Halte die Fingerspitzen deines rechten Zeigefingers und des Mittelfingers nach innen gerollt in die Handfläche und strecke deinen Daumen und die anderen beiden Finger nach oben aus.

Um dein linkes Nasenloch zu schließen, presse mit den Fingerspitzen des kleinen Fingers und des Ringfingers leicht darauf.

Um das rechte Nasenloch zu schließen, presse die Spitze deines Daumens leicht darauf.

Während du den Atem anhältst, presse leicht auf beide Nasenlöcher, um sie zu schließen.

Tipps für die Praxis:

- Wenn das traditionelle Mudra für deine Hand zu unbequem ist, kannst du stattdessen die Spitzen deines rechten Zeige- und Mittelfingers auf den Punkt zwischen deinen Augenbrauen legen.
- Atme vollständig, aber nicht mit Druck: Die Techniken selbst werden die angegebenen Wirkungen erzielen, wenn du entspannt und konzentriert bleibst.
- Entspanne dein Gesicht und atme mit deinem Oberkörper, sauge keine Luft durch dein geöffnetes Nasenloch, als wäre es ein Trinkhalm.
- Da du jeweils nur durch ein Nasenloch atmest, werden deine Einatmungen und Ausatmungen länger sein als normal: Genieße diese längeren, langsameren Bewegungen deines Atems.

CHANDRA BHEDA PRANAYAMA –
DER AUSDEHNENDE MONDATEM

Chandra Bheda Pranayama fördert deine Ruhe, wenn du dich unruhig fühlst, es fördert die Hinwendung nach innen, wenn du zu sehr im Äußeren engagiert warst, und es fördert deine Entspannung, wenn du zu emotional geworden bist. Wähle die Wirkung, die du für dich erzielen willst, dann fühle/stelle dir beim Einatmen vor, dass diese Wirkung in dir stärker wird und von der aufsteigenden Energie in der Wirbelsäule verstärkt wird. Fühle oder stelle dir beim Ausatmen vor, dass das Ausstoßen des Atems, begleitet von dem abwärts gerichteten Energiestrom, dir hilft, die dagegenarbeitenden Tendenzen loszulassen.

Technik:

Sitze aufrecht, schließe deine Augen und richte deinen Blick auf das Dritte Auge. Forme mit deiner rechten Hand das Vishnu-Mudra, den Daumen am rechten Nasenloch und den Ringfinger und den kleinen Finger am linken Nasenloch.

Schließe das rechte Nasenloch mit deinem Daumen und atme durch das linke Nasenloch ein. Dann verschließe beide Nasenlöcher und halte den Atem an. Dann öffne das rechte Nasenloch und atme aus.

Wenn du die Ausatmung beendet hast, verschließe das rechte Nasenloch, öffne das linke Nasenloch und atme ein. Anfangs übe so höchstens mit 8 bis 12 Atemzügen. Wenn du dann im Fluss der Technik bist, kannst du auch länger praktizieren.

Wenn du die Technik zum ersten Mal anwendest, dann achte darauf, dass deine Einatmungen und deine Ausatmungen ebenso wie die Atempause gleich lang sind. Nach und nach versuche die Einatmungen und die Ausatmungen zu verlängern und versuche auch die Atempause noch länger zu machen (ohne dich anzustrengen).

Varianten:

- Wenn du den Atem anhältst, chante innerlich und rhythmisch „OM" und lasse den Klang am Dritten Auge spürbar sein. Spüre, wie jedes „OM" die gewünschte Wirkung deiner Praxis erhöht.
- *Fortgeschrittene:* Kombiniere diese Technik mit Dirgha Pranayama I (dem vollen Yoga-Atem) oder mit dem Ujjayi-Atem (dem Siegeratem).
- *Fortgeschrittene:* Während der Atempause nach dem Einatmen wende auch Jalandhara Bandha (die Kinnschleuse) an, das dich dabei unterstützen wird, die Atempause zu verlängern.

SURYA BHEDA PRANAYAMA –
DER AUSDEHNENDE SONNENATEM

Diese Technik vergrößert deine Energie, wenn du dich lethargisch fühlst, deine Konzentrationskraft, wenn du dich durcheinander fühlst, und deine Klarheit, wenn du dich verwirrt oder vernebelt fühlst. Wähle eine dieser Wirkungen und, während du einatmest, spüre/stelle dir vor, dass die Wirkung stärker wird, unterstützt von der aufsteigenden Energie in der Wirbelsäule. Wenn du ausatmest, spüre /stelle dir vor, wie der Ausstoß des Atems, begleitet von dem abwärtsstrebenden Energiestrom, dir hilft, die entgegengesetzten Tendenzen aus dir zu entfernen.

Technik:

Sitze aufrecht, die Augen geschlossen und den Blick zum Dritten Auge gerichtet. Forme aus deiner rechten Hand das Vishnu Mudra, der Daumen liegt am rechten Nasenloch und der Ringfinger und der kleine Finger liegen am linken Nasenloch.

Schließe das linke Nasenloch mit dem Ringfinger und dem kleinen Finger und atme durch das rechte Nasenloch ein. Dann verschließe beide Nasenlöcher und halte den Atem an. Dann öffne das linke Nasenloch und atme aus.

Wenn du die Ausatmung beendet hast, schließe das linke Nasenloch, öffne das rechte Nasenloch und atme ein. Anfangs atme in dieser Weise nicht mehr als 8 bis 12 Atemzüge lang, aber wenn du einmal im Fluss dieser Technik angekommen bist, dann praktiziere sie länger.

Wenn du diese Technik zum ersten Mal ausführst, dann achte darauf, dass die Einatmungen, Ausatmungen und Atempausen gleich lang sind. Nach und nach versuche die Einatmungen und die Ausatmungen zu verlängern und versuche, die Atempause noch länger werden zu lassen (ohne dass du dich anstrengst).

Varianten:

- Wenn du den Atem anhältst, chante innerlich „OM" auf eine rhythmische Weise und lasse das Mantra am Dritten Auge klingen. Spüre dabei, dass jede Wiederholung des „OM" den erwünschten Effekt deiner Praxis verstärkt.
- *Fortgeschrittene*: Kombiniere diese Technik mit dem Dirgha Pranayama I (dem vollen Yoga-Atem) oder mit dem Ujjayi Pranayama (dem Siegeratem).
- *Fortgeschrittene*: Während der Atempause nach dem Einatmen ziehe auch das Jalandhara Bandha (die Kinnschleuse) an, die dir helfen wird, die Atempause zu verlängern.

NADI SHODANAM –
DIE WECHSELSEITIGE NASENLOCHATMUNG

Dieses Pranayama ist ideal, um geistige Gelassenheit zu erreichen und die innere Achtsamkeit zu vertiefen. Es wirkt besonders auf das Gleichgewicht und die Harmonisierung der aufsteigenden und absteigenden Energieströme in der Wirbelsäule. Spüre, dass jede Einatmung sich mit der vorangegangenen Ausatmung verbindet, wie auch jede Ausatmung mit der vorangegangenen Einatmung – jede die andere unterstützend, um ein Gleichgewicht zu bilden und um dich immer näher zu der Atemlosigkeit zu bringen, der vollkommenen Stille jenseits des Atems.

Technik:

Sitze aufrecht und schließe die Augen und hebe deinen Blick auf das Dritte Auge. Nimm deine rechte Hand ins Vishnu Mudra, halte den Daumen am rechten Nasenloch und den Ringfinger und den kleinen Finger am linken Nasenloch.

Verschließe das rechte Nasenloch mit dem Daumen und atme durch das linke Nasenloch ein. Dann verschließe beide Nasenlöcher und halte den Atem an. Dann öffne das rechte Nasenloch und atme aus.

Atme danach durch das rechte Nasenloch wieder ein. Dann verschließe beide Nasenlöcher und halte den Atem an. Zuletzt öffne das linke Nasenloch und atme aus.

Diese beiden vollständigen Atemzüge bilden einen vollständigen Zyklus Nadi Shodhana. Übe am Anfang höchsten 6 Zyklen (12 Atemzüge), und wenn du dich im Fluss der Technik wohlfühlst, übe längere Zeit.

Wenn du diese Technik gerade erst lernst, dann achte darauf, dass Einatmung und Ausatmung sowie die Atempause gleich lang sind. Im Laufe der Zeit versuche die Einatmungen und die Ausatmungen zu verlängern und, die Atempausen noch länger zu machen (ohne dich anzustrengen).

Varianten:

- Wenn du den Atem anhältst, dann chante „OM", innerlich und rhythmisch, am Dritten Auge. Spüre, dass jede Wiederholung von „OM" die erwünschte Wirkung der Praxis in dir verstärkt.
- *Fortgeschrittene:* Kombiniere die Technik mit Dirgha Pranayama I (dem vollen Yoga-Atem) oder mit Ujjayi Pranayama (dem Siegeratem).
- *Fortgeschrittene:* Während der Atempause nach dem Einatmen praktiziere auch Jalandhara Bandha (die Kinnschleuse), um die Atempause zu verlängern.

PRANAYAMA MIT BANDHAS

Die Essenz des Yoga liegt in der Stille und der Empfänglichkeit, die die Praxis dieser Techniken in deinem Geist hervorruft.

PARAMHANSA YOGANANDA

Wenn du erst einmal die Atemtechniken beherrschst – das ist wirklich wichtig – und bei einigen der oben beschriebenen Grundlagentechniken des Pranayama in einen natürlichen Fluss gekommen bist, dann wirst du den ruhigen, gelassenen Atem zu schätzen wissen. Du wirst anfangen, weniger Stress in deinem Leben zu empfinden. Dein Geist wird ruhiger werden und deine Meditationen werden tiefer und befriedigender sein. Du hast vielleicht sogar schon Freude an der yogischen Atemlosigkeit gefunden.

Nun willst du tiefer in diese innere Ruhe hineintauchen und dabei können dir die Bandhas helfen. Um ein Bandha einzusetzen, verschließt du eine bestimmte Körperregion oder spannst sie an. Dadurch konzentrierst du die Energie in diesem Bereich. Du kannst damit auch Energie in eine erwünschte Richtung lenken. Das Ziel jedoch besteht, wie immer, darin, den Atem zu beruhigen – und dadurch auch den Geist – und die Energie ins Gehirn zu lenken bzw. dort zu halten.

Es gibt drei Hauptbandhas im Hatha-Yoga. Sie sind sehr einfach und haben eine Vielfalt von Wirkungen und Varianten. Wir werden uns hier mit ihrem Einsatz für das höhere Bewusstsein beschäftigen: als Beigaben zur Pranyama-Praxis und als Unterstützung für dein Streben nach höherem Bewusstsein.

Tipps zur Praxis:

- Es ist am besten, Bandhas – und besonders Uddhiyana Bandha (den Magenheber) – mit leerem Magen zu praktizieren.
- Sitze in einer bequemen, aufrechten Haltung, deine Wirbelsäule ist gerade und die Augen geschlossen. Schaue innerlich auf das Dritte Auge.
- Setze jedes Bandha mit ruhiger, empfindsamer Achtsamkeit ein, nicht heftig oder gezwungen. Halte ein Bandha niemals bis zu dem Punkt, an dem du dich anstrengst.
- Der körperliche Akt, ein Bandha anzuziehen oder loszulassen, kann ablenkend sein. Versuche deshalb, deine Einatmungen, Ausatmungen und besonders deine

Atempausen – ohne Anstrengung oder ohne dass du deinen Atemrhythmus verlässt – zu verlängern, sodass diese Ablenkungen nicht allzu oft passieren.

- Wenn dein Atem und dein Geist ruhiger werden, dann sollte der körperliche Akt des Aktivierens eines Bandhas feinstofflicher werden und auf diese Weise die Ruhe nicht mehr unterbrechen.

MULA BANDHA – DIE WURZELSCHLEUSE

Mula Bandha hilft dir, eine überall spürbare aufwärtsgerichtete Energie in der astralen Wirbelsäule zu erzeugen. Der aufwärtsgerichtete Schub der Bandhas von der Basis der astralen Wirbelsäule erzeugt einen aufwärtsgerichteten Fluss, der oft sogar noch weitergeht, wenn du das Bandha schon wieder gelöst hast.

Technik:

Konzentriere dich auf das Zentrum deines Beckenbodens (des Perineums) und ziehe durch Muskelkontraktion diesen Bereich nach oben. Das Zusammenziehen sollte leicht sein, ohne Anstrengung. Wenn du das Bandha wieder loslässt, achte darauf, dass du deinen Beckenboden vollständig entspannst.

Anfangs wirst du vielleicht nicht in der Lage sein, Mula Bandha anzuspannen, ohne gleichzeitig die Muskulatur um deinen Schließmuskel am Anus mit anzuspannen. Mit mehr Erfahrung jedoch wirst du in der Lage sein, den Schließmuskel entspannt zu lassen, während du das Bandha anspannst.

Anmerkung: Anatomieexperten sind sich nicht darüber einig, ob der Beckenboden und das Perineum ein und dasselbe sind oder ob sie sich leicht unterscheiden. Für unseren Zweck jedoch sind diese feinen Unterscheidungen nicht wichtig, denn bei den Bandhas geht es um Energie, nicht um körperliche Anatomie. Denke einfach daran, das Zentrum deiner Beckenregion anzuziehen (nach oben zu heben) – oder, noch besser, zu spüren, ob du die Wirbelsäulenströme der Energie wahrnehmen und sie dann von ihrer Basis direkt unter der Basis der astralen Wirbelsäule nach oben bewegen kannst.

Pranayama mit Mula Bandha

Die besten Gefährten des Mula Bandhas sind die Zwerchfellatmung, Dirgha Pranayama I (der volle Yoga-Atem), Ujjayi Pranayama (der Siegeratem) und die drei Techniken, bei denen das Vishnu-Mudra eingesetzt wird.

Wenn du einatmest, spüre, dass du Prana nach oben in der Wirbelsäule bis zum Gehirn ziehst. Dann spanne Mula Bandha an und halte den Atem, solange es für dich angenehm ist. Spüre dabei, dass das Bandha die Energie noch stärker zum Gehirn schiebt. Dann löse das Bandha und atme aus, spüre dabei den anhaltenden aufsteigenden Energieschub in der Wirbelsäule, selbst wenn der Astralatem nun wieder in der Wirbelsäule absteigt.

Variante:

- *Fortgeschrittene:* Du kannst stattdessen (oder sogar auch) Mula Bandha nach dem Ausatmen anziehen, halte dann den Atem aus, solange es angenehm für dich ist, dann löse das Bandha und atme wieder ein.

UDDHIYANA BANDHA – DIE MAGENSCHLEUSE

Es gibt sehr anstrengende Versionen von Uddhiyana Bandha, aber in der Pranayama-Praxis wende das Bandha sehr sanft an, gewöhnlich mit ausgehaltenem Atem nach dem Ausatmen. Wenn man es achtsam einsetzt, kann Uddhiyana Bandha dir helfen, den atemlosen Zustand zu erreichen. Wenn du es nicht achtsam einsetzt, kann es deinen Geist, deine Energie und deinen Körper aufregen – und dich dazu bringen, dass du das Bandha nicht mehr einsetzen möchtest. Versuche, das Beste aus dieser Technik herauszuholen, und bringe deine Praxis auf achtsame Weise mit deinem Ziel zusammen: der Atemlosigkeit.

Technik:

Nachdem du ausgeatmet hast, ziehe deine Bauchmuskeln leicht zusammen, sanft und gleichmäßig. Ziehe sie nach hinten zur Wirbelsäule und ein wenig nach oben. Halte diese Bauchschleuse so lange, wie es für dich angenehm ist, und halte den Atem dabei an. Wenn du wieder einatmen musst, dann entspanne das Zusammenziehen des Bauches und lasse deinen Bauch sich wieder mit der nächsten Einatmung ausdehnen.

Pranayama mit Uddhiyana Bandha

Die besten Pranayama-Gefährten für Uddhiyana Bandha sind der Zwerchfellatem, Dirghha Pranayama I (der volle Yoga-Atem), Ujjayi Pranayama (der Siegeratem) und die drei Techniken, bei denen das Vishnu-Mudra eingesetzt wird.

Variante:

- Du kannst stattdessen (oder auch) Uddhiyana Bandha sanft nach einer Einatmung einsetzen. Diese Variante konzentriert sich weniger darauf, den Atem anzuhalten, als vielmehr darauf, die Energie in der oberen Astralwirbelsäule zu konzentrieren, wie du es in Parvatasana (der Berghaltung im Sitzen) tust. Wie immer, halte den Atem nur so lange an, wie es für dich angenehm ist.

JALANDHARA BANDHA – DIE KINNSCHLEUSE

Jalandhara Bandha ist eine wirkungsvolle Technik zur Beruhigung des Geistes, sie vermittelt eine tiefere Erfahrung von Ruhe und einer Ausdehnung des Bewusstseins. Da dein Blick sich mehr nach unten richten könnte, wenn du dein Kinn senkst, achte hier besonders darauf, dass du deine Augen weiterhin auf das Dritte Auge gerichtet fühlst.

Technik:

Drücke sanft dein Kinn auf die Brust und lass es in der Kuhle zwischen den beiden Schlüsselbeinen (Claviculae) liegen. Der Nacken sollte überwiegend entspannt sein. Halte die Brust angehoben, so, als ob sie sich heben würde, um dem Kinn zu begegnen. Entspanne deinen Kopf und dein Gesicht und hebe deinen Blick nach oben zum Dritten Auge.

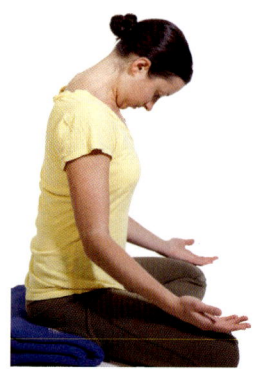

Wenn dein Kinn die Brust nicht berühren kann, dann bringe es so nah wie möglich dorthin und ziehe es stattdessen zurück zu deinem Nacken, aber ohne dich anzustrengen.

Pranayama mit Jalandhara Bandha

Die natürlichen Begleiter von Jalandhara Bandha sind der Zwerchfellatem, Dirgha Pranayama I (der volle Yoga-Atem), Ujjayi Pranayama (der Siegeratem) und die drei Techniken, bei denen das Vishnu-Mudra benutzt wird.

Wenn du einatmest, dann spüre, wie du Prana die Wirbelsäule hinauf zum Gehirn ziehst. Dann ziehe Jalandhara Bandha an und halte den Atem an, solange du es als angenehm enpfindest, spüre, wie das Bandha dich dabei unterstützt, die Energie im Gehirn einzuschließen und die Energie und das Bewusstsein am Dritten Auge zu fokussieren. Dann hebe dein Kinn in seine normale Position und atme aus, spüre, wie eine Menge der Energie und Bewusstheit am Dritten Auge bleibt, selbst wenn die Energie wieder zusammen mit dem Atem abwärtsfließt.

Variante:

- *Fortgeschrittene:* Du kannst Jalandharan Bandha stattdessen (oder auch) nach dem Ausatmen anspannen, halte dann den Atem an, solange es sich gut für dich anfühlt, dann löse das Bandha und atme wieder ein.

KOMBINATION DER BANDHAS

Du kannst zwei oder mehr Bandhas mit einfachen Pranayama-Techniken verbinden: mit der Zwerchfellatmung, mit dem Dirgha Pranayama I (der vollen Yogaatmung) und mit Ujjayi Pranayama (dem Siegeratem). Diese Kombinationen können dich noch tiefer in die innere Stille führen, näher an den atemlosen Zustand.

Solche Kombinationen erfordern ein besonderes Maß an Koordination und Achtsamkeit, denn sonst wird die Praxis ausschließlich körperlich sein und vielleicht sogar aufregend. Erinnere dich, wenn du in einen Zustand tiefer Stille gelangen willst, dann musst du achtsam deine Praxis mit diesem Zustand in Einklang bringen.

Atme wie gewöhnlich durch deine Nase ein und aus, lasse die Einatmungen und Ausatmungen gleich lang sein und – wo es vorgesehen ist – halte den Atem an, solange es angenehm für dich ist. Praktiziere so lange, bis diese Technik auf ganz natürliche Weise in einen meditativen Zustand übergeht oder bis du das Gefühl hast, du solltest jetzt aufhören.

Lasst uns nun eine dieser Praktiken mit einigen Variationen näher erforschen. Bevor du sie ausprobierst, sei dir sicher, dass du jedes Bandha mit einem Pranayama verbinden kannst und dass diese Praxis leicht und mühelos für dich ist.

Pranayama mit Mula Bandha und Jalandhara Bandha

Nachdem du eingeatmet hast, halte den Atem an, ziehe Mula Bandha an und dann Jalandhara Bandha. Halte den Atem an, solange es angenehm für dich ist, konzentriere dabei deine Energie und dein Bewusstsein auf das Dritte Auge und spüre auch, wie das Prana immer weiter zum Gehirn aufsteigt, weil du Mula Bandha angezogen hast. Wenn du dich darauf vorbereitest, auszuatmen, hebe dein Kinn in seine normale Position (und löse auf diese Weise Jalandhara Bandha), dann löse Mula Bandha und atme aus.

Nach deiner letzten Ausatmung sitze still und spüre, wie das Prana nach oben zu deiner Kehle und dann zum Dritten Auge steigt, unabhängig vom Astralatem. Spüre, wie dein Bewusstsein sich zusammen mit dem ansteigenden Prana erhebt.

Wenn du dich an diese Praxis gewöhnt hast, dann werden ihre verschiedenen

Bestandteile sich auf ganz natürliche Weise zusammenfügen und aufhören, voneinander getrennte Schritte zu sein.

Varianten:

- *Fortgeschrittene:* Ziehe zusammen mit Mula Bandha und Jalandhara Bandha bei einer Atempause nach dem Einatmen auch Uddhiyana Bandha nach dem Ausatmen in einer Atempause an, so lange es sich gut für dich anfühlt. Lasse Uddhiyana Bandha los, wenn du das nächste Mal einatmest.
- *Fortgeschritte (Bahya Pranayama):* Ziehe alle drei Bandhas – erst Uddiyana, dann Mula Bandha und dann Jalandhara Bandha – zusammen an, nachdem du vollständig ausgeatmet hast, und halte dann den Atem an, solange es sich gut für dich anfühlt. Wenn du dann wieder einatmen musst, lasse erst Jalandhara Bandha, dann Mula Bandha und zuletzt Uddiyana Bandha los, wenn du deine Einatmung beginnst. Während du eine Atempause nach dem Einatmen machst, ziehe keine Bandhas an, du kannst vielmehr die Atempause nach dem Einatmen ganz auslassen.

KRAFTVOLLE PRANAYAMAS

> *Viele Yogastudenten machen den Fehler, zu glauben, dass sie allein über ihre Willenskraft, ausgedehnte tägliche Praxis von Atemübungen, körperlichen Haltungen und Meditationstechniken das Gottesbewusstsein erlangen können. Ihr Ansatz, ein spirituelles Leben zu führen, ist beinahe so, als sei Gott eine Art göttlicher Berg, den es zu erklimmen gilt und für dessen Besteigung man einen Geist bergsteigerischer Superkraft entwickeln müsste. Das aber ist kaum der Geist, mit dem man Yoga üben sollte, jener höchsten aller spirituellen Wissenschaften.*
>
> SWAMI KRIYANANDA

Nun im Folgenden zwei Techniken, die ungewöhnlich kraftvoll sind und dabei unterstützen können, einen konzentrierteren Geist, eine bessere Stimmung und eine vertiefte Meditation zu erlangen. Wenn man sie jedoch nicht korrekt oder im Übermaß praktiziert, dann können sie den Geist und die Emotionen anfeuern oder – schlimmer noch und gefährlicher – sie können mehr Energie durch den Körper zwingen, als die

„Energiebahnen" verkraften können. Deshalb ist es wichtig, den Anweisungen zu folgen, die hier beschrieben werden:

Tipps für die Praxis:

- Praktiziere diese Techniken nur, wenn du einen guten Atemrhythmus hast, wenn du erfahren im Umgang mit Pranayamas bist, wenn du erfahren in der Selbstbeobachtung in der Ehrlichkeit dir selbst gegenüber bist und wenn du über genügend gesunden Menschenverstand verfügst, sofort aufzuhören, wenn du irgendein Gefühl von Unbehagen, Schwindel oder Aufregung verspürst.
- Beginne mit einer sehr kurzen Praxis und baue sie langsam, nach und nach, auf.
- Obwohl die Bauchmuskeln und das Zwerchfell bei diesen Techniken intensiv arbeiten, sollte sich der Rest deines Körpers dabei so wenig bewegen wie möglich. Stelle insbesondere sicher, dass du deine Schultern still und dein Gesicht entspannt hältst.
- Behalte einen beständigen, gleichmäßigen Rhythmus beim Atmen bei. Jeder unregelmäßige Atem wird dich aufregen. Wenn du den Rhythmus verlierst, dann nimm einige leichte Atemzüge in der Zwerchfellatmung, bevor du mit der Praxis fortfährst.
- Unkorrekte oder übermäßige Praxis kann zu Hyperventilation führen. Obwohl manche Menschen dieses Gefühl von Leichtigkeit im Kopf als „high" empfinden und schätzen, ist dies auf keinen Fall mit einem höheren Bewusstsein gleichzusetzen. Diese Techniken sollten dazu führen, dass du dich klar im Kopf und sehr konzentriert fühlst und nicht wie in einem Drogenrausch.
- Obwohl sie sich ähneln, können diese folgenden beiden Techniken sehr unterschiedliche Wirkungen haben. Es ist gewöhnlich am besten, sie nicht beide in einer Sitzung anzuwenden.

KAPALABATHI PRANAYAMA – DER FEUERATEM (AUCH: SCHÄDELDURCHSCHEINENDER ATEM)

Kapalabathi hebt deine Energie und dein Bewusstsein zum Dritten Auge und bringt dem Geist ein Gefühl tiefer Stille und Klarheit. Es ist eine exzellente Praxis vor einer Meditation.

Technik:

Vorbereitung: Sitze aufrecht und nimm einige tiefe Zwerchfellatmungen durch die Nase. Beende deine letzte Ausatmung, indem du gleichmäßig, aber entschlossen den Bauch einziehst und so die Luft durch die Nasenlöcher entweichen lässt.

Nun beginne mit der eigentlichen Technik: Entspanne schnell deine Bauchmuskeln, sodass der Bauch sich ausdehnt und auf natürliche Weise nach vorn gedrückt wird, dabei atmest du durch die Nase ein. Dann presse schnell und gleichmäßig deinen Bauch nach innen, was ein natürliches Ausatmen durch die Nase erzeugt. Deine ganze Aufmerksamkeit sollte auf der Ausatmung liegen. Drücke den Bauch nicht nach außen, sondern entspanne ihn nach außen und lass dabei die Luft wie von allein in dich hineinfließen. Deine Einatmungen und Ausatmungen sollten gleich lang sein.

Mache in dieser Art weiter – entspanne dich nach außen, um einzuatmen, und ziehe den Bauch ein, um auszuatmen – nimm so einen vollständigen Atemzug, der etwa eine Sekunde lang dauert. Halte die Schultern und das Gesicht entspannt und still und erlaube nur dem Bauch, sich zu bewegen. Nimm so alles in allem 12 Atemzüge und ende mit einem letzten Baucheinzug. Dann lasse den Körper atmen, wie er möchte, mindestens 5 Atemzüge lang. Danach kannst du eine weitere Runde von 12 Atemzügen nehmen. Mache so weiter – insgesamt 3 – 6 Runden.

Wenn du erfahrener geworden bist, dann gehe über die 12 Atemzüge pro Runde hinaus. Behalte jedoch einen gleichmäßigen, sanften Rhythmus bei und lasse die Tiefe der Praxis im Laufe deiner Erfahrung stärker werden.

Variante:

- *Fortgeschrittene:* Wenn du dich erst einmal bei der Praxis von Kapalabathi wohlfühlst, dann lasse deiner letzten Baucheinziehung einen langen, vollen Yoga-Atemzug folgen, konzentriere dich dabei darauf, die Energie nach oben zum Dritten Auge zu ziehen, während du einatmest. Konzentriere dich auf das Dritte Auge, wenn du den Atem anhältst, solange es sich gut für dich anfühlt, dann lasse den Atem mit einer vollen yogischen Ausatmung gehen. Praktiziere dies bis zu dreimal, dann lasse den Atem los und erfreue dich an der tiefen inneren Stille und Klarheit.

BHASTRIKA PRANAYAMA – DER BLASEBALG-ATEM

Bhastrika Pranayama hebt deine Energie und deine Achtsamkeit zum Dritten Auge, reinigt den Geist von seiner Rastlosigkeit und schenkt dir ein Gefühl vibrierender Wachheit. Er ist eine exzellente Praxis vor deiner Meditation. Bhastrika Pranayama erfordert noch mehr Kondition als Kapalabathi, deshalb praktiziere ihn mit Achtsamkeit.

Technik:

Vorbereitung: Sitze aufrecht und nimm einige tiefe Zwerchfell-Atemzüge durch die Nase. Beende deine letzte Ausatmung, indem du sanft, aber nachdrücklich den Bauch einziehst und die Luft aus deinen Nasenlöchern zwingst.

Nun beginne mit der eigentlichen Technik: Drücke schnell deinen Bauch wieder nach außen und erzeuge so fast von selbst eine Einatmung durch die Nase. Dann presse schnell und gleichmäßig deinen Bauch nach innen, sodass eine Ausatmung durch die Nase verursacht wird. Beide Bewegungen sollten gleichmäßig und entschlossen sein. Deine Einatmungen und Ausatmungen sollten gleich lange dauern.

Mache auf diese Weise weiter – drücke den Bauch aus beim Einatmen, presse ihn nach innen beim Ausatmen – und atme so einen vollständigen Atemzug pro Sekunde. Halte deine Schultern und dein Gesicht entspannt und still, erlaube höchstens dem Bauch, sich zu bewegen. Nimm so alles in allem 12 Atemzüge und ende mit einem letzten Baucheinziehen. Dann lass deinen Körper so atmen, wie er will, wenigstens 5 Atemzüge lang. Danach kannst du eine weitere Runde von 12 Atemzügen üben. Übe in dieser Art und Weise weiter, alles in allem 3 bis 6 Runden lang.

Nachdem du einige Erfahrung gewonnen hast, erweitere die Praxis über die 12 Atemzüge hinaus und/oder über die 3 bis 6 Runden lang. Behalte stets einen gleichmäßigen, sanften Rhythmus bei und betone die Tiefe der Praxis während deiner Übung.

Anmerkung: Eigentlich ist es eine Abwärtsbewegung des Zwerchfells, die den Bauch dazu bringt, sich nach außen zu bewegen. Wenn du eine bewusste Achtsamkeit auf diese Zwerchfell-Bewegungen in Übungen wie der Zwerchfellatmung oder der Dirgha Pranayama I- Bewegung (dem vollen Yoga-Atem) gelenkt hast, dann wird dir das auch bei der Bhastrika-Praxis helfen.

Variante:

- *Fortgeschrittene:* Wenn du einmal Bhastrika ohne Mühe ausführen kannst, dann lasse auf deine letzte Baucheinziehung eine weiche, langsame, volle Yoga-Atmung folgen: Konzentriere dich dabei auf die ansteigende Energie zum Dritten Auge, während du einatmest. Konzentriere dich auf das Dritte Auge, wenn du den Atem so lange, wie es sich bequem anfühlt, anhältst, dann lasse den Atem mit einer vollen yogischen Ausatmung gehen. Praktiziere dies bis zu dreimal, dann lasse den Atem gehen und erfreue dich einfach an der vibrierenden inneren Stille und Wachheit.

6

Meditation

Die höheren Yogalehren bringen den Yogaprapraktizierenden über die reinen Techniken hinaus und zeigen ihm, wie man seine Konzentration auf eine Weise lenken kann, dass man nicht nur das menschliche mit dem göttlichen Bewusstsein in Einklang bringt, sondern dass man sein Bewusstsein mit dem Unendlichen eins werden lassen kann.

PARAMHANSA YOGANANDA

Was ist wahre Meditation?

Man hört das Wort Meditation heutzutage so häufig, dass seine wahre Bedeutung unklar geworden ist. Das Ziel der Meditation besteht nicht darin, deine Emotionen zu beruhigen, deinen Geist zu klären oder Stress zu vermindern, obwohl alle diese Ziele durch Meditation erreicht werden können. Wahre Meditation wird dich zwar über dein Denken hinausführen, sie bedeutet aber kein reines Leerwerden von Gedanken. Noch weniger ist Meditation etwas, bei dem man noch einmal „über gewisse Dinge nachdenken" kann.

Um es geradeheraus zu sagen, ist Meditation in Wirklichkeit nicht einmal etwas, was man *tut*, sondern sie ist ein *Bewusstseinszustand* – ein zutiefst gelassener, sehr oft froher Zustand, in dem du über das Denken hinausgelangst und auch aufhörst, dich selbst als getrennt von dem Rest der Schöpfung wahrzunehmen. Sie kann ein vibrierendes Gefühl schenken, ganz und vollständig in dir selbst zu sein – und mit einer inneren Sicherheit zu wissen, dass „du" wesentlich mehr bist, als du je gedacht hättest. Durch Meditation erlebst du nach und nach etwas von deiner eigenen göttlichen Essenz.

Im allgemeinen Sprachgebrauch jedoch bezieht sich das Wort „Meditation" auch auf Techniken, die dir helfen können, diesen Bewusstseinszustand zu erreichen. Obwohl sie in den meisten Ansätzen des Hatha-Yoga nicht vorkommt, ist Meditation ein integraler Bestandteil des Ananda-Yoga © und ist eine zentrale Praxis der übergeordneten Wissenschaft des Raja-Yoga. Nur Meditation kann dich – wenn man die vielen Techniken des Yoga betrachtet – zur Selbstverwirklichung (Erleuchtung) führen.

Asanas und Pranayamas jedoch sind ausgezeichnete Hilfsmittel für Meditation. Sie können viel mehr für dich tun, als nur deinen Körper darauf vorzubereiten, bequem sitzen zu können; sie können deinen Geist beruhigen und nach innen führen und sie können dir helfen, deine Energie und dein Bewusstsein nach innen und nach oben zu lenken. Dann, genauso, wie bei einer Rakete der erste Abschnitt wegfällt und der zweite Abschnitt übernimmt, um den Satelliten in die Umlaufbahn hinauszuschießen, so können auch die Meditationstechniken dich so anheben, dass du in die erhabenen Zustände der Meditation eintrittst.

Die Yogatradition kann dir eine Vielzahl von Meditationstechniken vermitteln, die jede ihren eigenen, ganz spezifischen Ansatz verfolgt. Ananda-Yoga kennt drei solcher Techniken. Für den Ansatz dieses Buches jedoch werden wir uns nun einer von ihnen besonders widmen und sie in ihren Aspekten der Kunst und der Wissenschaft untersuchen. Es ist die einfache und dennoch kraftvolle Hong-So-Technik.[8]

DIE WISSENSCHAFT: KONZENTRIERE DICH UND BERUHIGE DEINEN GEIST

Hast du schon einmal bemerkt, dass dein Atem – wenn du zutiefst in das Lesen eines Buches vertieft bist – sehr flach wird oder sogar manchmal ganz aussetzt – oder manchmal sogar beides? Das geschieht, weil du dich auf etwas ganz und zutiefst konzentrierst. Die Kunst der Konzentration bringt Stille in deinen Geist, was wiederum deinen Atem beruhigt (das bedeutet, dass sie ihn verlangsamt oder flacher werden lässt). Du kannst diese Verbindung zwischen Geist und Atem auch erleben, wenn du eine schwierige Aufgabe erfüllst, wie beispielsweise, wenn du einen Faden in eine Nadel einzufädeln versuchst: Du musst dich darauf sehr konzentrieren, deshalb hältst du instinktiv den Atem an, weil du auf einer Ebene, die tiefer als dein Bewusstsein reicht, weißt, dass dein Atem ein Hindernis für volle Konzentration ist.

---

8   Die anderen beiden Techniken erfordern einige zusätzliche Vorbereitungen. Die am meisten fortgeschrittene der drei ist die bekannte Kriya-Yoga-Technik. Wenn du dich dafür interessierst, dann schaue im Anhang B: Weitere Erläuterungen nach.

Die Verbindung zwischen Geist und Atem ist im Menschen angelegt. Dies macht sich die Hong-So-Technik zunutze. Du beginnst deshalb mit dieser Technik, indem du dich auf deinen Atem konzentrierst. Der Akt des Konzentrierens beruhigt deinen Geist ein wenig und ein ruhiger Geist führt zu einem ruhigeren Atem. Wenn der Atem ruhiger geworden ist, kannst du dich noch besser und noch tiefer konzentrieren, was den Geist noch mehr beruhigt, was wiederum den Atem noch ruhiger werden lässt. Dein anfänglicher Akt der Konzentration hat dir also geholfen, in eine positive Rück-kopplungsschleife einzutreten (vgl. Grafik), die dir eine immer tiefere Beruhigung des Geistes und des Atems schenkt. In der Hong-So-Praxis führst du nun einfach diese Rückkopplungsschleife fort; wenn du die Technik mit deiner ganzen Konzentration praktizierst, dann kann dich dies schon den ganzen Weg zum Zustand der Atemlosig-keit führen. Das ist die allgemeine Vorstellung der Hong-So-Technik. Lass sie uns nun in ihren Einzelheiten erforschen.

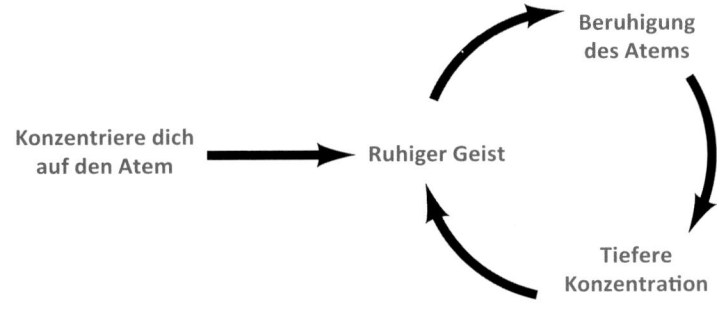

Vorbereitung:

Finde eine bequeme Sitzhaltung

Jede bequeme Sitzhaltung ist geeignet, vorausgesetzt, sie ermöglicht dir, deine Wir-belsäule aufrecht und deinen Körper entspannt zu halten. Die Asanas im Sitzen (Abschnitt 4.7) sind gute Haltungen zum Meditieren. Sukhasana (die Einfache Hal-tung) und Swastikasana (die glückverheißende Haltung) sind für die meisten Men-schen leicht einzunehmen, obwohl Sukhasana nicht länger als einige Minuten lang eingenommen werden sollte. Wenn deine Wirbelsäule sich rundet und/oder du ein Unbehagen in den Knien oder Knöcheln während der Asanas spürst und wenn das Sitzen auf einem Kissen nicht die nötige Korrektur bringt, dann sitze auf einem Medi-tationsbänkchen oder auf einem Stuhl (s. Fotos). Was für eine Haltung auch immer du wählst – deine Knie sollten immer ein wenig tiefer sein als deine Hüftgelenke, sodass du leichter mit einer aufrechten Wirbelsäule sitzen kannst. Sitze auf einem Kissen, wenn du es brauchst, um das sicherzustellen.

Wenn du auf einem Stuhl sitzt, dann setze deine Füße flach auf den Boden (oder auf ein Kissen) und lehne dich nicht gegen die Stuhllehne. Wenn die Sitzfläche des Stuhls nach hinten abfällt, von vorne nach hinten, dann sitze auf der Vorderkante des Stuhles, denn ansonsten wird das Abfallen des Sitzes es für dich schwerer machen, deine Wirbelsäule aufrecht zu halten. Wenn die Vorderkante des Stuhles unangenehm gegen die Rückseiten deiner Beine drückt, dann lege ein Kissen unter deine Füße, um deine Knie anzuheben, stelle aber sicher, dass deine Knie immer noch ein wenig unterhalb deiner Hüften sind.

Als Nächstes lass deine Hände, die Handflächen nach oben, auf den Oberschenkeln ruhen – dort, wie die Oberschenkel mit dem Unterbauch zusammentreffen. Nach oben gerichtete Handflächen helfen dir, empfänglich zu bleiben – eine ausschlaggebende Eigenschaft bei tiefer Meditation. Schließlich besteht deine einzige und wichtigste Aufgabe darin, empfänglich für das zu sein, was du bereits bist, und nicht etwas anderes zu werden. Wenn es unangenehm ist, deine Hände so nahe am Körper zu haben, dann lasse sie in der Mitte deiner Oberschenkel ruhen, aber nicht weiter entfernt, weil sonst deine Schultern beginnen, sich zu runden.

Dies ist nun also die Haltung für deine Meditation. Bleibe so während deiner gesamten Praxis sitzen – die Wirbelsäule aufrecht, der Körper entspannt, die Brust geöffnet, die Schultern angenehm nach hinten gerollt und dein Bauch weich.

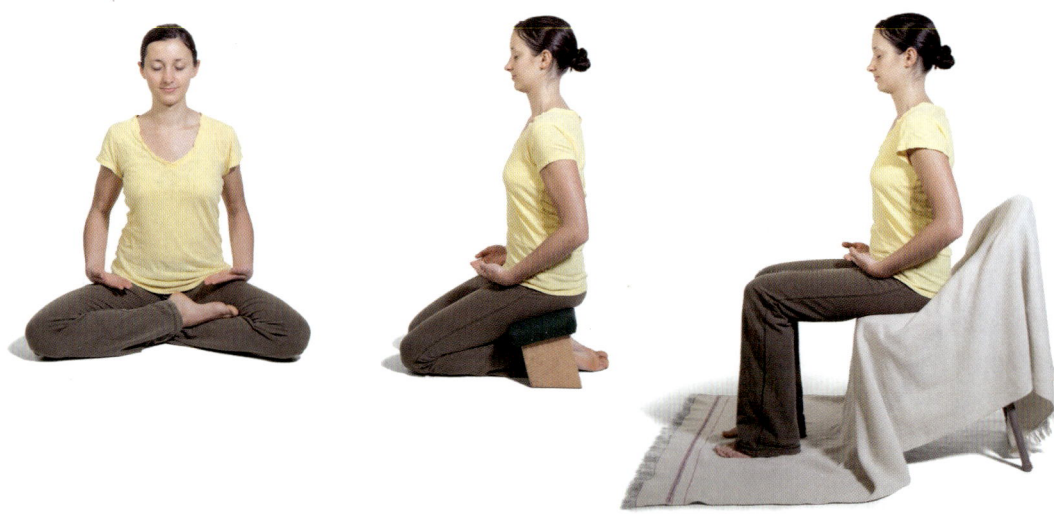

Hebe deinen Blick zum Dritten Auge

Schließe nun die Augen und hebe deinen Blick zum Dritten Auge. Versuche nicht, dort etwas zu sehen: Halte während deiner ganzen Meditation einfach deine Augen entspannt nach oben gerichtet.

Statt deine Augen zu schließen, kannst du die Augen auch halb offen lassen, vorausgesetzt, dass sie dich nicht ablenken, weil die Lider flattern. Gewöhnlich muss der Geist ziemlich still sein, damit die Augenlider halb offen sein können, ohne zu flattern.

Entspannter Körper und Geist

Wenn du bereits etwas Hatha-Yoga praktiziert hast und dich davon entspannt und wiederbelebt fühlst, sowohl körperlich wie auch seelisch, dann ist das ideal. Wenn nicht, dann kannst du die beiden folgenden Übungen machen, um den Körper und auch den Geist zu entspannen:

1. Anspannung und Entspannung: Atme ein und spanne den ganzen Körper an, während du kurz den Atem anhältst, dann atme mit einem Schwung aus und entspanne den ganzen Körper (Setze dazu den Doppelten Atem ein, wenn du magst). Wiederhole das 3- bis 6-mal.

2. Gleichmäßiges Zählen beim Atmen (auch: Gemessener Atem genannt): Atme langsam durch das Zwerchfell und durch die Nase ein, zähle dabei. Halte dann den Atem für dieselbe Anzahl an, atme dann durch die Nase aus und zähle wieder bis zur selben Zahl. Dann atme sofort wieder ein und zähle wieder. Lass die Zahl, bis zu der du zählst, nach und nach höher werden, wobei du aber alle drei Phasen der Atmung gleich lang und frei von Anstrengung halten solltest. Praktiziere diese Technik 3 bis 6 Atemzüge lang.

Dein Körper und dein Geist sollten nun entspannt sein und bereit für die Meditation.

Die Hong-So-Technik

Von nun an atme nur noch durch deine Nase. Atme vollständig ein, dann atme vollständig aus und lasse den Atem los. Kontrolliere ihn überhaupt nicht mehr. Praktiziere nun folgende Technik:

- *Beobachte deinen Atem* – Bringe deine ganze Konzentration auf deinen Atem, an eine Stelle, wo es dir am leichtesten fällt. Gewöhnlich ist das in der Nase, je höher darin, desto besser. Kontrolliere nichts, analysiere nichts, sage nichts Intellektuelles zu deinem Atem, sondern beobachte ihn einfach und lass deinen Körper so atmen, wie er möchte. Wenn dein Aufmerksamkeitspunkt im Laufe der Praxis höher in der Nase liegt, umso besser!

- *Wiederhole im Geiste das Mantra*[9] – Wenn jede Einatmung so fließt, wie sie selbst will, dann begleite sie innerlich mit dem Klang „Hong". Bewege dabei nicht die Lippen oder die Zunge, spanne auch nicht die Kehle an, denke einfach nur den Klang. Wenn der Atem ganz von selbst wieder ausströmt, dann begleite dies in deinem Innern mit dem Klang „So". Hong-So ist eine mantrische Form eines Satzes aus dem Sanskrit, der bedeutet „Ich bin Geist", das bedeutet, auf einer bestimmten Ebene ist Hong-So eine Affirmation. Konzentriere dich jedoch auf den natürlich fließenden Atem und auf die geistige Klänge, nicht auf die Bedeutung des Mantras.

- *Bewege den rechten Zeigefinger* – Wenn der Atem in dich einströmt (beim Einatmen also), ziehe leicht deinen rechten Zeigefinger in die Handfläche zurück. Und wenn dein Atem wieder ausfließt (beim Ausatmen also), dann strecke den Zeigefinger entspannt wieder aus der Handfläche heraus. Lass diese Bewegung klein genug sein, dass sie dich nicht ablenkt: ihr Sinn besteht ausschließlich darin, dich auf deinen Atem besser konzentrieren zu können und zwischen einatmen und ausatmen zu unterscheiden, wenn der Atem sehr flach wird.

  Wenn du in der Praxis erfahrener wirst, kann es nämlich sein, dass dein Atem sehr langsam oder sehr flach wird, beides ist ein Zeichen einer korrekten Praxis. Wenn dein Atem zu irgendeiner Zeit ganz aufhört zu fließen, ohne dass du das bewusst ausgelöst hast, umso besser. Aber forciere keine Atempausen – erinnere dich: Du sollst den Atem nicht kontrollieren! Su solltest ihn weder beschleunigen noch ihn zwingen, wieder zu fließen. Warte einfach, und wenn der Atem von selbst wieder fließt, dann mache mit der Technik weiter.

Hong-So kann dich in einen sehr stillen Zustand bringen, jenseits des gewöhnlichen Geschnatters des Geistes, was gewöhnlich selbst in der Atempause geschieht. In dieser Stille jedoch wirst du etwas erfahren, was man nicht Leere nennt, sondern eine vibrierende Bewusstheit eines tiefen, verjüngenden Friedens – eines Friedens, der deine wahre Essenz ist. Obwohl ein Gefühl von Frieden das ganz typische Ergebnis einer Hong-So-Praxis ist, kann es sein, dass du stattdessen eine andere göttliche Eigenschaft in dir spürst, beispielsweise eine überwältigende Freude, Liebe oder Weisheit. Diese Eigenschaften zu erfahren ist ein Zeichen einer korrekt ausgeführten Praxis. Sei jedoch

---

9 Ein Mantra ist eine Wortformel, deren reiner Klang (ob man ihn nun äußerlich ausspricht oder nur innerlich klingen lässt) eine positive, transformative Wirkung auf das Bewusstsein ausübt.

Die Praxis der Meditation
Auf der Grundlage der Lehre von Paramhansa Yogananda
Alan L. Pritz

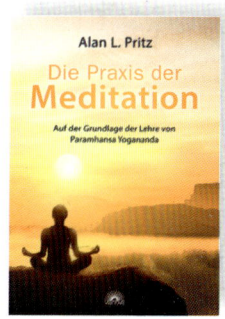

Paperback, 272 Seiten, ISBN 978-3-86616-366-9

In diesem Buch wird Meditation als spiritueller Weg begriffen: Es wird gezeigt, wie Bewusstsein und Lebenskraft verfügbar gemacht werden und wie sich die individuelle Seele mit dem Göttlichen vereinen kann. Ausgehend von den Lehren des berühmten indischen Yogis Paramhansa Yogananda wird mit großer Kenntnis die yogische Lebensweise vermittelt, und viele Fragen, die sich zu Beginn der Praxis stellen können, werden von dem Autor, einem sehr erfahrenen Meditationslehrer, kompetent beantwortet. Zahlreiche anschaulich erklärte Übungen zu Körpervorbereitungen, Bewusstseinslenkung, Wahrnehmung und Meditationen machen das Buch zu einer meisterlichen Einführung in die Praxis der Meditation und zu einem großartigen Begleiter auf der eigenen spirituellen Reise.

Worte der Kraft
aus „Ein Kurs in Wundern", mit Interpretationen von Chuck Spezzano

Hardcover, 400 Seiten, ISBN 978-3-86616-358-4

Nicht viele Bücher der Menschheitsgeschichte haben eine solch große transformatorische Kraft und Dimension wie das Buch „Ein Kurs in Wundern". Auch der weltberühmte Weisheitslehrer Chuck Spezzano schöpft seit Jahrzehnten aus der göttlichen Inspiration dieses Meisterwerks. Er hat daraus für 365 Tage jeweils eine Botschaft in einem Satz ausgewählt und sie in einem kurzen Ausschnitt als Zitat in den Zusammenhang des Buchtextes gestellt. Er gibt dann seinen eigenen Kommentar zu den ausgewählten „Worten der Kraft", tief berührende Erläuterungen, Anregungen, Anstöße und Interpretationen. Dieses Buch ist ein wahrhaftiger „Seelen-Begleiter" im Alltag, durchdrungen von göttlicher Weisheit und Liebe. Es enthält Worte, die unser tiefstes inneres Sein nähren und erhellen können, und ist bestens geeignet für alle, die „Ein Kurs in Wundern" erst noch kennenlernen möchten.

Die Ethno Health Apotheke
Die besten Heilpflanzenrezepturen unserer Erde
Indikationen, Anwendungen, Wirkungen
Dr. med. Ingfried Hobert / Svenja Zitzer

2. Auflage

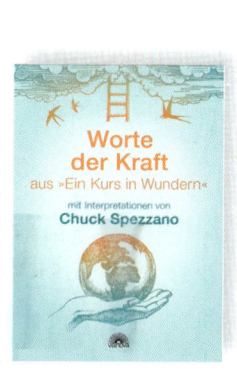

Klappenbroschur, 320 Seiten, 24 vierfarbige Fotos, ISBN 978-3-86616-398-0

Was der Ethnomediziner Dr. Ingfried Hobert in langjähriger Arbeit in diesem Buch zusammengefasst hat, ist wirklich einmalig: Aus der „Natur-Schatzkiste" unseres Planeten hat er das traditionelle Heilwissen der Völker und Kulturen aus allen Zeiten und Kontinenten zusammengetragen und mit Hilfe modernster wissenschaftlicher Methoden und ausgewählter Spezialisten nach heutigem Stand geprüft. Das Ergebnis ist phänomenal: hocheffektive Heilpflanzenmischungen und vielfältige Rezepturen aus den verschiedensten Regionen der Welt, die wirklich helfen. Ein einzigartiges Heilwissensbuch, das uns auf ganz natürliche Weise in allen Bereichen unseres Lebens wirkungsvoll unterstützen kann. Diese genialen Rezepturen stärken die Lebenskräfte, regen die Selbstheilungsprozesse an, schenken Heilung, strahlende Gesundheit und Transformation. Dieses Buch gehört wie die Hausapotheke eigentlich in jeden Haushalt! Das Vorwort hat Dr. Rüdiger Dahlke geschrieben.

Meditation heilt
Schmerzfrei in ein neues Leben,
mit Übungsanleitungen und praktischen Tipps
Katrin Jonas

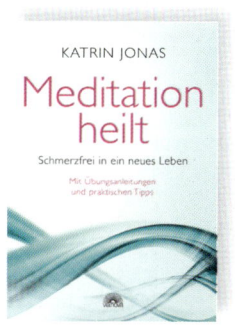

Paperback, 224 Seiten, ISBN 978-3-86616-392-8

Wenn Sie unter chronischen oder langwierigen Schmerzen leiden, könnte dieses Buch für Sie zu einer echten Offenbarung werden. Die Erfahrungen und Erkenntnisse, die die bekannte Körper-Mind-Therapeutin Katrin Jonas vermittelt, sind bahnbrechend und eröffnen vollkommen neue Perspektiven der Schmerztherapie. Die Methoden sind im Klientenalltag vielfach erprobt und entsprechen dem neuesten Wissen der Neuroforschung. Spezifische Achtsamkeits- und Meditationsübungen werden profund und praxisnah vermittelt und ermöglichen einen ganz individuellen, selbstverantwortlichen Umgang mit dem eigenen Schmerz. Entdecken Sie die großartigen Möglichkeiten, wie Sie mit Meditation, geschulter Achtsamkeit und einem neuen Körperbewusstsein Schmerzfreiheit erlangen können!

Die Essenz des spirituellen Weges
Die Weisheit des Paramhansa Yogananda
Swami Kriyananda

Paperback, 224 Seiten, ISBN 978-3-86616-380-5

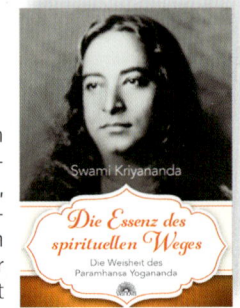

Die aufgezeichneten Texte dieses Buches sind ein strahlendes Juwel der spirituellen Literatur, ein kostbares Geschenk für jeden Menschen, der nach den letzten Antworten sucht. In jedem Abschnitt, in jedem Kapitel atmet es die Aura des erleuchteten Geistes von Paramhansa Yogananda, einem der bedeutendsten geistigen Lehrer des zwanzigsten Jahrhunderts und Autor des weltberühmten Meisterwerkes „Autobiografie eines Yogi". Aufbewahrt und aufgeschrieben von einem seiner engsten Schüler und selbst berühmt gewordenen Lehrer Swami Kriyananda begegnen wir hier den zeitlosen universellen Wahrheiten aller wichtigen Menschheitsthemen. Dieses Buch gibt Antworten auf alle wirklich bedeutenden Fragen des spirituellen Lebens und führt zur Selbstverwirklichung. Es ist von Liebe, Weisheit und der einmalig spirituellen Klarheit eines erleuchteten Meisters erfüllt.

Lachen – trotz und alledem
Darf ich lachen, wenn ich traurig bin?
Silvia Rößler

Paperback, 240 Seiten, 19 Zeichnungen, ISBN 978-3-86616-341-6

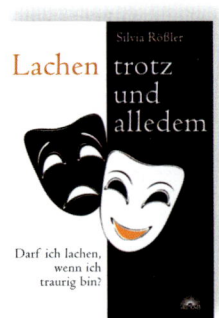

Dieses Buch ist wahrhaftig ein kostbares Geschenk für alle, die trotz schwerer Krisen, Krankheiten und Schicksalsschlägen wie Trauer und Tod, eine heitere Lebenshaltung entwickeln – oder sich bewahren – möchten. Wie dies gelingen und regelrecht gelernt werden kann, das zeigt uns die Autorin mit bewegenden Beispielen und authentischen Berichten, ganz praktischen Anregungen und Anleitungen aus den Bereichen Lachyoga, Meditation, Tanz, Singen und Malen. Nichts ist befreiender und berührender als ein ehrliches tiefes Lachen, das nicht nur ansteckend wirkt, sondern nachweislich auch Medizin ist für Körper und Seele. Entdecken Sie die Lebenskunst der Heiterkeit!

Sein Bewusstsein auf eine höhere Seinsebene bringen
Geführte Meditationen
Werner Vogel

CD, Laufzeit: 70 Minuten, ISBN 978-3-86616-123-8

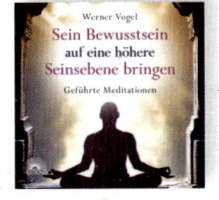

Die Grundübung aller spirituellen Wege ist die Meditation. Das Ziel der Meditation in allen spirituellen Traditionen ist die Erfahrung eines nicht-dualistischen Bewusstseinszustands. Um in den Zustand des Geistes in der bewussten Erfahrung des „ewigen Hier und Jetzt" zu kommen, bedarf es einer stufenweise aufgebauten Übungspraxis. Geführte Meditationen können helfen, den zerstreuten Geist zu sammeln und auszurichten. Dadurch kommt der Übende zur Ruhe und zur Erfahrung der inneren Stille. Der Geist beruhigt sich und wird klar wie die Oberfläche eines aufgewühlten Sees, auf dessen Grund man sehen kann. Schließlich tritt der Zustand der gesammelten inhaltslosen Wachheit im Geist ein und der Übende wird offen und frei für ein höheres Bewusstsein. In der CD werden 3 Meditationsübungen angeboten, teilweise unterlegt mit meditativer Musik.

Dimensionen des Bewusstseins
Allein oder All-Eins
Alexander Jürries

Paperback, 256 Seiten, ISBN 978-3-86616-365-2

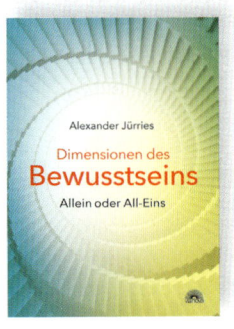

Mit dem Bewusstsein das Bewusstsein erforschen, geht das überhaupt? Sicher ist , sollten Sie sich dazu entscheiden, dieses Buch zu lesen, dann werden Sie diesen und anderen unglaublich spannenden Fragen begegnen und vielleicht sogar Antworten finden, die Ihr Bewusstsein erweitern. Sind Sie bereit für eine selten spannende Reise durch die Welt der Evolution des Bewusstseins, abenteuerliche Entdeckungen diesseits und jenseits von Philosophie, Spiritualität und wissenschaftlichen Erkenntnissen? Fragen, die Sie sich (oder Ihr Bewusstsein) schon immer mal stellen wollten, aber vielleicht dachten Sie, es gebe gar keine Antworten darauf. Wenn Sie dieses Buch jetzt nicht lesen, werden Sie sich vielleicht ein Leben lang fragen, ob Sie nicht etwas ganz Wesentliches verpasst haben!

nicht entmutigt, wenn nichts von all dem sofort geschieht, zu gegebener Zeit werden sie sich einstellen.

Dies sind die Techniken der Hong-So-Praxis. Übe sie anfangs etwa zwei Drittel bis drei Viertel deiner Meditationszeit. Dann, während des Restes deiner Meditationszeit:

Gehe über eine Technik hinaus

Sitze ruhig, in derselben Haltung und mit derselben Ausrichtung deiner Augen. Vergiss alles, was du ansonsten beachtest – Mantra, Atem, Zeigefinger. Versuche, ganz in die innere Stille einzutauchen – oder in den Frieden, die Freude, die Liebe oder eine andere göttliche Eigenschaft, wenn du sie fühlst. Versuche, dich nach oben in diese Eigenschaft hinein zu entspannen, diese Eigenschaft wirklich zu werden. Die Technik war der zweite Raketenabschnitt, der dich dorthin bringen sollte, wo du diesen höheren Zustand betreten kannst, aber keine Technik der Welt kann dich zu dem letzten Schritt bringen – das nun ist die Kunst der Meditation (vgl. Abschnitt 6.2).

Bleibe so lange, wie du möchtest, in diesem Zustand – so lange, wie dies deine Konzentration, deine Freude daran oder deine Zeit erlauben. Dies wird deine Fähigkeit zur intuitiven Wahrnehmung stärken und, wie Paramhansa Yogananda sagte: „Du wirst in Berührung mit dem unerforschten Reservoir der göttlichen Macht kommen."

Wenn dein Geist unruhig wird und danach schreit, dass du etwas tun sollst – und das geschieht manchmal bei jedem – dann konzentriere dich wieder, indem du die Hong-So-Praxis wieder aufnimmst oder indem du den Geist mit einer Affirmation, einer Vorstellung, einem inneren Chanten, einem Mantra oder einem Gebet beschäftigst. Oder wende dich einfach an die innere göttliche Gegenwart, voll tiefster Sehnsucht: „Zeige dich mir" – und dann versuche, die Antwort des Göttlichen in deinem Herzen zu spüren.

Übergang in den Alltag

Wenn es Zeit ist, wieder aufzustehen und deinen Alltag aufzunehmen, nimm das Gefühl von Frieden (oder Freude oder Liebe) so lange wie möglich mit. Es wird dir helfen, wenn du versuchst, diesen Übergang ruhig und anmutig zu vollziehen und deine täglichen Aktivitäten von diesem Frieden (oder dieser Freude oder dieser Liebe) durchströmen zu lassen. Erneuere dieses Bewusstsein regelmäßig, indem du so oft wie möglich kurze Meditationspausen einlegst, selbst wenn es nur ein oder zwei Atemzüge sind.

Praktische Meditationstipps

- **Qualität zählt mehr als Quantität.** – Meditiere wenigstens einmal am Tag, zweimal am Tag ist noch besser. Lange Meditationen sind gut, aber die Tiefe der Meditation ist viel wichtiger als die Dauer. Es ist besser, fünf Minuten pro Tag tief zu meditieren, als 30 Minuten mit Tagträumen oder Schläfrigkeit zu verbringen. Tagträumen und Schläfrigkeit sind keine Meditation, sie sind vielmehr zwei der heimtückischsten und schwer zu überwindenden Gewohnheiten, die deine Bemühungen, wirklich zu meditieren, unterlaufen können. Lass niemals eine von ihnen einen Fuß in deine Praxis setzen. Einmal pro Woche nimm dir Zeit für eine längere, tiefere Meditation – das kann dir helfen, für dein meditatives Leben einen neuen Boden zu bereiten.

- **Finde deine ideale Zeit zur Meditation.** – Du kannst natürlich zu jeder Tageszeit meditieren, aber die beste Zeit für die Meditation ist gewöhnlich direkt nach deiner Praxis von Asanas und Pranayama. Der Sonnenaufgang, mittags, der Sonnenuntergang und Mitternacht sollen besonders gute Meditationszeiten sein: Der Energiefluss in deinem Körper ist während dieser „Ruhepunkte" der Natur ausgeglichener. Meditiere auf jeden Fall jeden Tag zur selben Zeit: Diese Regelmäßigkeit wird dich dabei unterstützen, dass du während dieser Zeit Lust auf deine Meditation bekommst. Obwohl es auch in Ordnung ist, die Hong-So-Praxis direkt nach einer Mahlzeit zu praktizieren, wird es dir eine bessere Meditationserfahrung schenken, wenn dein Magen leer ist.

- **Schaffe dir einen heiligen Platz.** – Bereite dir in deinem Zuhause einen Ort, wo du nur meditierst und nichts anderes tust: ein eigenes Zimmer oder einen abgetrennten Teil deines Schlafzimmers. Schaffe dir dort einen Altar und schmücke ihn mit Gegenständen, die dich inspirieren: Bildern von Heiligen, göttlichen Darstellungen, Blumen, Kristallen oder anderen besonderen Gegenständen aus der Natur. Dein heiliger Raum wird so bald eine friedliche, erhebende Schwingung entwickeln, die dich dabei unterstützen kann, tiefer zu meditieren.

- **Richte dich nach Osten oder Norden aus.** – Yoga lehrt, dass es ideal ist, dich nach Osten zu wenden, wenn du meditierst, weil du dann Hilfe von gewissen feinstofflichen, erhebenden Bewusstseinsströmen bekommst, die aus dieser Richtung kommen. Wenn du dich nicht nach Osten wenden kannst, probiere stattdessen den Norden aus. Der Osten soll die Richtung der Erleuchtung sein, der Norden die Richtung der Befreiung (Einheit mit dem Göttlichen).

- **Schirme dich ab.** – Sitze auf einer Wolldecke, während du meditierst, denn Wolle hilft, deine Energie von dem abwärtsgerichteten Zug der feinstofflichen Schwerkraft abzuschirmen. Ein Seidentuch auf der Wolldecke wird dir sogar noch mehr Abschirmung schenken. Wenn du auf einem Stuhl sitzt, dann sollte die Decke über die Lehne, über die Sitzfläche und unter deine Füße gelegt werden.

- **Übe regelmäßig.** – Regelmäßiges Meditieren ist ein Schlüssel zu einer fruchtbaren Praxis und zu einem glücklicheren, produktiveren Leben. Es wird Zeiten geben, in denen dein Geist dir sagt: „Ich habe keine Zeit zum Meditieren." Glaube das nicht. Vielleicht kannst du nicht so lange meditieren wie sonst, aber nimm dir wenigstens ein bisschen Zeit. Wenn du dich wirklich verpflichtest, regelmäßig zu meditieren – selbst wenn es nur 5 Minuten pro Tag sind – , und dieser Verpflichtung folgst, dann wird das Universum Wege finden, deine Praxis zu unterstützen.

DIE KUNST: STIMME DEINEN GEIST AUF DAS EIN, WAS DU SUCHST

Ebenso wie bei den Asanas und den Pranayama-Übungen wirst du auch in der Meditation bessere Erfolge haben, wenn du dich an deine „künstlerischen" Eigenschaften wendest, wie sie in Kapitel 1 beschrieben wurden: deine Willenskraft, deine Konzentration, dein Gefühl, deine Vorstellungskraft, deine positive Einstellung und deine Hingabefähigkeit. Vor allem aber öffne dich der göttlichen Gnade – erinnere dich daran: Gott möchte, dass du tief genug meditierst, um die Verbindung zum Göttlichen zu spüren. Hier im Folgenden einige Hilfestellungen, um die Kunst der Hong-So-Meditation zu üben:

Bleibe entspannt und offen

Wenn du dich zum Meditieren hinsetzt, entspanne nicht nur deinen Körper, sondern auch deinen Geist. Der Geist ist gewöhnt, Dinge geschehen zu lassen. Wenn du einmal mit einer Technik ausgestattet bist, dann wird er versuchen, dich diesen Meditationszustand auch erreichen zu lassen. Nun kannst du natürlich versuchen, ihn zu *erreichen*, und wenn du das versuchst, wirst du Spannung erzeugen, was deiner Absicht genau zuwiderläuft. Du kannst jedoch auch den Zustand der Meditation *empfangen*. Wenn du mit einer entspannten, aufmerksamen Konzentration, einer starken Bestrebung und einer empfänglichen Haltung (die nach oben offenen Handflächen und die offene Brust werden dir dabei helfen) übst, dann wird die Meditation – sowohl die Praxis wie auch der Zustand – sehr leicht und ganz natürlich zu dir kommen.

Sei nur ein Beobachter

Wenn du den Atem beobachtest, fördere in dir ein Gefühl, dass du davon getrennt bist. Statt zu fühlen: „Ich atme gerade", spüre einfach, dass das Atmen gerade geschieht und dass du es beobachtest – mit voller Aufmerksamkeit, aber nichtsdestotrotz nur als Beobachter.

Fördere deine Konzentration

Je länger du vollkommen auf den Atem und das Mantra konzentriert bleibst, desto tiefer wirst du in diese positive Rückkopplungsschleife kommen, von der wir weiter oben gesprochen haben, und eine Tür wird sich zum höheren Bewusstsein öffnen. Deine Konzentration muss jedoch entspannt sein, ruhig und bereit, niemals angestrengt, da Spannung diese Tür wieder verschließt. Du wirst entspannter bleiben, wenn du dich dazu entschließt, wirklich an deinem Atem interessiert zu sein, denn wenn du dich wirklich für etwas interessierst, dann wird deine Konzentration ganz natürlich und mühelos sein.

Entdecke den Fluss

Die Hong-So-Praxis kann auf den ersten Blick kompliziert erscheinen: Du sollst aufrecht sitzen, deinen Blick nach oben richten, den Atem beobachten, das Mantra wiederholen, den rechten Zeigefinger bewegen. Aber wie auch bei jeder anderen Aktivität, die mehrere Aspekte umfasst – wie das Autofahren beispielsweise oder das Kochen – wirst du schnell in einen ganz natürlichen Fluss kommen, in dem die verschiedenen Komponenten sich wie von selbst miteinander verbinden und ein genussreiches Ganzes bilden. Versuche diesen Fluss frühzeitig in der Praxis zu spüren, und dann, wie ein Kajakpaddler, der mit dem Strom paddelt, arbeite aktiv mit diesem Fluss zusammen.

Kämpfe nicht gegen deine Gedanken an

Natürlich werden während der Praxis auch Gedanken aufkommen, aber wenn du gegen sie ankämpfst, dann werden sie nur stärker und dauerhafter werden. Akzeptiere sie darum als Teil des Prozesses und ignoriere sie. Wann immer du dich beim Denken ertappst, wende deine Aufmerksamkeit fest entschlossen wieder nach innen zum Atem und zum Mantra, als ob du zu dem Gedanken sagen würdest: „Ich werde mich später mit dir beschäftigen, aber gerade jetzt habe ich zu tun." Das ist Teil des Prozesses der

Meditation: Der Geist wandert herum, du bringst ihn zurück, dann wandert er wieder herum und du bringst ihn wieder zurück. Wenn du das eine Zeitlang entschlossen tust, und der Versuchung nicht nachgibst, das Herumwandern einfach geschehen zu lassen, dann wirst du deinen Geist neu trainieren, sich weniger und weniger treiben zu lassen.

Genieße die Atempausen

Beim normalen Atmen gibt es eine natürliche Pause, nachdem du eingeatmet hast und bevor du wieder ausatmest, und eine ähnliche Pause, nachdem du ausgeatmet hast und bevor du wieder einatmest. Diese Pausen sind etwas Kostbares: Wie ich in Kapitel 5 erklärt habe, ist der Geist ruhiger und kraftvoller, wenn der Atem nicht fließt. Die Hong-So-Praxis hilft dir dabei, diese Pausen zu verlängern, auf ganz natürliche Weise, und dadurch deine innere Ruhe zu vertiefen. Erfreue dich also ruhig an diesen Pausen, ohne dass du dich zwingst, sie zu verlängern. Tauche tief in die innere Stille dieser Pausen ein und spüre, dass diese Stille im Hintergrund weitergeht, selbst wenn der Atem wieder weiterfließt. Erfreue dich an deiner Freiheit von einem Atem, der die kontinuierliche Tendenz hat, deinen Geist aufzuregen und deine Aufmerksamkeit nach außen zu ziehen.

Begegne deinem höheren Bewusstsein

Wenn du göttlichen Frieden erfahren willst, dann meditiere mit dem Gefühl dieses Friedens in dir. Entscheide dich ganz einfach dafür, friedlich zu sein, und praktiziere mit der entspannten Vorwegnahme, dass mehr Frieden zu dir kommen wird. Wenn du das tust, dann stimmst du dich auf die Wellenlänge des göttlichen Friedens ein, und nur, wenn du auf dieser Wellenlänge bist, kannst du den göttlichen Frieden zutiefst erfahren. Dasselbe gilt für jede andere göttliche Eigenschaft, die du in dir erfahren möchtest, obwohl, wie weiter oben bemerkt, die Hong-So-Praxis einen sowieso meist zur Erfahrung dieses Friedens führt.

Bleibe verbunden

Hole das meiste aus dem Schlussteil deiner Meditationszeit heraus, wenn du den Atem nicht länger beobachtest oder das Mantra nicht länger wiederholst, eigentlich überhaupt nichts mehr im klassischen Sinne „tust". Es passiert leicht, dass dein Geist an diesem Punkt zu wandern beginnt. Um deine Konzentration beizubehalten, setze deine Fähigkeit zur Intuition ein, um zu fühlen, welche göttliche Eigenschaft – Frieden, Freude, Ruhe oder Liebe – nach deiner Praxis in dir bleibt. Deine entspannte Willenskraft und Hingabe wird dich dabei unterstützen, deine Aufmerksamkeit ganz darauf zu konzentrieren. Dann gib dich ganz dieser Eigenschaft hin und versuche, eins mit dem göttlichen Ozean dieser Eigenschaft zu werden. Wenn Gedanken kommen, dann nimm sie wahr, so, als ob sie kleine Blasen auf der Oberfläche wären, deine Wirklichkeit aber der riesige, ewige Ozean bleibt, nicht die unbedeutenden, vergänglichen Blasen.

Verbinde dich mit dem Geist

Bringe das Göttliche ganz in deine Meditation. Versuche, diese innere Präsenz zu spüren, die auf ganz feine Weise deine Praxis lenkt, und rufe sanft deinen Geist zurück, wenn er wegwandert. Meditiere *mit* Gott, nicht *für* Gott. Und wenn du deine aktive Praxis des Atembeobachtens, des Mantrawiederholens usw. beendest, dann entspanne dich nach oben in eine immer tiefere Verbindung mit deinem göttlichen Freund.

Man könnte über Meditation noch viel mehr als diese kurze Einführung sagen, aber es ist vielleicht auch so genug, dass du dich inspiriert fühlst, mit dieser zutiefst erfüllenden Praxis zu beginnen. Wenn du den nächsten Schritt tun willst, dann schaue dich im Anhang B: Weitere Erläuterungen um.

7

Yoga als Lebensweise

Du wirst das göttliche Bewusstsein schneller erlangen und nicht nur während der Meditation, wenn du danach strebst, dich damit auch in deinem Alltag zu verbinden. Je mehr du versuchst, dich von deiner Intuition lenken zu lassen, die ein Aspekt des göttlichen Bewusstseins ist, desto größere Erfolge wirst du bei jeder Unternehmung haben.

Swami Kriyananda

Yogische Techniken sind wertvolle Werkzeuge für das spirituelle Wachstum, dennoch verbringen wir die meiste Zeit, in der wir nicht schlafen, mit anderen Dingen. Wenn diese Aktivitäten unsere spirituelle Praxis nicht unterstützen – oder, schlimmer noch, wenn sie gegen unsere Bemühungen arbeiten – dann werden wir nicht sehr weit kommen. Das ist der Grund dafür, warum unser Lebensstil ein so wichtiger Teil des traditionellen Yoga ist.

Yoga trägt andererseits dazu bei, dass sich unser Lebensstil verändert, denn es geht dabei nicht nur darum, *was* wir tun, um unser Wachstum zu unterstützen oder zu behindern, es geht darum, *wie* wir es tun: Unsere innere Haltung ist äußerst bedeutsam. Ich habe das in den vergangenen Kapiteln immer wieder erwähnt, wenn ich beispielsweise betont habe, wie wichtig es ist, dich mit den positiven Eigenschaften zu verbinden, die durch die Techniken in dir hervorgerufen werden, und wenn ich die Haltung der Partnerschaft mit dem göttlichen Geist betont habe – bei allem, was du tust. Um ein tieferes Verständnis der Rolle der Einstellung des Yogi zu bekommen, empfehle ich dringend, die Bhagavad Gita zu erforschen (vgl. auch Anhang B: Weitere Erläuterungen).

In diesem Kapitel nun werde ich mich darauf konzentrieren, eine Anzahl von Lebensbereichen zu untersuchen, in denen eine Justierung deine spirituellen Bestrebungen unterstützen kann. Sieh dies vielleicht als ein Menü mit vielen Möglichkeiten: Wege, deine Energie zu vermehren, zu befreien oder zu erheben, aufzuhören, deine

Energie zu verschwenden und Einflüssen zu entkommen – seien sie nun innerlich oder äußerlich –, die gegen dein spirituelles Wachstum arbeiten. Welche Ideen auch immer dich inspirieren, und welche du auch immer ausprobieren möchtest – lasse deine Forschungen zu einem Abenteuer werden, einem Experiment, zu etwas, was auch Spaß macht, wenn man es ausprobiert.

Erinnere dich: Wenn du eine Anstrengung unternimmst, dich zu erheben – sei es nun durch bestimmte Techniken, Haltungen, Verbindung zum Göttlichen oder in deinem Lebensstil – erzeugst du eine Anziehungskraft, die Hilfe aus dem Universum anzieht. Paramhansa Yogananda sagte: „Wenn du dich entschließt, es wieder und wieder zu versuchen, dann werden Gott selbst und seine Engel dir zu Hilfe kommen."

FINDE DEIN INNERES GLEICHGEWICHT

Yoga lehrt – und es ist leicht, dies in deinem Alltag zu bemerken –, dass Extreme in deinem Lebensstil dich aus deiner Mitte bringen, Spannung erzeugen, deine Energie zerstreuen und ganz allgemein deinen Bemühungen zuwiderlaufen, zu wachsen. Es ist wesentlich weiser, den mittleren Weg eines intelligenten, dem gesunden Menschenverstand entsprechenden Gleichgewichts zu nehmen. Das heißt nicht Selbstsabotage, sondern es bedeutet ganz einfach, das zu erkennen, was dich dahin bringt, wo du hinwillst und was nicht dahinführt –, und dann dementsprechend zu leben. Es ist eine Investition in die Klarheit deines Geistes, in deine geistige und spirituelle Vitalität, in deine persönliche Freiheit und vor allem, in dein Glück.

Leider finden wir Menschen unendlich viele Möglichkeiten, uns aus dem Gleichgewicht zu bringen. Beispielsweise, indem wir zu viel arbeiten (arbeitssüchtig sind), indem wir uns unaufhörlich mit scheinbaren Pflichten beschäftigen, indem wir süchtig sind nach Internet und anderen Computeraktivitäten (wer, ich?), indem wir gewohnheitsmäßig faul sind oder Zeit verschwenden, indem wir zwanghaft Sport treiben, indem wir zu viel oder zu wenig schlafen, indem wir Substanzen missbrauchen (Nikotin, Kaffee, Alkohol, Drogen und ja, sogar Zucker), indem wir zu rigiden Ernährungsgewohnheiten folgen, indem wir zu viel essen, indem wir nicht auf unsere persönlichen Grenzen achten, indem wir zu viel reden, indem wir dauernd unsere Freunde treffen, indem wir uns von Menschen abschotten, indem wir zu viel oder zu wenig Sex haben[10].

---

10 Yoga warnt, dass übermäßiger Sex deine natürliche Vitalität erschöpft, während das andere Extrem, eine unrealistische sexuelle Enthaltsamkeit, zu Spannungen und negativen psychologischen Rückschlägen führen kann. Jeder Mensch muss mit absoluter Ehrlichkeit sich selbst gegenüber seinen oder ihren mittleren Weg finden.

Und lasst uns nicht das größte Ungleichgewicht von allen vergessen: zu viel Betonung von „Ich, mir, mein und meine."

Wie du dieses Prinzip auf dein Leben anwenden kannst

Wähle einen Bereich, in dem du ultra-streng mit dir bist oder ultra-nachsichtig oder einfach nur faul oder nicht im Gleichgewicht. (Wenn dir hier nichts einfällt, dann Hurra! – Aber, nur, um ganz sicher zu sein: Frage doch einen Freund nach seiner ehrlichen Meinung über dich!) Dann ziehe dich von diesem Extrem zurück – gerade weit genug, um einen Unterschied zu spüren, aber nicht so weit, dass dein Geist beginnt zu rebellieren. Es ist schon okay, wenn er ein wenig weinerlich wird, aber versichere ihm einfach, dass es hier nur um ein Experiment geht und dass du, wenn das Experiment dich in, sagen wir, 2 bis 4 Wochen nicht wirklich glücklicher macht, fröhlich mit dem weitermachen kannst, was du immer getan hast. Andererseits, wenn du in dieser Zeit eine neue Balance gefunden hast, dann wird dein Geist glücklich sein, dich unterstützen zu können, deinen Lebensstil zu verändern. Danach wiederhole das Experiment in einem anderen Bereich, in dem du aus dem Gleichgewicht warst. Dies ist eine sehr wirksame Methode, wie du deine Energie befreien und sie auf eine produktivere Art und Weise lenken kannst, ob nun für äußere Ziele oder für dein inneres Wachstum.

ERZEUGE EINE UNTERSTÜTZENDE UMGEBUNG

Dein Geisteszustand wird stark beeinflusst von deiner Umgebung: den Menschen, mit denen du zusammen bist, den Orten, an denen du deine Zeit verbringst (dein Haus, deine Arbeitsstelle, deine Freizeit), der Kunst und den Farben in deiner Umgebung (einschließlich deiner Kleidung), der Musik, die du hörst, den Büchern, die du liest, den Filmen, die du siehst, den Webseiten, die du besuchst. Glaube nicht, du stehst über diesen Dingen: Alles beeinflusst dein Bewusstsein. Wie Paramhansa Yogananda oft sagte: „Deine Umgebung ist stärker als dein Wille."

Deshalb ist es sehr wichtig, eine spirituell unterstützende Umgebung für dich zu finden oder zu schaffen und alles zu vermeiden, was dein Wachstum behindern könnte. Suche dir also Menschen, die fröhlich, optimistisch, großzügig, dienstbeflissen, unterstützend, positiv und, besonders wichtig, spirituell ausgerichtet sind. Verbringe Zeit in Orten mit einer hohen Schwingung wie Kirchen und Tempeln, in der Natur, in Gärten, in Orten voll Schönheit – überall, wo deine Energie angehoben wird. Andererseits, vermeide Klatschbasen, Menschen, die sich nur beklagen, und Menschen, die ruhelos sind, negativ, gierig oder „Energievampire". Gehe nicht in Bars, Spielhöllen, zu Drogen- und alkoholschwangeren Partys, verdreckten Orten, in laute und aufgeregte Umgebungen oder an irgendeinen Ort, an dem das vorherrschende Energieniveau sehr niedrig ist.

Diese Wahl zu treffen, ist nicht immer leicht – wenn du erkennst, dass beispielsweise einige deiner Freunde dich in Richtungen beeinflussen, in die du nicht gehen willst. Aber du hast immer die Wahl und es gibt immer etwas, das du tun kannst, um deine Umgebung in eine höhere Schwingung zu versetzen.

Wie du dieses Prinzip auf dein Leben anwenden kannst

Beginne damit, dass du ein stärkeres Bewusstsein für die Wirkungen entwickelst, die deine Umgebung auf dich ausübt. Frage dich überall: „Unterstützt das hier meine Bestrebungen oder nicht?" Finde deine Antwort, teilweise, indem du deine Umgebung analysierst, aber insbesondere, indem du deine innere Antwort auf diese Umgebung fühlst: Fühlst du dich dort entspannt, klar, expansiv, positiv oder erhoben? Oder fühlst du dich irgendwie nervös, verletzlich, aufgeregt, deprimiert, oder willst du möglichst schnell von diesem Ort weg? Diese inneren Gefühle können dir mehr erzählen als jede äußere Wirklichkeit des Ortes.

Hier einige Wege, wie du deine spirituellen Ziele in Bezug auf deine Umgebung unterstützen kannst:

- Jeder hat positive Eigenschaften, selbst Menschen, die dies auf den ersten Blick nicht haben. Versuche, dir dieser positiven Eigenschaften in den Menschen um dich herum mehr bewusst zu werden, schätze sie aktiv wert, wenigstens mit einer großzügigen Einstellung, manchmal aber auch direkt mit Worten. Kultiviere diese Gewohnheit, wenn du jemanden neu kennenlernst: Hebe seine oder ihre positiven Eigenschaften hervor. Dies wird dir helfen, dich vor negativen Einflüssen abzuschirmen, die dieser Mensch auf dich projizieren kann – und auch von all dem, was darüberhinaus in dir selbst nach oben steigen könnte, als Reaktion auf diese Einflüsse. Es wird auch mehr Spaß machen, dann Zeit mit diesem Menschen zu verbringen.

- Verbringe mehr Zeit in der Natur. Es ist gut, in der Natur zu sein, und sogar noch besser, in ihre Schwingungen der Balance und der Harmonie einzutauchen. Versuche, ihren langsamen, natürlichen Rhythmus als Teil von dir zu spüren, und versuche, mit diesen Rhythmen in Resonanz zu treten. Wenn du in einen Einklang mit der Natur kommst, wirst du auch in Einklang mit deinem natürlichen Selbst kommen. Um für die Segnungen der Natur empfänglicher zu werden, schätze die Natur ganz bewusst wert und bringe deine Dankbarkeit ihr gegenüber zum Ausdruck.

- Wenn dein Lebensraum oder deine Arbeitsumgebung dich herunterzieht und du sie dennoch nicht verlassen kannst, dann fasse dir ein Herz! Es gibt immer etwas – und gewöhnlich sogar mehr als eine Sache – die du tun kannst, um diesen Wirkungen etwas entgegenzusetzen. Wenn es unordentlich und schmutzig ist, kannst du helfen, sauberzumachen. Wenn die Menschen negativ sind, dann kannst du Wege finden, sie zu unterstützen, ohne ihre Negativität zu unterstützen. Wenn die Menschen ängstlich sind, dann schenke ihnen eine Extraportion Freundlichkeit. Und selbst, wenn du im Äußeren gar nichts tun kannst, um die Situation zu verändern, kannst du immer etwas tun, um an deiner inneren Umgebung zu arbeiten: Wenn du selbst merkst, wie du bewertest, wie du Widerstand leistest oder wie du vorwurfsvoll bist im Hinblick auf deine äußere Umgebung, dann erzeugst du eine negative innere Umgebung. Bringe sie nach oben, indem du dich weigerst, negativ zu sein. Stattdessen finde etwas – irgendetwas! – in deiner Umgebung, demgegenüber du eine positive Haltung einnehmen kannst, und halte dich an diesem Positiven fest. Du wirst so viel glücklicher sein und du wirst vielleicht herausfinden, dass deine innere Einstellung auf rätselhafte Weise auch deine äußere Umgebung beeinflusst.

- Gibt es in deinem Leben einen Mangel an glücklichen, optimistischen, großzügigen, unterstützenden, positiven und/oder spirituell ausgerichteten Menschen? Es gibt sie überall, du brauchst dich nur ein wenig mehr umzusehen, Zeit mit neuen Menschen zu verbringen, neue Aktivitäten auszuprobieren. Und in der Zwischenzeit kannst du immer noch Bücher lesen oder Filme gucken und dich so in Verbindung setzen mit Heiligen, großen Führern oder berühmten Humanisten.

- Gott ist immer bei dir. In jeder Umgebung. Erinnere dich an die Gegenwart der Göttlichen Mutter, indem du still, aber kontinuierlich *japa* praktizierst (das ist die ständige Wiederholung eines göttlichen Namens oder eines Mantras) oder ein stilles Gebet sprichst wie: „Sei jetzt bei mir. Sei immer bei mir!" Ein weiterer Ansatz besteht darin, dass du eine kontinuierliche innere Unterhaltung mit deinem göttlichen Freund führst. Je mehr deine innere Umgebung mit Seiner oder Ihrer unterstützenden Gegenwart gefüllt ist – selbst wenn es sich anfangs so anfühlt, als ob du es nur vorgibst – desto mehr wird sich deine Lebenserfahrung verbessern. Wenn du nach weiteren Ressourcen suchst, die dich anleiten und dich in diese Richtung inspirieren sollen, schaue im Anhang B: Weitere Erläuterungen unter dem Abschnitt: „Kultiviere deine göttliche Verbindung".

FINDE DEINE FREIHEIT IM DIENEN

Du hast es sicher schon einmal gespürt: Je mehr du den Begrenzungen des „Ich, mir, mein, meine" entkommst, desto glücklicher wirst du sein. Eine ausgezeichnete Art und Weise, aus dieser Begrenztheit des Ich herauszukommen, besteht darin, deine Bewusstheit zu erweitern, indem du Yoga praktizierst. Ein anderer Weg besteht darin, anderen zu dienen, dich für das Wohlergehen anderer einzusetzen. Das bedeutet nicht, dass du deine eigenen Bedürfnisse ignorierst, sondern damit ist gemeint, deine eigenen Bedürfnisse in einem größeren Zusammenhang zu sehen. Sie kommen dir dann weniger drückend vor und deine Schwierigkeiten werden weniger schwierig erscheinen. Anderen zu dienen nimmt den Fokus von „mir" weg und löst damit eine Menge Spannung und zur selben Zeit korrigiert es fehlgelenkte Energie.

Wenn du die Haltung des Dienens einen Schritt weiter trägst und versuchst, mit bewusster Achtsamkeit für die göttliche Energie, die durch dich hindurchfließt, zu dienen, dann kann diese Achtsamkeit alle Gedanken an das kleine Selbst wegwaschen und dir in diesem Prozess einen schillerndes Gefühl der Freiheit vermitteln, von Verbindung mit dem Göttlichen und den daraus resultierenden unbegrenzten Möglichkeiten.

Wie du dieses Prinzip auf dein Leben anwenden kannst

Wenn du an Dienen denkst, denkst du dann an solche großen Projekte wie den Freiwilligendienst in einem anderen Land, oder daran, einen Tag pro Woche in einer Suppenküche zu helfen? Solch ein Dienst ist bewundernswert und kann auch lebensverändernd sein. Es gibt aber auch kleinere, unmittelbarere Formen des Dienens, dort, wo du gerade bist. Halte darum jeden Tag danach Ausschau, wie du jemandem in ganz kleiner – vielleicht sogar sehr, sehr kleiner – Weise helfen kannst: Mache eine Besorgung für jemanden, tue eine anonyme gute Tat, gib jemandem Ermunterung, ein Geschenk oder mache jemandem ein Kompliment, teile ein Lachen mit jemandem, lächele ohne besonderen Grund. Mach keine große Sache daraus. Tu es einfach und erfreue dich an der Freiheit, die dir dies bringt. Die Kosten sind gering und der Nutzen kann sehr groß sein, besonders, wenn du es regelmäßig machst.

Bringe diese Form des Dienens vielleicht noch einen Schritt weiter: Erkenne im Dienen, und nicht in gelegentlichen Gefälligkeiten, einen Teil des übergeordneten Flusses des Lebens. Wenn du beispielsweise eine Arbeit hast, siehe deine Pflichten dort als Dienst an anderen, statt sie lediglich als Mittel zu sehen, deinen Lohn auf deinem Konto zu haben. Sei ganz genau dabei: Wem genau dienst du und in welcher Weise?

Lass deine Mühen sich mit einem Gefühl verbinden, dass du in irgendeiner Weise diesen Menschen dienst, und versuche zu fühlen, dass du sie dadurch segnest. Wenn du beispielsweise zu Hause bist und auf deine Kinder aufpasst und für sie da bist, dann erkenne in deinen täglichen Pflichten den liebevollen Dienst für deine Familie und durch deine Familie, für jeden, mit dem sie zusammentrifft. Jedes Mal, wenn du „Dienst" denkst statt „Arbeit", wird deine Aufgabe leichter werden und du löst die Bindungen an das Ego-Bewusstsein, sodass deine Achtsamkeit wachsen kann. Und: Es wird dir auch wesentlich mehr Spaß machen.

FITNESS IM AUSSEN UND IM INNEREN

Regelmäßige gesunde Bewegung ist sehr wichtig, nicht nur für deine körperliche und psychische Gesundheit, sondern auch für deine spirituelle Gesundheit. Paramhansa Yogananda forderte einmal Swami Kriyananda auf: „Mache Sport und halte den Körper fit, damit du Gottesverwirklichung erlangen kannst." Werde aber nicht besessen von deinem Sport, gib dem Körper nur die Bewegung, die er braucht, damit er gesund bleiben und das tun kann, was du von ihm brauchst.

Was aber ist gesunder Sport? Ganz einfach gesagt, alles Regelmäßige, das dir Stärke, Flexibilität, Herz-Kreislauf-Fitness und Vitalität bringt. Eine wohlgeformte Asana-Praxis – selbst wenn du sie nur auf einer körperlichen Ebene ausführst – wird dir Stärke und Flexibilität schenken. Und wenn du sie so praktizierst, wie es hier in diesem Buch beschrieben worden ist, dann wird auch deine Vitalität zunehmen[11]. Aerobische Übungen, in denen der Herzschlag über einen längeren Zeitraum ansteigt, vervollständigen dieses Bild, weil sie dein Herz-Kreislauf-System trainieren. Füge dieser Mischung noch eine positive geistige Einstellung hinzu und du wirst sogar noch mehr Vitalität dein Eigen nennen.

Wie du dieses Prinzip auf dein Leben anwenden kannst

Zusätzlich zu deiner Asana- und Pranayama-Praxis – du machst sie doch schon, nicht wahr? – walke kraftvoll 4 – 5-mal pro Woche 20 Minuten lang. Nutze auch in deinem

---

11 Wenn du dir Vitalität wünschst, dann kann ich wirklich empfehlen, dass du deine Asana-Praxis mit den Energetisierungs-Übungen ergänzt, die Paramhansa Yogananda entwickelt hat (s. Anhang B: Weitere Erläuterungen). Sie vertiefen nicht nur deine spirituellen Bemühungen, sondern vermitteln dir auch eine größere Achtsamkeit für und eine Kontrolle über deine Lebenskraft. Sie bauen Kraft und Stärke auf, tonisieren die Muskeln, verbessern den Kreislauf und vergrößern ganz allgemein deine Vitalität.

Alltag jede Möglichkeit zu gehen, selbst wenn es sich nur um eine kurze Entfernung handelt. Wenn Walken nicht das Richtige für dich ist, versuche es mit Schwimmen, Fahrradfahren, Cardio-Übungen im Fitness-Studio, einer Aerobic-Klasse oder irgendetwas anderem, was ganz sicher deinen Herzschlag ansteigen lässt. Damit deine Cardio-Übungen dir mehr Spaß machen, nutze diese Zeit, um eine gewohnheitsmäßig fröhliche, positive geistige Perspektive auf dein Leben zu entwickeln. An manchen Tagen kann dies herausfordernder sein als an anderen, aber es ist die Mühe wert.

ERNÄHRUNGSPLANUNG KANN HELFEN

Es ist heute wohlbekannt, dass die Art und Weise, wie wir uns ernähren, unsere körperliche Gesundheit sehr beeinflussen kann. (Viele Menschen treffen für sich keine weisen Ernährungsentscheidungen, aber das ist ein anderes Thema.). Es ist wesentlich weniger bekannt, dass unsere Ernährung auch einen Einfluss auf unsere spirituelle Gesundheit hat. Eine schlechte Ernährung wird das Körpersystem verstopfen, seine Energie austrocknen und die Asanapraxis sowie die Praxis von Pranayama und Meditation schwächen. Schlechte Ernährung kann auch das gesamte Achtsamkeitssystem beeinträchtigen: Der Körper ist dann nämlich gezwungen, zu viel Energie aufzuwenden, um sich mit dem zu beschäftigen, was in ihn hineingegeben wurde, eine Energie, die ansonsten zum Gehirn gehoben werden könnte, um deine Bewusstheit zu erweitern.

Paramhansa Yogananda empfahl dringend eine vegetarische Ernährung und schrieb ausführlich über Ernährungsformen und –regeln. Er warnte jedoch davor, ein Ernährungsfanatiker zu werden (erinnere dich an das Gleichgewicht!), und befürwortete stattdessen einen Ansatz des gesunden Menschenverstandes, den er „geeigneten Enthusiasmus" nannte: eine Ernährung, die deine Gesundheit aufrechterhält und an die man sich halten sollte. Hier im Folgenden einige seiner einfachen Grundregeln, um deine eigene Ernährungsform zu finden (für mehr Information schaue in Anhang B: Weitere Erläuterungen nach):

- Iss nur Nahrungsmittel, die eine beruhigende, harmonisierende Wirkung auf dein ganzes System haben: frisches Obst, Nüsse, rohe oder nur leicht gekochte Gemüse, Vollkorngetreide und frische Milchprodukte.
- Vermeide Nahrungsmittel, die aufregen, irritieren und dein System blockieren: übermäßig gewürztes Essen, alkoholhaltige Getränke, zu viele Kohlehydrate, Stimulantien (das bedeutet auch zu viel Koffein), Fast Food, übermäßig bearbeitete Nahrungsmittel, geeiste Getränke, gefrorene Nahrungsmittel und abgestandene oder devitalisierte Nahrungsmittel.

- Halte dich fern von Rindfleisch, Schweinefleisch, Geflügel oder Fisch. Sie können dein Verdauungssystem blockieren und einen stumpfsinnigen Geisteszustand hervorrufen. Vermeide wenigstens, Rindfleisch und Schweinefleisch zu essen und iss nur selten Geflügel oder Fisch. Nährende vegetarische Proteinquellen sind überall erhältlich.

- Könnte Yogananda heute noch zu uns sprechen, dann glaube ich ganz sicher, dass er sich dafür einsetzen würde, nur Bio-Nahrung zu essen. Während er lebte, war das Thema Pestizide und chemische Zusätze, Konservierungsmittel, genetische Veränderung von Nahrungsmitteln, Wachstumshormone, Antibiotika für Tiere usw. noch kein großes Thema wie heute, deshalb findet sich in seinen Schriften wenig darüber. Aber schon damals setzte er sich intensiv dafür ein, nur natürliche, nicht weiterverarbeitete Nahrungsmittel zu essen. Ein Beispiel dafür: Er empfahl, nur ungeschwefelte getrocknete Früchte zu essen.

- Alkohol, Nikotin und Entspannungsdrogen arbeiten deinem Verlangen entgegen, Gott zu erfahren, und verletzen auch deine persönliche Freiheit, indem sie dich abhängig machen. Wenn du zu viele dieser Substanzen konsumierst, dann nutze deine spirituellen Bestrebungen als Anreize, diese Gewohnheiten auf ein Minimum zu reduzieren oder sie ganz einzustellen.

- Iss nur regelmäßig – und nie zu spät abends. Wenn du zu einem dieser Zeitpunkte nicht hungrig bist, dann iss nichts. Wenn du Hunger hast, dann iss maßvoll. Wenn du nur wenig Hunger hast, iss auch nur wenig.

- Lasse dich nicht von dem Gedanken hypnotisieren, dass du unbedingt drei Mahlzeiten pro Tag essen solltest – überschlage vielmehr dann und wann eine Mahlzeit, um deinem Körper eine Ruhepause von dem Verdauungsprozess zu gönnen. Wenn du nicht viel körperlich arbeitest, dann könnten zwei Mahlzeiten pro Tag durchaus ausreichend für dich sein – jedenfalls an den meisten Tagen. Regelmäßiges Fasten ist ebenfalls sehr nützlich für die meisten Menschen.

- Bete vor den Mahlzeiten: Segne deine Nahrung und danke dafür. Der Punkt liegt hier weniger darin, dass du wirklich dankbar bist: Yogis sagen, dass Dankbarkeit und Wertschätzung die Fähigkeit deines Körpers vergrößern, die Nährstoffe in deinen Nahrungsmitteln aufzunehmen und weiterzuverarbeiten.

Wie du dieses Prinzip auf dein Leben anwenden kannst

Wähle einen Aspekt deiner Ernährung, der eine Verbesserung gebrauchen könnte. Vielleicht weißt du, dass du mehr frisches Obst und Gemüse und weniger Fleisch oder Fast Food essen solltest oder… ahem… weniger Limonaden oder Kaffee trinken solltest. Versuche es einfach. Mache ein Experiment: Mache dir einen genauen Plan und halte dich daran, ganz gleich, ob dein Körper oder dein Geist am Anfang Widerstand leistet. Wenn du dich nach einigen Wochen wenigstens ebenso gut fühlst wie vorher – und wahrscheinlich wirst du dich viel besser als vorher fühlen – dann lasse diese Veränderung von nun an zu einem Teil deiner normalen Ernährung werden. Danach versuche einen anderen Aspekt deiner Ernährung zu verbessern. Das ist ein ganz einfacher und dennoch wirkungsvoller Ansatz: Experimentiere, lerne, überprüfe, wiederhole.

Natürlich wirst du dein Experiment auf eine intelligente Weise durchführen, in einer balancierten und gesunden Art und Weise. Um zu lernen, wie du das tun kannst, und um gesündere Ernährungsmuster zu entwickeln, schaue unter dem Abschnitt „Yogische Gesundheit, Ernährung und Kochen" im Anhang B nach.

MACHE ES DIR LEICHT!

Ist das alles zu viel? Erinnere dich: All dies ist nur ein Menü, aus dem du wählen kannst. Probiere irgendetwas aus, dass für dich Potenzial in sich zu tragen scheint, wähle nicht mehr als eins oder zwei davon aus und mache dir auch einen Plan für eine Zeitdauer, die sich für dich richtig anfühlt. Beachte intensiv das Ausmaß deiner Freude dabei. Lasse deine Freude immer dein Barometer sein, das dir anzeigt, ob etwas für dich richtig ist: Wenn das Ausmaß an Freude abstürzt, dann bist du zu weit gegangen – jedenfalls für den gegenwärtigen Zeitpunkt. Grimmige Entschlossenheit und Selbstentzug führen nur selten zu wirklicher Freude – und ohne Freude an deinem Experiment wirst du eher wütend werden oder das Experiment vorzeitig abbrechen.

Werde also nicht übermäßig ernst – denn auch das ist ein Zeichen dafür, dass du aus dem Gleichgewicht geraten bist. Dieses Ungleichgewicht jedoch verdient, genauer betrachtet zu werden. Um es einfach zu sagen: Du wirst wahrscheinlich viel schneller die göttliche Freude erfahren, wenn du selbst voll Freude bist!

Wie du dieses Prinzip auf dein Leben anwenden kannst

Es gibt viele Wege, wie du deine Freude kultivieren kannst. Wie schon weiter oben gesagt, hilft es, Zeit mit fröhlichen Menschen zu verbringen oder an Orten, die dich dazu inspirieren, Freude zu empfinden. Wenn du Dinge tust, die dir Freude machen, dann erfreue dich bewusst daran, sie zu tun – es ist eine Praxis, um dann voll Freude andere Dinge zu tun, die dir sonst vielleicht keine Freude machen würden. Praktiziere Freude auch bei banalen Alltagsaktivitäten: Während du dir die Zähne putzt, wenn du abwäschst, während du Auto fährst oder während du Sport machst. Praktiziere, auch den Dienst für andere als freudvoll zu empfinden, denn jeder ist gern mit einem fröhlichen Menschen zusammen. Das alles stärkt deine Fähigkeit, in jeder Situation fröhlich zu bleiben.

Und hier nun noch ein weiterer Weg, Freude zu kultivieren: Lies jeden Tag eine lustige Geschichte. Tatsächlich hat auch Paramhansa Yogananda dies besonders empfohlen. Du würdest vielleicht nicht erwarten, dass ein so großer spiritueller Lehrer sich mit so scheinbar trivialen Dingen beschäftigt, aber Humor (wenigstens, wenn er freundlich ist und nicht sarkastisch oder bewertend) ist wirklich eine Hilfe für spirituelles Wachstum, denn er entspannt dich und gibt dir eine gesündere Perspektive auf andere Menschen, auf Ereignisse und auf dich selbst. All das hilft natürlich, sich auf Harmonie, Gleichgewicht und Freude zuzubewegen.

Beispielsweise haben wir im Ananada Ashram, wo ich lebe, eine schon lange Zeit bestehende Tradition, uns an den Kurzgeschichten von P. G. Wodehouse zu erfreuen, des berühmten englischen Humoristen. Manchmal bringt eine Gruppe der Bewohner eine informelle Produktion für Leser auf die Bühne. Manchmal haben wir auch Swami Kriyananda zugehört, der uns eine Geschichte laut vorlas. Und manchmal macht es einfach Spaß, sich auf dem Sofa zusammenzurollen und Wodehouse zu lesen. Du brauchst in einer Geschichte von Wodehouse nicht weit zu lesen, ohne lachen zu müssen, und es ist mehr als wahrscheinlich, dass du zu lesen aufhörst, weil du laut lachen musst. Wodehouse benutzt niemals Humor, der einen herunterzieht. Seine Geschichten sind entzückende Einblicke in die menschliche Komödie, die alle amüsieren und niemanden verletzen.

Andere gute Quellen für erhebenden Humor sind

- Lustige, gewaltfreie Filme – von den Klassikern wie den Marx Brothers oder von Laurel&Hardy bis zu guten modernen Filmen
- Klug animierte Fernsehshows und Filme – Oldies wie „The Rocky&Bullwinkle Show", die „Bugs Bunny Show", die „Road Runner Show" und die „Tom&Jerry Show" wie auch moderne animierte Filme von Pixar oder DreamWorks

- Bücher mit klaren, nichtsarkastischen Witzen
- Bücher, die eine Zusammenstellung bestimmter klassischer Comics enthalten, wie etwa der „Peanuts", „Calvin&Hobbes" oder „The Far Side".

Und ansonsten: Lache einfach regelmäßig, einfach, weil es Spaß macht.

8

Zwei weitere Hilfen auf deiner Reise

Halte deine Wirbelsäule immer aufrecht: Sie ist der Kanal, durch den die Energie nach oben zum Gehirn fließt. Wenn dieser aufwärtsgerichtete Strom geschwächt oder behindert wird, dann wird sich auch deine Fähigkeit vermindern, den Herausforderungen des Lebens zu begegnen. Wahrhaftigkeit erfordert eine Haltung der Festigkeit, Integrität und klaren Vision. Diese Tugenden hängen alle von dem aufwärtsfließenden Energiestrom in deiner Wirbelsäule ab.

SWAMI KRIYANANDA

Ich schließe nun, indem ich kurz zwei weitere Schlüsselaspekte von Yoga erwähne. Beide sind eng verbunden mit der Praxis der Techniken wie auch mit dem yogischen Lifestyle. Die erste – rechte Haltung – ist von Anfang an Teil dieses Buches gewesen. Aber es gibt dazu noch einiges mehr zu sagen.

DIE RECHTE INNERE EINSTELLUNG

Deine Achtsamkeit entwickelt sich – oder eben nicht – nicht nur durch das, *was* du tust, sondern auch dadurch, *wie* du es tust: Deine Einstellung ist das kraftvollste aller spirituellen Handwerkszeuge. Es ist der Schlüsselfaktor zum Erfolg oder Misserfolg bei jeder Unternehmung, ob es nun um eine innere oder um eine äußere Unternehmung geht. Techniken können dem spirituellen Wachstum nur in dem Maße helfen, wie du sie mit der richtigen inneren Einstellung praktizierst.

Bei der rechten inneren Einstellung geht es nicht um moralische Bewertungen oder nur darum, ein netter Mensch zu sein: Was eine Einstellung zu einer rechten macht, ist, dass sie dich mit deinem wahren Wesen verbindet. Nur dann kannst du dein Ego-Bewusstsein überwinden und dich zum Gottesbewusstsein weiterentwickeln. Sowohl die Bhagavad Gita als auch die Yoga Sutras betonen die Bedeutung von inneren Haltungen wie Demut, Freundlichkeit, Mitgefühl, Ehrlichkeit, Großmut, Selbstkontrolle, Nichtanhaftung, Hingabe, Andacht, Zufriedenheit, Furchtlosigkeit und eine Menge anderer.

Halte einen Moment inne und lies diese Liste der Einstellungen noch einmal. Versuche zu fühlen, wie jede von ihnen dich von der Egotendenz wegbringt, dich mit deinem Körper, mit deiner Persönlichkeit, deinen Vorlieben und Abneigungen zu identifizieren, und dich stattdessen mit dem Göttlichen in Einklang bringt. Einige werden deinen Kreis erweitern, für andere da zu sein, deshalb geht es nicht „nur um mich." Einige bestätigen, dass deine Seligkeit nicht davon abhängt, wie sehr dein Ego anerkannt wird oder du äußeren Erfolg erlebst. Wieder andere helfen dir zu vermeiden, das Ego schützen zu wollen oder es zu bestärken. Und noch andere bestätigen die Hingabe an eine Wirklichkeit, die größer ist als das Ego. Jede von ihnen jedoch schenkt dir ein Gefühl von Entspannung, Ausdehnung und Freiheit.

Nimm dies nun in dein tägliches Leben hinein: In jeder gegebenen Situation versuche, eine Haltung einzunehmen, die dir dieses weitende Gefühl von Freiheit schenkt. Es ist gewöhnlich sehr leicht, an eine Einstellung zu denken, obwohl es nicht immer leicht ist, sie dann auch einzunehmen. Es ist jedoch leichter, wenn du vorher diese Einstellung in dir kultiviert hast. Hier einige Wege, wie du das tun kannst:

- In vorherigen Kapiteln habe ich betont, wie jede Yogatechnik eine positive Geisteshaltung fördert. Ananda-Yoga © mit seinen zusätzlichen Kraftpunkten der Asana-Affirmationen, das zudem unmittelbar mit Energie arbeitet, vergrößert noch diese Wirkung. Jedes Mal, wenn du es praktizierst, wirst du deine rechte Einstellung stärken – und je tiefer deine Praxis wird, desto stärker werden diese Einstellungen werden.

- Verbringe Zeit mit Menschen, die über die rechte Einstellung verfügen. Versuche nicht nur, sie von ihnen zu übernehmen: Das wird dich nur dazu bringen, dich zu verausgaben, und dir nicht wirklich helfen. Du wirst viel mehr Nutzen daraus ziehen, wenn du dich selbst mit ihnen in Einklang bringst und wenn es einen Energieaustausch zwischen euch gibt. Diene ihnen darum auf irgendeine Weise, tue ihnen kleine Gefallen oder wertschätze sie still und segne sie. Dann wird ihr Magnetismus auf ganz natürliche Weise den deinen stärken.

- Im täglichen Leben feiere jedesmal, wenn du nicht der Verführung erlegen bist, klein zu bleiben, begrenzt und getrennt. Feiere deinen Erfolg, wann immer du es geschafft hast, die rechte Einstellung auch in einer herausfordernden Situation zu behalten. Schmecke das Gefühl von Freiheit, das dies mit sich bringt. Dies verstärkt wiederum diese rechte Einstellung und macht es wahrscheinlich, dass du auch beim nächsten Mal Erfolg haben wirst.

- Und was ist, wenn du es nicht geschafft hast, die rechte Einstellung aufzubringen? Dann verbrauche deine Energie nicht damit, dich selbst schlecht zu machen oder nur zu bereuen. Sondern bringe jede Energie in eine positive Richtung: Affirmiere mit tiefer Entschlossenheit: „Nächstes Mal werde ich Erfolg haben!" Das wird ebenfalls deine Einstellung stärken.

Die Stärkung deiner rechten Einstellung – ob nun auf der Yogamatte oder im Alltagsleben – ist ein Abenteuer, bei dem du die Freiheit deiner Seele für dich einforderst. Es ist kein esoterischer Prozess, die Möglichkeiten sind direkt vor dir vorhanden, von Augenblick zu Augenblick. Alles, was du tun musst, ist, deinen Vorteil aus den vielen Gelegenheiten zu ziehen, die sich vor dir auftun.

EIN FÜHRER FÜR DEINE REISE

Du kannst einen großen Teil deines spirituellen Wachstums durch deine eigenen Bemühungen und durch die Gesellschaft anderer erlangen, die deine Bestrebungen teilen. Dennoch bestätigen die großen Yogameister, dass wir, wenn wir nach dem Gipfelpunkt des menschlichen Potenzials streben – der Selbstverwirklichung, der Erleuchtung – einen Guru brauchen. Ein *guru* (wörtlich genommen, ein Zerstörer der Dunkelheit) ist nicht nur einfach ein weiterer Lehrer. Ein Guru ist jemand, der seine Identifikation mit dem Ego transzendiert hat und nicht nur die Selbstverwirklichung erreicht hat, sondern auch die göttliche Macht besitzt, anderen dabei zu helfen, ebenfalls dorthin zu kommen.

Die Vorstellung von einem Guru ist bei vielen Menschen umstritten. Manche glauben, dass sie keinen Guru brauchen, um eine Einheit mit dem Göttlichen herzustellen. Andere meinen, dass ein Guru sie ausbeutet, ihnen ihren freien Willen nimmt, sie abhängig macht oder sie in irgendeiner Weise auf Abwege führt.

Stelle dir aber vor, dass du ein Bergsteiger werden möchtest. Du kannst ganz sicher sehr leicht eine Webseite finden, die dir die Grundprinzipien beibringt, wo du auch das empfohlene Ausstattungsgerät kaufen kannst und es für dich ausprobierst. Du kannst vielleicht sogar erfolgreich einige leichte Kletterpartien absolvieren.

Aber wenn du in wirklich gefährlichen Bergen klettern willst – wäre es dann nicht weiser, direkt von einem Experten zu lernen? Er oder sie kann dir wirklich helfen, deine Fähigkeiten zu entwickeln, die Risiken möglichst klein zu halten und deine Ängste und Begrenzungen zu überwinden. Mit einem Experten zu arbeiten wird dir die Freiheit schenken, mehr zu erreichen, nicht weniger.

Es ist sogar noch weiser, die Hilfe eines Experten zu suchen, wenn du den Berg deiner spirituellen Bestrebungen erklettern willst. Diese Reise ist wesentlich ehrgeiziger und bringt gleichzeitig wesentlich mehr Erfüllung – und ja, sie kann auch gefährlicher sein, als Bergsteigen zu lernen. Die Arbeit eines Gurus besteht darin, diese Hilfen bereitzustellen. Der Guru wird dir die Arbeit nicht abnehmen, aber er oder sie wird dir helfen, die Stärke aufzubauen und dir die Unterstützung schenken, damit du es schaffen kannst, den Berg zu besteigen. Paramhansa Yogananda drückte es so aus:

> *„Die Aufgabe eines Gurus besteht nicht darin, deinen Willen zu brechen. Sie besteht darin, dir das Geheimnis beizubringen, wie du deine inneren Kräfte entwickelst, bis du unerschütterlich stehenbleibst, selbst wenn die Welt um dich herum zusammenbricht.“*

Ich möchte hier nicht Druck ausüben, dass du nun losrennen und einen Guru finden musst, wenn du noch keinen hast. Niemand sollte einen anderen zu überzeugen versuchen, das zu tun – der Antrieb muss von innen kommen. Während die Zeit vergeht und du im Berg weiter nach oben steigst, wirst du erkennen, dass er höher ist, als du anfangs gedacht hast – was bedeutet, dass dein Potenzial größer ist, als du es dir vorgestellt hast. Der Tag wird kommen, an dem du erkennst, dass deine Bestrebungen sowohl drängender sind als auch weit jenseits deiner eigenen Fähigkeiten liegen, sie zu verwirklichen. Dann wirst du wissen, dass du Hilfe brauchst.

Vielleicht ist dieser Zeitpunkt jetzt gekommen, vielleicht liegt er noch in der Zukunft. Auf jeden Fall sagen große Yogis, dass Gott uns helfen *will* und uns auch helfen *wird*, wenn uns erst einmal unsere eigenen Bemühungen darauf vorbereitet haben, diese Hilfe zu empfangen und mit ihr zusammenzuarbeiten. Wie eine indische heilige Schrift sagt: *„Wenn der Schüler bereit ist, dann wird der Guru erscheinen.“*

Und dann beginnt Yoga *wirklich* zu geschehen.

Anhang A
Die Ursprünge des Ananda-Yoga

Ananda-Yoga © leitet sich aus den Lehren von Param-hansa Yogananda ab, dem Autor des weltweit bekann-ten Buches „*Autobiografie eines Yogi.*" Er war der erste große Yogameister, der sich im Westen ansiedelte, wo er von 1920 bis zu seinem Tod 1952 lebte. Seine Mission, als er in den Westen kam, bestand darin, einmal die wissenschaft-lichen Techniken des Yoga, auf die Indien sich im Laufe der Jahrtausende spezialisiert hatte, mit der Bevölkerung zu teilen und zu zeigen, dass die ursprünglichen Lehren des Yoga (wie sie von Krishna in der Bhagavad Gita vermittelt wurden) und die ursprünglichen Lehren des Christentums (wie sie von Jesus vermittelt worden waren) im Kern, auch

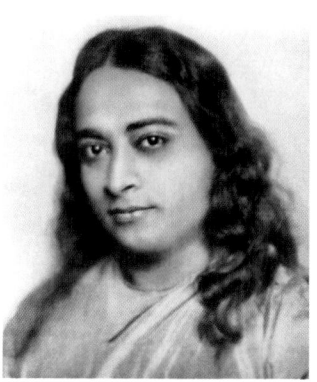

Paramhansa Yogananda

wenn es im Äußeren Unterschiede gibt, dennoch dieselben sind. Wenn man sich das klarmacht, kann man leicht erkennen, dass die Unterschiede zwischen allen wahren spirituellen Lehren nur Unterschiede in der jeweiligen Betonung bestimmter Aspekte und in den äußeren Praktiken sind, dass aber die innere Essenz dieselbe ist.

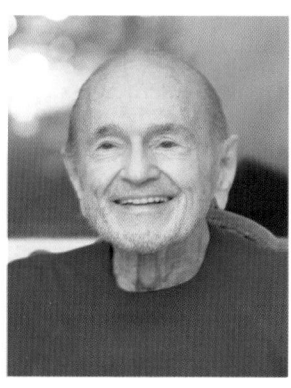

Swami Kriyananda

Obwohl Yogananda die Hatha-Yoga-Techniken an einige seiner nahen Schüler weitergab, lehrte er Hatha nicht öffent-lich, noch betonte er diese Praxis sehr, er nannte sie viel-mehr „nützlich, aber nicht wesentlich". Sein vorrangiger Fokus bestand vielmehr in der Meditation, der zentralen Technik aller Yogarichtungen. Es war sein Schüler, Swami Kriyananda, der Yoganandas Ansatz des Hatha-Yoga zu einem spezifischen System machte.

Kriyananda, ein in Rumänien geborener Amerikaner, der in Europa aufgewachsen war, wurde 1948 Yoganandas Schüler und lebte mit seinem Meister zusammen, bis dieser starb. Unter Yoganandas unmittelbarer Aufsicht demonstrierte er oft für Gäste und Besucher den Ansatz seines Meisters zur Ausführung der Asanas.

Kriyananda beobachtete, dass selbst unter seinen Mitschülern die vorherrschende Perspektive auf die Asanas eine rein körperliche war: die Tonisierung von Muskeln, die Stimulation der Drüsen usw. Yogananda selbst hatte wenig Interesse an diesem körperlichen Aspekt, obwohl er zugab, dass er auch positive Wirkungen besaß. Kriyananda erinnert sich, was er damals dachte:

„Die Betonung des Körperlichen ist nicht das, was der Meister (Yogananda) lehrt! Hatha-Yoga muss aber eine andere Wirkung haben! Es kann nicht nur darum gehen, dass man seine Schilddrüse drückt, um sie zu durchströmen. Das wird sicherlich auch ein Teil davon sein, aber um das zu lehren, ist der Meister nicht hergekommen. Und so kann es auch nicht Yoga sein, wenn das alles ist, was es ausmacht. Das wäre ja nur eine gute Körperübung, aber Yoga hat einen spirituellen Sinn, und die Tatsache, dass Hatha-Yoga der Körperzweig von Raja-Yoga ist, bedeutet, dass der Zweck des Hatha-Yoga spirituell sein muss, es kann dabei nicht nur darum gehen, dass es dir einen schönen Körper schenkt.“

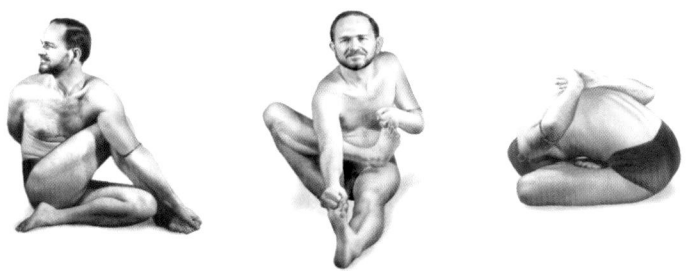

Swami Kriyananda praktiziert Ananda-Yoga

Nach dem *Mahasamadhi* von Yogananda (seinem bewussten Austritt aus seinem Körper) entwickelte Kriyananda diesen Aspekt der Lehren seines Gurus zu einem vollständigen System, das als Ananda-Yoga für ein Höheres Bewusstsein (oder besser, Ananda-Yoga) in seinem Buch *Ananda Yoga for Higher Awareness* beschrieben wird. Obwohl er es war, der den Ananda-Ansatz zu einem formalisierten Ansatz machte, betonte Kriyananda stets, dass „Ananda-Yoga das System des Meisters ist, nicht mein eigenes.“

Kriyananda gründete später die weltweite Ananda-Bewegung (Ananda.org), die dem Leben und der Verbreitung der nichtsektiererischen Lehren von Paramhansa Yogananda gewidmet ist. Ihr Hauptsitz befindet sich im Ananda-Dorf, einer blühenden Lebensgemeinschaft in Nord-Kalifornien, in der mehr als 200 hingebungsvolle Yogis leben. Im Jahr 1968 gegründet, ist das Ananda-Dorf bis heute ein lebendiges Forschungslabor und ein strahlendes Beispiel für die Umsetzbarkeit und die Wirkweise von Yoga, um ein glückliches, erfolgreiches und gottzentriertes Leben zu führen. Es gibt weitere Ananda-Lebensgemeinschaften und Lehrzentren in den USA (in Kalifornien, Washington und Oregon), in Italien und in Indien. Die Prinzipien des Yoga leiten das Leben von vielen hundert Bewohnern dieser Lebensgemeinschaften. Besuche Ananda.org, wenn du mehr darüber erfahren willst.

Wenn du Yoga als vollständigen Lebensweg erleben willst und lernen möchtest, wie du ihn in dein eigenes Leben integrieren kannst, wo auch immer du lebst, dann kannst du all dies erfahren, wenn du das Retreat-Zentrum im Ananda-Dorf (ExpandingLight. org) besuchst, das das ganze Jahr über Seminare anbietet.

Anhang B
Weitere Erläuterungen

Die im Weiteren genannten Quellen und Möglichkeiten werden dich tiefer in deine Studien und deine Praxis des spirituellen Hatha-Yoga sowie in die umfassendere Wissenschaft des Yoga hineinführen. Alle sind über CrystalClarity.com zu erwerben, es sei denn, etwas anderes ist angegeben.

Asana, Pranayama und Meditation

Anandas nordkalifornisches spirituelles Retreat-Zentrum, das Expanding Light (ExpandingLight.org), bietet in seinen vielen Programmen unter anderem ein systematisches Training in Ananda-Yoga © an, das auch Meditation und Yogatherapie enthält. Privatunterricht ist ebenso möglich.

Nayaswami Gyandev und andere Ananda-Lehrer haben eine Vielzahl von Ananda-Yoga-DVDs produziert, darunter auch die *Ananda-Yoga-Serie*, in der Gyandev 48 Ananda-Yoga-Stunden unterrichtet, die viele Aspekte des spirituellen Lebens umfassen – besonders mit Hilfe von Asanas, Pranayamas und Meditationen. Für weitere Einzelheiten komme auf AnandaYoga.org, wo du auch einen Ausspracheführer für Sanskrit und Videoclips für die korrekte Ausführung der Asanas finden wirst.

Wenn du dich weiter für Kriya-Yoga interessierst, der höchsten Meditationsform, die von Paramhansa Yogananda in den Westen gebracht wurde, dann besuche Ananda.org/kriya-yoga.

Ebenfalls empfohlen:

- *Yoga to Awaken the Chakras*, eine DVD von Gyandev McCord
- *Yoga for Busy People*, eine DVD von Gyandev McCord
- *Lessons in Meditation*, eine Buch/DVD/CD-Kollektion
- *How to Meditate*, ein Buch von Jyotish Novak

- *Meditation for Inner Peace*, eine CD von Diksha McCord (WaysToFreedom.com)
- *Pranayama for Deeper Meditation*, ein Doppel-CD-Set von Nayaswami Gyandev (WaysToFreedom.com)
- Fernlernen über OnlineWithAnanda.org

Die Energetisierungsübungen

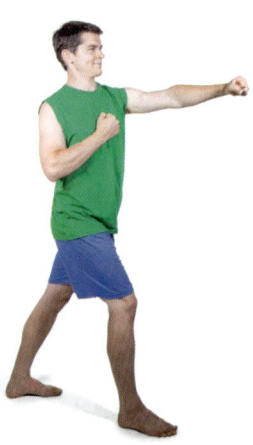

Paramhansa Yogananda hat dieses innovative System entworfen, um den ganzen Körper mit Lebenskraft aufzuladen und um ein größeres Bewusstsein von und eine höhere Kontrolle über diese Energie zu erlangen, was letztlich den Praktizierenden zu einer Wahrnehmung des ganzen Körpers *als* Energie bringt. Als neuer Ausdruck der alten Yogaprinzipien ist dieses System einer von Yoganandas wichtigsten Beiträgen im Feld des Yoga. Energetisierung ist am besten von einem Lehrer direkt zu lernen, in einem der Ananda-Lehrzentren (besuche AnandaYoga.org

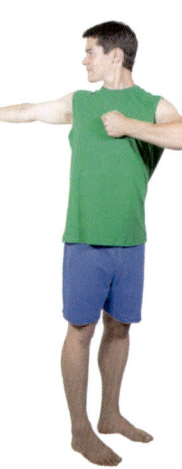

für die Orte) oder im Expanding Light Retreat (ExpandingLight.org). Du kannst sie auch über die DVD *Energetization*, über das Büchlein *Energetization* oder durch Band 2 der *Ananda-Yoga-Serie* auf DVD (AnandaYoga.org) lernen.

Hilfsmittel für Hatha-Yoga und Meditation

Asana-Decken, Bänder, Kissen nd Meditationsbänkchen sind erhältlich über AnandaYoga.org

Lehrer-Ausbildung und weitere Ausbildungen

Das Expanding Light bietet professionelle Lehrerausbildungen in drei Bereichen an: Ananda-Yoga, Ananda-Yoga-Therapie und Meditation. Alle drei Programme beinhalten ein vollständiges Training, ein praktisches Training mit Betreuung durch einen Mentor und ein volles Eintauchen in den yogischen Lebensstil.

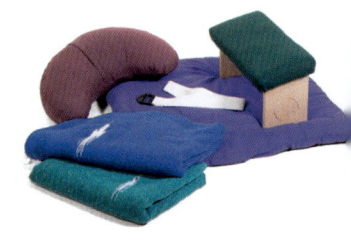

Ananda-Yoga-Lehrer-Ausbildung (Stufe 1 und 2)

Wenn du selbst gern spirituelles Hatha-Yoga unterrichten möchtest – oder einfach deine eigene Erfahrung damit vertiefen willst – dann überlege, ob du dafür eine der Ananda-Yoga-Lehrerausbildungen mitmachen möchtest, die entweder 200 oder 500 Stunden umfassen. Stufe 1 (200 Stunden) konzentriert sich vornehmlich auf Asanas und Meditation. Stufe 2 (300 Stunden, nach Stufe 1 buchbar) betont fortgeschrittene Asanas und Pranayamas, das Lehren von Meditation, tieferen Themen der Yogaphilosophie, wie man Asanas auf individuelle Bedürfnisse zuschneidet, eine Ausbildung im spirituellen Beraten und persönliches spirituelles Wachstum. Lehrer anderer yogischer Fachrichtungen können das Fortgeschrittenen-Training besuchen, ohne vorher das volle 200-Stunden-Training zu absolvieren. Besuche dazu das Brücke-zu-Ananda-Yoga-Programm. Die 2-stufige Ausbildung in Ananda-Yoga ist bei der Yoga Alliance als 200- bzw. 500-Stunden-Ausbildung anerkannt. (ExpandingLight.org/aytt).

Ananda-Yoga-Therapie-Ausbildung (Stufe 1 und 2)

Lerne, die Prinzipen und Techniken des Yoga anzuwenden, um Menschen mit Krankheiten oder Verletzungen zu helfen, indem du jeden Menschen auf allen Seinsebenen ansprichst: körperlich, geistig, emotional und spirituell. Stufe 1 umfasst die Themen Patientenbefragung, Muskel-Skelett-Therapie, Ayurveda, Pranayama, wie man Asanas auf individuelle Bedürfnisse anpasst, Fernheilung, wie man Meditation und erholsames Yoga unterrichtet und eine Vielzahl weiterer Traininigsinhalte. Die Voraussetzung ist die Absolvierung eines von der Yoga Alliance anerkannten, mindestens 200 Stunden umfassenden Yogalehrerprogramms. Die Absolventen der Yogatherapie-Ausbildung können sich als Yogalehrer RYT 500 bezeichnen. Die Ausbildung in Stufe 2 der Yogatherapie fügt dazu eine Ausbildung in Meditation als Therapie, spirituelles Beratungstraining, Lehrerausbildung in strahlender Gesundheit und weiteren Lehrinhalten. (ExpandingLight.org/ytx)

Ananda-Meditationslehrer-Ausbildung (Stufe 1 und 2)

Um dir zu helfen, der zunehmenden Nachfrage nach Meditationslehrern nachzukommen, bietet Ananda zwei Stufen eines Meditationslehrer-Zertifikats an: Stufe 1 konzentriert sich auf alle Aspekte von Meditation – wie man jedem Schüler beispielsweise hilft, seine eigene perfekte Sitzhaltung zu finden, wie man eine Vielzahl von Techniken und Hilfsmitteln unterrichtet, die man zur Meditation braucht. Stufe 2 erforscht

Meditation mehr in der Tiefe (in deiner persönlichen Praxis ebenso wie im Vermitteln der tieferen Aspekte von Meditation) zusätzlich zur Ausbildung, wie du anderen durch spirituelle Beratung helfen kannst, wie du mit den Chakras und mit Meditationstherapie arbeitest und wie du deine Praxis managst (besuche dazu ExpandingLight.org/mtt)

Yogalehrer-Unterstützungszentrum

Dies ist eine Online-Quelle mit vielen Artikeln und Inspirationen, die sowohl Lehrer wie auch Schüler des Hatha-Yoga unterstützt und weiter unterrichtet. (ExpandingLight.og/ytsc)

Raja-Yoga, Chakras und Yogaphilosophie

Um die weiteren Lehren des Yoga kennenzulernen, lies Swami Kriyanandas Buch „*The Art and Science of Raja Yoga*". Eine weitere ausgezeichnete Quelle ist Kriyanandas „*Demystifying Patanjali: The Yoga Sutras*" (Aphorismen).

Für mehr Informationen über die Chakras, lies „*Chakras for Starters: Unlock the Hidden Doors to Peace & Wellbeing*" von Savitri Simpson.

Du wirst weitere Einsichten in Yoganandas klassischem Buch „*Autobiografie eines Yogi*" finden, außerdem in Swami Kriyanandas Büchern mit Zitaten von Yogananda (D*ie Essenz des Yoga* und *Conversations with Yogananda*) sowie in Kriyanandas eigener Autobiografie, „*The New Path*".

Zur rechten inneren Einstellung und zum Thema Affirmationen

Für eine tiefere, praktische Erforschung der psychologischen und spirituellen Dimensionen der rechten inneren Einstellung, lies „*The Essence of the Bhagavad Gita*" und „*The Art and Science of Raja Yoga*", beide von Swami Kriyananda.

Für mehr Hintergrund über die Wissenschaft der Affirmation lies „*Affirmations for Self-Healing*" und „*The Art and Science of Raja Yoga*", beide von Swami Kriyananda (CrystalClarity.com), ebenso wie „*Scientific Healing Affirmations*" von Paramhansa Yogananda (Self-RealizationFellowship).

Yogische Gesundheit, Ernährung und Kochen

Du kannst eine Sammlung von Paramhansa Yoganandas Schriften zum Thema Gesundheit und Ernährung in seinem beim Verlag Via Nova erschienenen Buch

„*Volkommene Gesundheit*" finden. Wenn du dich für eine Ausbildung interessierst, wie du diese Prinzipien in deinem Leben anwenden kannst, buche einen Kurs in Ganzheitlicher Gesundheit im Ananda-Zentrum (ExpandingLight.org).

Vegetarian Cooking for Starters von Blanche (Diksha) Agassy McCord ist eine ausgezeichnete Einführung in das Thema „vegetarische Ernährung", mit vielen ganz einfachen Rezepten. Sie hat ebenfalls ein bekanntes vegetarisch/veganes Kochbuch mit dem Titel „*Global Kitchen*" geschrieben.

Diksha hat ihre eigene online-Serie erschaffen, die „*Vegetarian Cooking for Health & Vitality*" heißt. Die Themen reichen von saisongerechten Mahlzeiten zu besonderen Themen wie Brotbacken, Tees, Kräuter und Gewürze, Desserts und mehr. Für weitere Einzelheiten besuche ihre Online-Kurse bei ExpandingLight.org

Kultiviere deine göttliche Verbindung

Hier einige ausgezeichnete Bücher, die sich mit den Schlüsseln beschäftigen, wie du eine intime, persönliche Beziehung zu Gott, dem Geist, entwickeln kannst:

- *How you can Talk with God* von Paramhansa Yogananda (SelfRealizationFellowship)
- *Practising his Presence*, Briefe der Brüder Lawrence und Frank Laubach (SeeSowers)
- *The Way of a Pilgrim*, übersetzt von R.M.French (Harper Collins)

STICHWÖRTERVERZEICHNIS

Agya Chakra[12] (*agya* bedeutet „wahrnehmen", auch „befehligen") – das sechste Chakra. Sein positiver Pol ist das Dritte Auge, und sein negativer Pol ist die astrale Medulla Oblongata.

Anahata Chakra (*anahata* bedeutet „ungeschlagen") – das vierte Chakra, das sich im Zentrum der Brust auf der anderen Seite des körperlichen Herzens befindet. Es ist der Sitz der Liebe, des Mitgefühls, der Großmut, der Freundlichkeit, des intuitiven Fühlens, der Art und Weise, wie man die Wirklichkeit wahrnehmen kann, wie sie wirklich ist – und sich selbst, wie man wirklich ist: als Seele, nicht als Ego.

Asana – Körperhaltung. Bezieht sich gewöhnlich auf die Hatha-Yoga-Haltungen.

Astralatem – der aufwärts oder abwärts gerichtete Energiefluss in der astralen Wirbelsäule, wenn du einatmest oder ausatmest.

Astralkörper – der feinstoffliche Körper, der aus Energie zusammengesetzt ist. Er erzeugt, unterhält und ähnelt grob dem physischen Körper.

Astrale Wirbelsäule – der Hauptweg, durch den *prana* (die feinstoffliche Energie) zum Gehirn fließt. Die astrale Wirbelsäule verläuft durch das Zentrum des Körpers, direkt vor der körperlichen Wirbelsäule: von der Spitze des Steißbeins zur Medulla Oblongata an der Basis des Gehirns, dann nach vorn und oben zum Dritten Auge.

Aufrechte Wirbelsäule (auch: neutrale Wirbelsäule) – die physische Wirbelsäule in ihrer gesunden, natürlichen Kurve: eine Innenkurve in der Nähe der Taille, eine Außenkurve in der Brustregion und eine Innenkurve durch den Nacken. Je gerader deine Wirbelsäule ist, desto offener wird deine astrale Wirbelsäule sein und desto leichter wird es dir fallen, deine Energie zum Gehirn zu lenken.

Bandha – eine yogische Technik, bei der man einen bestimmten Körperbereich zusammenzieht oder verschließt und auf diese Weise Energie in bestimmte Bereiche bringt und/oder Energie dazu bringt, sich in eine bestimmte Richtung zu bewegen.

---

12 Man kann mehrere unterschiedliche Übertragungen eines gewissen Sanskrit- Konsonaten erkennen, der kein Äquivalent im Englischen besitzt: gy (wie in agya) oder jn (wie in ajna). Ich benutze hier die Übertragung, die Paramhansa Yogananda zufolge den Englischsprechenden zu einer korrekten Aussprache führt – z.B. ein hartes „g" wie in „gut" – , die, wenn sie auch nicht vollkommen ist, doch dem alten Sanskrit wenigstens ähnelt.

Chakra – jedes der sieben Haupt-Energiezentren des Astralkörpers. Sie liegen in der astralen Wirbelsäule und beherrschen alle Körperfunktionen. Ihre Energien beeinflussen und reflektieren deinen Geisteszustand, was sie zu einem zentralen Helfer beim Anstieg deiner Bewusstheit macht.

Drittes Auge – der positive Pol des *agya*-Chakra. Er befindet sich unmittelbar innen am Punkt zwischen den Augenbrauen, in der Stirn, ist der Sitz der Willenskraft, der Konzentration, der Vernunft, der Freude und des Gottesbewusstseins. Der höchste Zweck des Hatha-Yoga besteht darin, die Energie zum Dritten Auge zu bringen, um dem Yogi zu helfen, eine Erfahrung von Gottesbewusstsein zu machen.

Ego – die Seele, das unendliche Selbst, das mit dem Körper und der Persönlichkeit identifiziert ist.

Feinstoffliche Schwerkraft – eine Kraft, die auf die Energie auf dieselbe Weise wirkt wie die physikalische Schwerkraft auf den Körper. Wenn du aufrecht bist, dann zieht die feinstoffliche Schwerkraft deine Energie nach unten, zur Basis der Wirbelsäule, und bringt dich so in Verbindung mit deinem materiellen Bewusstsein. Die feinstoffliche Schwerkraft ist deshalb ein spiritueller Gegenspieler, wenn dein Körper in einer aufrechten Haltung ist, aber wenn deine Wirbelsäule sich umkehrt (wie in den Umkehrhaltungen), dann wird dieselbe Kraft zu einem spirituellen Verbündeten, sie zieht dann die Energie zum Gehirn und hilft dir dadurch, dein Bewusstsein zu erhöhen.

Gottesbewusstsein (auch: Seelenbewusstsein) – ein erhöhter Bewusstseinszustand, in dem du die Einheit aller Dinge und Wesen erkennst.

Guru – „der Zerstörer der Dunkelheit", jemand, der die Identifikation mit dem Ego transzendiert und nicht nur die Selbstverwirklichung erreicht, sondern auch die göttliche Macht erworben hat, anderen zu helfen, dies auch zu tun.

Hatha-Yoga – der körperliche Zweig des Yoga. Wörtlich bedeutet sie die Vereinigung von *ha* (Sonnenseite) und *tha* (Mondseite), den beiden Energien in der Wirbelsäule, den emporstrebenden und abwärtsgerichteten Energieströmen, die die körperlichen Einatmungen und Ausatmungen verursachen. Hatha-Yoga beinhaltet *Asanas*, *Pranayamas*, *Bandhas* und *Mudras*; die spezielle Ausrichtung des Hatha-Yoga im Ananda-Yoga © betont auch die Energetisierungsübungen von Paramhansa Yogananda und vor allem die Meditation.

Medulla Oblongata – die körperliche Medulla Oblongata befindet sich dort, wo die Wirbelsäule auf das Gehirn trifft. Ihr astraler Gegenpol ist der negative Pol des *agya*

Chakra. Die astrale Medulla Oblongata ist der wichtigste Punkt, durch den das Prana den Körper betritt. Sie ist auch der Sitz des Ego-Bewusstseins: des Denkens, dass du getrennt bist von allen anderen Wesen sowie vom Geist/Gott.

Mudra – besondere Haltungen oder Handlungen bestimmter Körperbereiche, entworfen, um die spirituellen Energien zu erwecken und/oder die Energie zu lenken.

Prana – die feinstoffliche Energie (Lebenskraft), die den physischen Körper beseelt.

Pranayama – Energiekontrolle. Obwohl es sich meist auf Techniken zur Atemkontrolle bezieht, ist Pranayama eine viel weiter gefasste Kategorie von Techniken, die die Energie auf unterschiedliche Weise kontrollieren: z.B. durch Bandhas, Mudras und Paramhansa Yoganandas Energetisierungsübungen, und auch durch Techniken zur Atemkontrolle.

Raja-Yoga – „der königliche Yoga", die übergeordnete spirituelle Wissenschaft des Yoga, von der Hatha-Yoga der körperliche Zweig ist (und nur ein kleiner Bereich des Ganzen). Raja-Yoga beinhaltet ein ganzes Spektrum von traditionellen Ansätzen (Weisheit, Hingabe, Andacht, Dienen, Techniken) zur Selbstverwirklichung, wobei die Meditation die höchste Rolle in sich trägt.

Selbstverwirklichung – das wahre Ziel von Yoga: die unmittelbare und anhaltende Erfahrung deiner ewigen Einheit mit der gesamten Schöpfung und mit dem Geist jenseits der Schöpfung. Du magst oder magst nicht danach streben, Selbstverwirklichung zu erfahren, aber du wirst sicher danach streben, anhaltende Freude und Glückseligkeit zu erleben, und die Straße, die zu anhaltendem Glück führt, führt letztlich auch zur Selbstverwirklichung.

Sitzbeinhöcker – die beiden hervorstehenden Knochen an der Verbindungsstelle zwischen den Oberschenkelmuskeln und dem Becken. Es sind zwei Orte, die angestrengt reagieren, wenn du zu lange oder auf einem zu harten Untergrund sitzt.

Ziehe das Becken an (auch: hinterer Beckenkipper genannt) – eine Bewegung, bei der du den oberen Beckenrand nach hinten kippst, wodurch die natürliche Innenkurve deiner unteren (Lenden-) Wirbelsäule flacher wird. Diese Bewegung hilft dir, eine übermäßige Biegung in der Lendenwirbelsäule (sie also zu scharf nach hinten zu beugen) in gewissen Asanas zu vermeiden. In manchen Asanas kann es sich jedoch – statt dass du daran denkst, dein Becken zu bewegen – besser anfühlen, dies zu erreichen, indem du den Nabel zur Wirbelsäule ziehst oder indem du das Steißbein weg von der Lendenwirbelsäule schiebst oder indem du das Schambein zum Nabel ziehst.

VERZEICHNIS DER TECHNIKEN

Dieses Verzeichnis beinhaltet alle Techniken, die in diesem Buch beschrieben worden sind: Asanas (mit ihren Affirmationen aus dem Ananda-Yoga: Pranayamas, Bandhas, Mudras und Meditationen. Sie ist in zwei Listen aufgeteilt: einmal eine alphabetische Liste mit den Sanskrit-Bezeichnungen und dann eine zweite mit alphabetischen deutschen Bezeichnungen. Asana Affirmationen erscheinen im Kursivdruck unter jeder Asana.

Alphabetische Sanskrit-Bezeichnungen

Adho Mukha Shvanasana – Der herabschauende Hund, S. 109
„Ruhe strahlt aus jeder Faser meines Seins."

Akarshana Dhanurasana – Der Bogenschütze, S. 133
„Mit den Pfeilen meines Willens durchdringe ich das Herz der Sorgen."

Ardha Chandrasana – Die Halbmondhaltung, S. 81
„Stärke und Mut erfüllen alle Zellen meines Körpers."

Ardha Matsyeandrasana – Der halbe Drehsitz, S. 114
„Ich strahle Liebe und Güte zu allen Seelenfreunden überall aus."

Baddha Konasana – Die gebeugte Schmetterlingsposition, S. 100
„Sicher in meinem Selbst ruhend, akzeptiere ich alles, was ist."

Bakasana – Der Kranich, S. 129
„Die stille Macht des Unendlichen dehnt sich in mir aus."

Balasana – Die Position des Kindes, S. 163
„Ich entspanne mich in meinem innneren Friedenshafen und lasse meine äußeren Ablenkungen hinter mir."

Bhastrika Pranayama – Der Blasebalg-Atem, S. 203

Bhujangasana – Die Kobrahaltung, S. 121
„Ich erhebe mich voll Freude, um jeder Gelegenheit zu begegnen."

Chakrasana – Das Rad, S. 126
„Ich bin erwacht! Energetisch! Enthusiastisch!"

Chandra Bheda Pranayama – Der ausdehnende Mondatem, S. 192

Dhanurasana – Die Bogenposition, S. 138
„Ich rufe meine zerstreuten Kräfte zurück und lade meine Wirbelsäule wieder auf."

Dirgha Pranayama I – Der volle Yoga-Atem, S. 183

Dirgha Pranayama II – Der volle Yoga-Atemfluss, S. 185

Ganapatiasana – Der gestreckte Stamm, S. 71
„Ich segle mühelos und heiter durch den Himmel meiner inneren Freiheit."

Garudasana – Die Adlerposition, S. 68
„Im Zentrum der Stürme meines Lebens bleibe ich aufrecht, heiter und gelassen."

Gomukhasana – Die Gesicht-Gottes-Haltung, S. 104
„Frei in meinem Herzen kann ich furchtlos leben."

Alphabetische Liste mit deutschen Bezeichnungen

DANKSAGUNG

Ich möchte meinen tief empfundenen Dank all den großzügigen Seelen aussprechen, die dabei geholfen haben, dieses Buch Wirklichkeit werden zu lassen: Barbara Bingham für die vielen Stunden, die sie mit Engelsgeduld die Fotos dieses Buches gemacht und überarbeitet hat, Melody Hansen, Badri Matlock und Barbara Bingham, die sich als Modelle für die Asanas zur Verfügung gestellt haben (ich selbst bin das vierte Modell), Kripamayi Caughlan, Monisha Vasa, Maitri Jones und viele andere, die ihr wertvolles Feedback anboten, als die ersten Fassungen dieses Buches geschrieben wurden, Prakash Van Cleave und Richard „Dayanand" Salva, deren einsichtsvolle Ratschläge die Klarheit der hier vorgestellten Präsentation deutlich verbesserten.

POSITIVE KOMMENTARE ZU „SPIRITUELLES YOGA"

„Spirituelles Yoga bringt Yoga zurück zu seinen klassischen Wurzeln – als wunderschöne Kunstrichtung und als transformative Wissenschaft der Selbstverwirklichung. Gyandev McCord zeigt in brillanter Weise auf, wie man den Hatha-Yoga in die umfassendere Praxis des Raja-Yoga und in tiefe Meditation integrieren kann. Das Buch stellt heraus, wie zeitlos und bedeutsam die Lehren von Paramhansa Yogananda sind, der einer der authentischsten Yogalehrer im Westen und auch weltweit war."

Dr. David Frawley (Pandit Vamadeva Shastri), Autor von „Yoga und Ayurveda", Direktor des amerikanischen Instituts für vedische Studien (www.vedanet.com)

„Eine reiche Quelle des Wissens für Lehrer und Schüler. Sehr zu empfehlen!"

Larry Payne, Dr, E-RYT500, YTRX, Co-Autor von „Yoga für Dummies", „Yoga Rx" und „The Business of Teaching Yoga"

„Die Interessensexplosion am Yoga der Haltungen hat die Gesundheit und das Wohlbefinden von Millionen von Menschen verbessert. Unglücklicherweise hat dies auch dazu geführt, dass man Yoga zu einem Synonym für körperliche Fitness zu machen droht, wodurch seine tieferen und tiefgründigen Schätze verlorengehen könnten. Gyandev McCords Buch ist dafür ein hochwillkommenes Gegenmittel. Er konzentriert sich auf Yoga als universelles Lehrgebäude, mit Methoden für die spirituelle Erleuchtung, und es fügt der wachsenden Literatur über diese alte Wissenschaft ein ganz neues, vitales Element hinzu."

Philipp Goldberg, Autor von „American Veda: From Emerson and the Beatles to Yoga and Meditation, How Indian Spirituality changed the West."

„Ich arbeitete als Mitbegründerin der Yoga-Alliance mit Gyandev McCord zusammen. Seine Integrität und seine Hingabe bei der Vermittlung des tieferen Wesens des Yoga in einer kommerziellen Welt sind wirklich herausragend. Er ist ein meisterhafter Lehrer, der sein profundes Verständnis des Yoga durch jede einzelne Seite dieses kraftvollen Buches scheinen lässt. Ich kann es allen Yogapraktizierenden nur sehr empfehlen, gleich, auf welcher Ebene sie sind, und auch allen spirituell Suchenden."

Hari Kaur Khalsa, Direktorin, Hari NYC, Autorin von „A Woman's Book of Yoga", „Embracing Our Natural Life Cycles" und „A Woman's Book of Meditation: The Power oft the Peaceful Mind"

„Spirituelles Yoga" ist der Beginn einer neuen Ära im Verständnis und in der Praxis des Yoga. Erleuchtend und verständlich schenkt es uns einen erfahrungsbezogenen Weg zum allerhöchsten Erwachen."

Swami Ramanamanda, Geschäftsführender Direktor, Integrales Yogainstitut, San Francisco

„Spirituelles Yoga ist ein Juwel unter den Yogabüchern. Es wird jeden Yogi, ganz gleich, welcher Richtung, in eine tiefere Erfahrung seiner eigenen Praxis führen. Kostbare Prinzipien, wie das Bewusstsein erhoben werden kann, werden hier vorgestellt – mit einer entzückenden Mischung aus Autorität und Leichtigkeit. Die Asanas selbst werden so gelehrt, dass man sie auf vollkommene Weise ausführen kann, während sie gleichzeitig den Yogi zu einem tieferen, inneren Verstehen führen. Ich habe bei Gyandev gelernt und habe davon unendlich profitiert, und ich bin sicher, dass jeder Leser dieses Buches meine Erfahrung teilen wird. Ich kann es von ganzem Herzen empfehlen."

Jayadev Jaerschky, Direktor der Ananda-Akademie Europa

„Was immer auch Ihr Yogastil oder Ihre spirituelle Ausrichtung sein mag, Spirituelles Yoga wird Ihre Praxis vertiefen und Ihr ganzes Leben bereichern. Es bietet jedem Praktizierenden eine wertvolle Bereicherung, dem Anfänger ebenso wie dem Fortgeschrittenen. Ich schätze besonders die Betonung der sonst oft übersehenen Verbindung zwischen körperlicher Ausrichtung, feinstofflicher Energie und höherem Bewusstsein. Gyandev McCord legt hier ein vollständiges Handbuch vor, dass viele spirituelle Suchende anleiten, inspirieren und weiterbringen kann."

Nicole DeAvilla, E-RYT 500, RPYT, RCYT, Autorin von „The 2 Minute Yoga Solution", Mitglied des Akkreditierungskomitees der Internationalen Vereinigung der Yogatherapeuten

„Ich bin wirklich glücklich, dass dieses Buch vorgelegt wird. Gyandev McCord beschreibt darin eine große Bandbreite bedeutsamer Yogalehren mit großer Klarheit und Einfachheit, sodass es sehr leicht wird, sie zu verstehen, ohne dass deshalb ihre spirituelle Tiefe verlorengehen würde. Es handelt sich hier um authentische, alte indische Lehren, die Menschen weltweit eine wertvolle Hilfe sein werden."

Guruji Dileepkumar Thankappan, Präsident der Internationalen Gurukula Gemeinschaft

„Auf dem heutigen Yogamarkt, der sehr übervölkert ist, geht der tiefere Sinn von Yoga bei den vielen rein körperlich orientierten Ansätzen nur zu oft verloren. „Spirituelles Yoga" bringt den Hatha-Yoga zu seinen Wurzeln zurück – als ein Fahrzeug, mit dem man die Wirklichkeit jenseits der Sinne erkennen kann. Es bietet auch eine vollständige – und selten auffindbare

– Behandlung der wichtigsten Pranayama- und Meditationstechniken in einfacher, direkter Sprache an. Nayaswami Gyandev stellt dabei seine Einsichten aus seiner eigenen tiefen Praxis vor, die begleitet werden von seiner jahrzehntelangen Erfahrung als Lehrer und die dieses Buch zu etwas machen, was sowohl lehrreich wie auch inspirierend ist."

Murali Venkatrao, Direktorin der Yogalehrerausbildung,
Ananda-Institut für Lebendiges Yoga

„Spirituelles Yoga" zeigt, wie Hatha-Yoga mehr als nur eine rein körperliche Bewegung ist, sondern vor allem eine spirituelle Wissenschaft. Mit großer Einsicht und Klarheit verbindet Gyandev hier die vielen Techniken des Yoga zu einem einzigen, stimmigen Ansatz, den jeder praktizieren kann. Was dieses Buch von anderen unterscheidet, ist seine Anleitung, wie man – indem man den Hatha-Yoga richtig anwendet – das mächtigste Werkzeug entwickeln kann, dass die Bewusstheit erhebt – die rechte innere Einstellung."

Lynn Bushnell, Yoga Works OC, Regionale Managerin

„Spirituelles Yoga" ist ein kostbares Juwel – ich kann das wirklich sagen, denn die Techniken, die in diesem Buch enthalten sind, haben buchstäblich mein Leben verändert. Ich war deprimiert und auf dem besten Weg, mich selbst zu zerstören, als durch eine regelmäßige Praxis dieser Techniken mein Herz zu heilen begann. Ich gewann meine Stärke zurück, ließ meine negativen Muster los und ergriff die Möglichkeiten neuer und belebender Gelegenheiten, die sich mir boten. Gyandev und seine Ehefrau Diksha sind für mich mehr als nur Lehrer und Mentoren gewesen, sie sind wahrhaft lebendige Beispiele für das, wonach alle Yogis streben sollten."

Kari Burgos, Inhaberin/Direktorin von Inner Harmony Yoga,
San Pedro, Kalifornien

ÜBER DEN AUTOR

NAYASWAMI[13] GYANDEV (Richard) McCORD, PHD, E-RYT 500, ist der Direktor des Ananda-Yoga © und Ananda-Yoga-Lehrer-Trainings. Er hat Ananda-Yoga sowie alle Aspekte des übergeordneten Raja-Yoga seit 1983 unterrichtet. Er ist Mitbegründer und Langzeit-Mitglied des Rates der Yogaallianz, der gemeinnützigen Organisation, die Mindeststandards für die Lehrerausbildungen in den USA setzt.

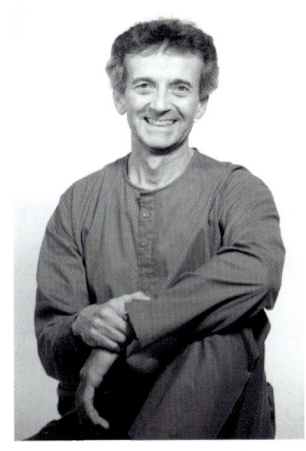

Gyandev hat zwei DVDs über Ananda-Yoga © herausgebracht – *Yoga for Busy People* und *Yoga to Awaken the Chakras* – ebenso wie 12 Bände (48 Unterrichtseinheiten) der Ananda-Yoga-Reihe, auch auf DVD). Er hat zusammen mit Dr. Peter van Houten zwei Bücher geschrieben – *Yogatherapy for Overcoming Insomnia* und *Yoga Therapy for relieving Headaches*. Beide sind über CrystalClarity. org erhältlich.

Er hat auch zwei Taschenbücher herausgebracht – *Guide to the Mahabharata and Life of Sri Krishna* sowie *A Concise Bhagavad Gita* – sowie eine Vielzahl von Audio-CDs, darunter *Pranayama for Deeper Meditation, Easy into Sleep, Connect with the Spirit, Magnetize your Life* und *Dance of Divinity*. Alle sind auf seiner persönlichen Webseite erhältlich – besuche dazu WaysToFreedom.com.

Gyandev lebt seit 1984 im Ananda-Dorf in Nordkalifornien. Er und seine Frau, Nayaswami Diksha, dienen als Seelsorger und Lehrer im Expanding Light (ExpandingLight.org), dem Retreat-Zentrum von Ananda. Sie leiten auch Seminare an vielen Orten rund um die Welt.

Gyandev hat einen Bachelor-Abschluss in Mathematik vom Carleton College und einen Master und einen Doktortitel in Angewandter Mathematik von der Stanford Universität.

---

13 Für mehr Information über den Nayaswami-Orden, eine neue Bewegung der Entsagung, besuche nayaswami.org oder lies das Buch „A Renunciate Order for the New Age" (CrystalClarity.com)

Weitere Titel aus dem Verlag Via Nova:

Das große Ayur-Yoga-Praxisbuch
Yogaprogramme für Gesundheit, Vitalität und geistige Kraft
Remo Rittiner

Paperback, 240 Seiten, 560 Fotos, ISBN 978-3-86616-433-8

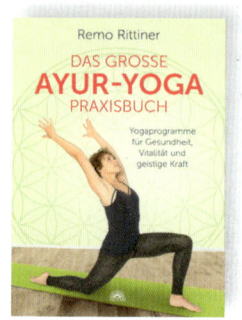

Dieses Buch basiert auf den Grundprinzipien der Yogatradition von T. Krishnamachayra, die der bekannte und erfahrene Yogaexperte Remo Rittiner auf zeitgemäße Weise zusammengefasst hat. Fundiert werden Geschichte und Entwicklung des Ayur-Yoga sowie die wichtigsten Erkenntnisse aus der westlichen Anatomielehre vermittelt. In seltener Ausführlichkeit bekommt der Lernende mit über 600 Farbfotos die wichtigsten Yogahaltungen und die abwechslungsreichen Übungen dieses kraftvollen und wirksamen Yoga-Programms präzise und übersichtlich präsentiert. Ein außergewöhnliches Yogabuch, das den wertvollen Nutzen des Ayur-Yoga für ein erfülltes und gesundes Lebens in seiner ganzen Bandbreite darstellt. Inspirierend für Yogalehrende, für Anfänger und Fortgeschrittene im Yoga.

Der Aufstieg der Seele
Meditationsübungen des Raja-Yoga
Swami Kriyananda

Paperback, 240 Seiten, ISBN 978-3-86616-298-3

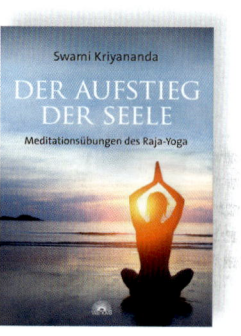

Wer sich auf die Übungen dieses ungewöhnlichen Buches einlässt, ganz gleich ob Anfänger oder Fortgeschrittener, der kann mit dem hier erstmals vermittelten Wissen zu höchstem Bewusstsein gelangen. Die detaillierten, praxisnahen Beschreibungen sowie die sehr konkreten Meditationsanleitungen aus der Tradition des Raya-Yogas führen den Leser Schritt für Schritt zum Erwachen des Geistes. Auch die Auswirkungen auf die Physiologie sowie der Nutzen für das tägliche Leben werden sehr ausführlich beschrieben. Selten zuvor hat es solch klare Anweisungen für den Prozess der Erleuchtung gegeben wie in diesem Buch, das inspiriert ist von der großen Weisheit des berühmten Paramahamsa Yogananda, Autor des Weltbestsellers „Autobiografie eines Yogis".

OM
Die Melodie der Liebe
Joseph Bharat Cornell

Hardcover, 160 Seiten, 38 Fotos, ISBN 978-3-86616-323-2

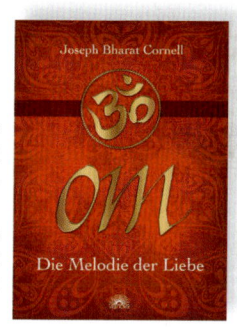

OM ist einer der geheimnisvollsten Klänge der Welt. In ihm, so sagt man, offenbart sich die gesamte göttliche Schöpfungskraft, die kosmische Wahrheit und Liebe des Seins. Joseph Bharat Cornell, langjähriger Schüler von Swami Kriyananda aus der Tradition des weltberühmten Paramahansa Yogananda, beschreibt in diesem Buch, wie man diesen Klang im eigenen Inneren zum Klingen bringen und wie das heilige OM so zu einer direkten Erfahrung des göttlichen Einsseins werden kann. Von der ersten Seite an tief berührend, voller Hingabe, Liebe und Wahrhaftigkeit geschrieben, zieht das Buch seinen Leser sofort in den Bann des göttlichen Bewusstseins und gibt – wohl erstmals in dieser Form – dem ernsthaft Suchenden konkrete Übungen mit auf den Weg, das Wunder des OM selbst zu erfahren.

Gesund durch Yoga
Praktische Übungen aus der Yogatherapie
Dr. med. Peter Poeckh

3. Auflage

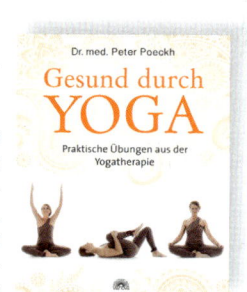

Klappen-Broschur, 160 Seiten, 189 farb.Fotos, 9 Grafiken, ISBN 978-3-86616-303-4

Dieses Buch ist eine Einladung an alle, die die wunderbaren und wohltuenden Wirkungen des Yoga am eigenen Leibe erfahren möchten. Sowohl für Anfänger als auch für Erfahrene bietet es einen fundierten Überblick über das riesige Spektrum der Yogatherapie mit all seinen Aspekten, wie Anatomie, Medizin, Philosophie, Meditation, und insbesondere der großen Bedeutung der Atmung. Besonders eindrücklich sind die klaren Anleitungen der einfachen und zugleich sehr bewährten Übungen mit farbigen Fotos der Yogapositionen sowie die Darstellung verschiedener Yogaübungsprogramme zu körperbezogenen und energetischen Themen. Ein wundervoll erfrischendes Buch aus der gelebten Praxis, das es versteht, die Begeisterung am Yoga zu vermitteln.